普通高等医学院校五年制临床医学专业第二轮教材

流行病学

（第2版）

（供临床医学、口腔医学、儿科学、医学影像学、麻醉学等专业用）

名誉主编　冯向先

主　　编　郑金平　马　伟

副 主 编　高玉敏　庄　勋　钟朝晖　杨建洲

编　　者　（以姓氏笔画为序）

马　伟（山东大学）

吕嘉春（广州医科大学）

庄　勋（南通大学）

李志芳（长治医学院）

李海玲（内蒙古医科大学）

杨建洲（长治医学院）

何保昌（福建医科大学）

余艳琴（包头医学院）

宋　杰（新乡医学院）

张　越（山西医科大学）

郑金平（长治医学院）

胡晓斌（兰州大学）

钟朝晖（重庆医科大学）

段培芬（长治医学院）

徐学琴（河南中医药大学）

高玉敏（内蒙古医科大学）

黄　昕（湖南师范大学）

常微微（皖南医学院）

雷立健（山西医科大学）

秘　　书　张　越　段培芬

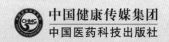

中国健康传媒集团

中国医药科技出版社

内 容 提 要

本教材为"普通高等医学院校五年制临床医学专业第二轮教材"之一,根据本套教材编写总体原则、要求和流行病学课程教学大纲,结合执业医师考试大纲和研究生入学考试大纲编写而成,内容主要包括流行病学的基本原理和研究方法、病因及其推断、筛检与诊断试验的评价、疾病预后研究和临床疗效分析、传染病和慢性病流行病学、突发公共卫生事件流行病学、药物流行病学及系统流行病学等,旨在使学生能够熟练利用流行病学的基本理论和方法,开展临床流行病学研究和实践,应对突发公共卫生事件,指导疾病预防和临床诊治工作。教材在各章设有"学习目标""案例引导""知识链接""目标检测"等模块,并在"医药大学堂"在线学习平台配套数字教学资源,以满足教师日常教学和学生自学等多种需求,从而使教材内容立体化、生动化,易教易学。

本教材供全国普通高等医学院校临床医学、口腔医学、儿科学及其他临床医学类相关专业的本科生以及住院医师规范化培训使用,同时也可作为临床医学专业硕士研究生、临床医生、卫生管理和医学研究工作者的参考用书。

图书在版编目(CIP)数据

流行病学/郑金平,马伟主编.—2 版.—北京:中国医药科技出版社,2023.3(2024.8重印)

普通高等医学院校五年制临床医学专业第二轮教材

ISBN 978-7-5214-3676-1

Ⅰ.①流… Ⅱ.①郑… ②马… Ⅲ.①流行病学-医学院校-教材 Ⅳ.①R18

中国国家版本馆 CIP 数据核字(2023)第 017392 号

美术编辑 陈君杞
版式设计 友全图文

出版 **中国健康传媒集团** | 中国医药科技出版社
地址 北京市海淀区文慧园北路甲 22 号
邮编 100082
电话 发行:010-62227427 邮购:010-62236938
网址 www.cmstp.com
规格 889×1194mm $^1/_{16}$
印张 15
字数 470 千字
初版 2016 年 8 月第 1 版
版次 2023 年 3 月第 2 版
印次 2024 年 8 月第 2 次印刷
印刷 北京金康利印刷有限公司
经销 全国各地新华书店
书号 ISBN 978-7-5214-3676-1
定价 **55.00 元**

获取新书信息、投稿、为图书纠错,请扫码联系我们。

出版说明

为了贯彻《中共中央、国务院中国教育现代化2035》"加强创新型、应用型、技能型人才培养规模"的战略任务要求，落实《国务院办公厅关于加快医学教育创新发展的指导意见》，紧密对接新医科建设对医学教育改革的新要求，满足新时代医疗卫生事业对人才培养的新需求，中国医药科技出版社在教育部、国家药品监督管理局的领导下，通过走访主要院校对2016年出版的"全国普通高等医学院校五年制临床医学专业'十三五'规划教材"进行了广泛征求意见，有针对性的制定了第二版教材的出版方案，旨在赋予再版教材以下特点。

1.立德树人，融入课程思政

把立德树人贯穿、落实到教材建设全过程的各方面、各环节。课程思政建设应体现在知识技能传授中厚植爱国主义情怀，加强品德修养、增长知识见识、培养奋斗精神，不断提高学生思想水平、政治觉悟、道德品质、文化素养等。医学教材着重体现加强救死扶伤的道术、心中有爱的仁术、知识扎实的学术、本领过硬的技术、方法科学的艺术的教育，培养医德高尚、医术精湛的人民健康守护者。

2.精准定位，培养应用人才

坚持体现《中共中央、国务院中国教育现代化2035》"加强创新型、应用型、技能型人才培养规模"的战略任务，落实《国务院办公厅关于加快医学教育创新发展的指导意见》中"立足基本国情，以服务需求为导向，以新医科建设为抓手，着力创新体制机制，分类培养研究型、复合型和应用型人才"的医学教育目标，结合医学教育发展"大国计、大民生、大学科、大专业"的新定位，注重人才培养应从疾病诊疗提升拓展为预防、诊疗和康养，以健康促进为中心，服务生命全周期、健康全过程的转变，精准定位教材内容和体系。教材编写应体现以医疗卫生事业需求为导向，以岗位胜任力为核心，以培养医工、医理、医文学科交叉融合的高素质、强能力、精专业、重实践的本科医学人才培养目标。

3.适应发展，优化教材内容

必须符合行业发展要求。构建教材内容结构，要体现医疗机构对医学人才在临床实践能力、沟通交流能力、服务意识和敬业精神等方面的要求；体现临床程序贯穿于教学的全过程，培养学生的整体临床意识；体现国家相关执业资格考试的有关新精神、新动向和新要求；注重吸收行业发展的新知识、新技术、新方法，体现学科发展前沿，并适当拓展知识面，为学生后续发展奠定必要的基础；满足以学生为中心而开展的各种教学方法的需要，充分发挥学生的主观能动性。

4.遵循规律，注重"三基""五性"

遵循教材规律。针对普通高等医学院校本科医学类专业教学需要，教材内容应注重"三基"（基本知识、基础理论、基本技能）、"五性"（思想性、科学性、先进性、启发性、适用性）；内容成熟、术语规范、文字精炼、逻辑清晰、图文并茂、易教易学；注意"适用性"，即以普通高等学校医学教育实际和学生接受能力为基准编写教材，满足多数院校的教学需要。

5.创新模式，提升学生能力

加强"三基"训练，着力提高学生分析问题和解决问题的能力。在不影响教材主体内容的基础上要保留"案例引导""学习目标""知识链接""目标检测"模块，去掉知识拓展模块。进一步优化各模块的内容，培养学生理论联系实践的实际操作能力、创新思维能力和综合分析能力；增强教材的可读性和实用性，培养学生学习的自觉性和主动性。

6.丰富资源，优化增值服务内容

搭建与教材配套的中国医药科技出版社在线学习平台"医药大学堂"（数字教材、教学课件、图片、视频、动画及练习题等），实现教学信息发布、师生答疑交流、学生在线测试、教学资源拓展等功能，促进学生自主学习。

本套教材凝聚了省属院校高等教育工作者的集体智慧，体现了凝心聚力、精益求精的工作作风，谨此向有关单位和个人致以衷心的感谢！

尽管所有参与者尽心竭力、字斟句酌，教材仍然有进一步提升的空间，敬请广大师生提出宝贵意见，以便不断修订完善！

普通高等医学院校五年制临床医学专业第二轮教材

建设指导委员会名单

李建华（青海大学医学院）　李春辉（中南大学湘雅医学院）

杨　征（四川大学华西口腔医学院）　杨少华（桂林医学院）

杨军平（江西中医学大学）

邱丽颖（江南大学无锡医学院）　何志巍（广东医科大学）

邹义洲（中南大学湘雅医学院）　张　闻（昆明医科大学）

张　敏（河北医科大学）　张　燕（广西医科大学）

张秀花（江南大学无锡医学院）　张晓霞（长治医学院）

张喜红（长治医学院）　陈万金（福建医科大学附属第一医院）

陈云霞（长治医学院）　陈礼刚（西南医科大学）

武俊芳（新乡医学院）　林友文（福建医科大学）

林贤浩（福建医科大学）　明海霞（甘肃中医药大学）

罗　兰（昆明医科大学）　周新文（华中科技大学基础医学院）

郑　多（深圳大学医学院）　单伟超（承德医学院）

赵幸福（南京医科大学附属无锡精神卫生中心）　郝少峰（长治医学院）

郝岗平（山东第一医科大学）

胡　东（安徽理工大学医学院）　姚应水（皖南医学院）

夏　寅（首都医科大学附属北京天坛医院）　夏超明（苏州大学苏州医学院）

高凤敏（牡丹江医学院）

郭子健（江南大学无锡医学院）　郭崇政（长治医学院）

郭嘉泰（长治医学院）　黄利华（江南大学附属无锡五院）

曹玉萍（中南大学湘雅二医院）　曹颖平（福建医科大学）

彭鸿娟（南方医科大学）　韩光亮（新乡医学院）

韩晶岩（北京大学医学部）　游言文（河南中医药大学）

数字化教材编委会

PREFACE 前　言

　　流行病学在医学领域有着重要的地位，它不仅是预防医学的骨干学科，还是医学科学的基础学科，在医学教育、医学科研和医疗卫生事业发展中发挥着重要的作用。近年来，随着医学科学技术的发展，流行病学理论、方法和应用也有了长足的进步，流行病学的研究范畴逐渐扩大、研究内容更加深入、研究方法不断完善，已成为寻找病因、防治疾病、促进健康不可或缺的重要工具和方法。为进一步适应人类防控疾病、保障健康的需要，提高医学人才培养质量，按照国际医学教育标准、中国本科医学教育标准（临床医学）和我国以"5 + 3"为主体的临床医学教育综合改革精神，我们编写了这本《流行病学》教材。

　　本教材共十六章，前六章主要介绍流行病学的基本概念、基本原理和常用的基本方法，重点让读者树立流行病学的基本意识和理念，学习和掌握流行病学的基本知识和方法。第七章至第九章内容包括流行病学的病因推断、筛检与诊断试验的评价和疾病预后研究和临床疗效分析，目的是让读者掌握病因推断的基本路径和流行病学常见的评价方法。第十章至第十二章对传染病和慢性非传染病流行病学及医院感染的特点及特征作了总体介绍。第十三章与第十六章主要介绍突发公共卫生事件流行病学和临床医学科研设计与数据分析。这两章是按照住院医师规范化培训第1条"了解突发公共卫生事件的应急处理"和第4条"具备基本的临床研究和论文撰写能力"的要求设置，目的是让读者了解和掌握突发公共卫生事件的基本处理原则和方法，了解和掌握临床医学科研的基本步骤和要求。本书在第一版的基础上新增了第十四章与第十五章，分别是药物流行病学和系统流行病学。这两章均是流行病学延伸而发展起来的新分支，其将流行病学与临床药理学、传统遗传学和分子流行病学等相结合，目的是让读者了解和掌握药物流行病学和系统流行病学的研究方法，更好地保障药物的有效性和安全性，更全面系统地描述、揭示复杂疾病的各种影响因素及其相互关系。同时，为加强实践教学，我们编写了5个实习讲义，以加强学生对理论课的理解，提高动手能力。另外，我们还编撰了与本书各章配套的数字化资源，包括课件、习题等，读者可通过扫描书中的二维码或登陆平台的方式阅读教学资源，巩固所学内容，拓展课堂知识，加深对教材内容的理解。

　　本教材有以下特点：一是贯彻"三基""五性"的基本要求，重点介绍流行病学的基本原理和基本方法，吸纳新的成熟的研究进展，吐故纳新，注重教材的知识性；二是教材内容紧扣读者对象和培养目标，围绕临床及相关工作的实际需要，加强理论和实践的结合，注重教材的实用性；三是教材编写采用"案例引导"，辅以"知识链接"，配套数字化资源，注重教材的可读性；四是围绕立德树人目标，融入我国在流行病学领域取得的重大成就和流行病学工作者为学科发展付出的巨大贡献，体现教材的育人性。本教材适用于全国普通高等医学院校临床医学、口腔医学、儿科学及其他临床医学类相关专业的本科生以及住院医师规范化培训使用。

　　本书编者既有学识渊博、富有经验的第一版编者，保证了教材的传承和延续性，也吸纳了从事多年教学、科研工作的新编者。在大家的共同努力下，本书得以顺利编写完成。感谢对本书编写提供帮助的各位领导、专家和同仁。

　　由于编者水平所限，本教材可能会存在缺陷或不足之处，恳请流行病学专家、同道以及广大师生和读者赐教指正。

编　者

2022 年 10 月

目 录 CONTENTS

第一章 绪 论

PPT

📋 学习目标

1. **掌握** 流行病学定义及其内涵要求；流行病学的基本观点。
2. **熟悉** 流行病学的主要用途、基本研究方法和与其他学科的关系。
3. **了解** 流行病学的发展简史；流行病学在医学中的地位。
4. 学会流行病学的基本原理和方法，具备用流行病学思维方式分析问题的能力。

流行病学（epidemiology）是医学领域一门重要的基础学科，它是以人群为研究对象，研究人群疾病和健康状况的医学学科，是人类探索疾病病因、评价疾病的防治策略和措施、改善人群健康、制定公共卫生政策与策略的重要工具。

⇒ 案例引导

案例 1854 年秋季，伦敦宽街暴发霍乱，10 天内有 500 多人相继死亡。当时霍乱病原体尚未发现，人们认为是"有毒的空气"引发了这场灾难。鉴于死亡病例具有聚集性的特点，John Snow 医师集中精力调查发生疫情的地点和死亡病例，首创了标点地图分析方法，把本次霍乱暴发的死亡病例标记在地图上，发现大部分病例都集中在宽街的水井周围。最终经过验证确定霍乱流行与水源污染有关联，从而控制了这场灾难。

讨论 John Snow 医师采用了什么方法研究并控制了本次霍乱的流行？

第一节 概 述

一、流行病学的定义

流行病学的定义随着社会和医学的发展而不断改变，国内外学者在流行病学发展的不同时期提出了相应的流行病学定义。Stallybuass 1931 年出版的《流行病学原理和感染过程》一书中，流行病学的定义是"关于传染病的主要原因、传播蔓延以及预防的学科"。我国流行病学的奠基人之一苏德隆教授在其 1964 年主编的《流行病学》中认为"流行病学是医学的一门学科，它研究疾病的生态学及防治对策"。1970 年 MacMahon 在《流行病学原理和方法》中将流行病学表述为"流行病学是研究人类疾病的分布及疾病频率决定因素的科学"。1983 年 Last 教授主编的第 1 版《流行病学词典》将流行病学定义为"流行病学是研究特定人群中与健康相关的状态和事件的分布及决定因素，以及应用这些研究结果控制健康问题"。2014 年由 Porta 主编的第 6 版《流行病学词典》将流行病学定义为"研究特定人群健康相关事件、状况和过程的发生和分布，包括影响这些过程的因素，以及应用这些知识控制健康相关问题的科学"。

近年来，流行病学的研究范围不断扩大，不仅要研究临床疾病，还要研究亚临床状态（亚健康）、健康状态（如长寿）以及心理功能的和谐等问题，包括与人类健康相关的"卫生事件（health events）"

等影响疾病和健康状态及其分布的重要因素等。

目前，国内比较公认的流行病学定义是：流行病学是研究人群中疾病与健康状况的分布，探讨其影响因素，并提出防制疾病及促进健康的策略、措施及评价其效果的科学。该定义的基本内涵包括：研究对象是特定的人群，即具有某种特征的所有人群，包括患者和健康人，表明流行病学是从群体的角度，而不是从某一个体的角度去研究疾病或健康状况；研究内容不仅是疾病，还包括健康状态、行为和伤害等相关的卫生事件，探讨疾病和健康状态的分布及其影响因素，提出预防和控制的对策与措施并评价其效果；研究目的是预防、控制和消灭疾病，以及促进健康、提高人群的健康水平。

二、流行病学发展简史

流行病学是人类以战胜疾病、保障健康、延长寿命为目标，并随着医学与社会的进步而逐渐形成和发展起来的。

两千多年前，世人就认识到疾病与环境变化之间的关系。被称为西方医学之父的希腊医师 Hippocrates（公元前 460—前 377 年）在其著作 *Airs, Waters, and Places* 中写道："无论何人欲想正确研究医学，首先应当考虑气候在疾病发生中的作用"。这是全世界最早的关于环境与疾病关系的描述。在这本书中，首次用"epidemic"来描述某些疾病现象与环境之间的关系及疾病在人群中发生传播的现象。在我国建光元年（公元 121 年）《说文解字》中已有"疫""疫疠"等记载，并指出"疫"，即民皆疾也。隋开皇初年（公元 581—589 年）也有专门用于隔离麻风患者的"疠人坊"等。古人通过对传染病流行的观察注意到疾病蔓延的规律，以及采取恰当的方式可以控制其流行的效果。大约从 19 世纪起，在医护人员中逐渐形成从人群角度研究疾病分布，探索疾病发生原因的基本流行病学理论和方法。

19 世纪中叶，流行病学学科开始形成。当时传染病是危害人类的主要疾病，流行病学则主要以研究传染病的人群现象为主。1796 年英国医生 Edward Jenner 研究及推广牛痘疫苗预防天花，开创了通过主动免疫预防疾病的先河。1854 年英国医生 John Snow 运用标点地图法指出伦敦霍乱的流行是由于水污染引起的，并通过停止饮用被污染的水，成功控制了霍乱的流行，成为流行病学现场调查与传染病控制的经典案例，他也因其对流行病学的开创性贡献被称为"现场流行病学之父"，为世人所敬仰。1850 年世界第一个流行病学学会"英国伦敦流行病学学会"成立，标志着流行病学学科的形成。

20 世纪中叶，流行病学方法和理论有了较大发展。随着疾病谱的变化，流行病学研究也由主要应对传染病扩展到非传染性疾病。1950 年英国医师 Doll 和 Hill 关于吸烟与肺癌关系的研究（应用病例对照研究方法证实了吸烟是肺癌的主要危险因素）为流行病学的病因研究开创了新局面，具有里程碑式的意义。1948 年开始的 Framingham 心血管病队列研究，通过对研究对象长期随访观察，分析了心血管病的发生发展的规律及其影响因素，确定了心脏病、脑卒中和其他相关疾病的重要危险因素，为心脑血管疾病的防制做出了重大贡献。同时，Framingham 心血管病队列研究中对资料的分析过程极大地推进了多元 Logistic 回归分析的发展。随后，Logistic 回归模型、Cox 回归模型等多元统计分析方法逐渐成为流行病学研究常用的分析方法。

随着流行病学研究的深入，国家间的交流与合作愈来愈受到重视。1954 年国际流行病学协会（International Epidemiological Association，IEA）应运而生，并于 1957 年召开了第一次国际流行病学科学大会，同时规定每 3 年召开一次国际流行病学科学大会。

1977 年美国 Engel. GL 教授首先提出生物 - 社会 - 心理医学模式。随着医学模式的转变，流行病学的研究范围也逐渐由躯体疾病扩大至身心疾病。研究内容除了研究疾病外，还扩展到环境污染、伤害、酒精中毒、吸毒、心理障碍、人口学特征、社会环境变化以及卫生管理、决策及效果评价等，流行病学研究涉及到更多的心理和社会因素，理论和研究方法也得以进一步发展。

流行病学与其他学科交叉融合，出现了很多新的分支学科，进一步扩大了流行病学的应用范围。临床流行病学（clinical epidemiology）是将流行病学的原理和方法应用于临床医学实践而派生出的一门重要学科分支。1938 年哈佛大学教授 John R. Paul 首次提出临床流行病学的概念，上世纪 80 年代后临床流行病学得到迅速发展。1982 年建立了国际临床流行病学网（International Clinical Epidemiology Network，INCLEN），同时，美国、加拿大和澳大利亚等国家建立了国际临床流行病学资源和培训中心，为许多国家培训了大量的临床流行病学专业人才，极大地推动了临床流行病学的发展。流行病学与分子生物学的交叉形成了分子流行病学。《分子流行病学——原理和实践》（Schulte，1993 年）首次提出了分子流行病学的功能定义：在流行病学研究中应用生物标志或生物学测量来研究疾病与健康的关系。生态学与流行病学的融合形成了生态流行病学（eco-epidemiology），它是从生态、环境变化的层面，探索疾病在时间、地域和人群的分布规律，以便及时发现或预测疾病发生的生态变化规律，并研究和采取相应对策的学科。

20 世纪以来，我国流行病学工作者在疾病控制中也做出了一定的成绩。伍连德博士（1879—1960 年）在我国海港检疫、东北华北鼠疫流行等多方面工作中有着突出贡献，堪称我国流行病学的先驱者和奠基人，成为 1937 年成立的中华医学会公共卫生学会的第一任会长。

1949 年以后，国家制定了预防为主的卫生工作方针，卓有成效地控制了一些传染病的流行，在我国基本上消灭和控制了血吸虫病等五大寄生虫病和天花、古典型霍乱等烈性传染病，有效地控制了人间鼠疫。20 世纪 70 年代以后，我国流行病学研究呈现了前所未有的发展，对慢性病如肿瘤、高血压、冠心病、结核病、糖尿病及精神和神经系统疾病开展了大规模的病因调查和防制研究，取得了可观的基线数据资料，引起了国际上的重视。1993 年中华医学会成立了临床流行病学学会，进一步推动了临床流行病学在我国的发展。2003 年严重急性呼吸综合征（SARS）的流行在给我国突发传染病的防控工作带来挑战的同时，也极大地推动了卫生防疫工作的发展。2003 年 5 月 9 日我国公布施行了《突发公共卫生事件应急条例》，标志着我国突发公共卫生事件的应急处理工作纳入法制轨道。

进入 21 世纪以来，慢性病成为主要的公共卫生问题，新型冠状病毒肺炎、禽流感、埃博拉病毒感染等新发传染病和结核等再燃传染病也对流行病学发起了新的挑战。因此，流行病学工作任重而道远。

⊕ **知识链接**

血吸虫病

血吸虫病俗称"大肚子病"，是由血吸虫寄生于人体引起的地方性寄生虫病。日本血吸虫因日本人首先发现而得名，我国只有日本血吸虫病流行，故通常简称它为血吸虫病。1905 年在湖南省常德市发现我国首例确诊的日本血吸虫病，而西汉古尸体内检获的血吸虫卵表明，该病在我国至少有 2100 多年的历史。建国前曾流行于华南 12 省，约 1100 万人感染，受血吸虫感染威胁的人口约 1 亿。研究发现，毛蚴是血吸虫一生中较为脆弱的阶段，2~3 天内找不到钉螺寄宿即会死亡。因此，1949 年后，我国把"灭除钉螺"作为阻断血吸虫病传播的突破口，对血吸虫病进行了大规模的防治，基本消灭和控制了血吸虫病的流行。

第二节　流行病学的研究方法

流行病学既是一门应用学科，又是逻辑性很强的科学研究方法。流行病学研究方法按照研究的性质和基本研究方法可分为观察性研究、实验性研究和理论性研究三种类型。

一、观察性研究

观察性研究（observational study）又称观察法，研究者客观地收集一定样本的人群相关暴露和疾病的资料，对观察到的暴露与疾病的联系进行评价。观察性研究根据研究开始时是否设立平行比较的对照组，可进一步划分为描述性研究和分析性研究。

（一）描述性研究

描述性研究（descriptive study）又称描述流行病学（descriptive epidemiology），是指利用现有的资料或通过专门调查获取的资料，了解疾病（或健康状况）在不同人群、不同时间和不同地区的分布规律。描述性研究的资料可以提供有关疾病病因的线索，提出一系列与疾病病因有关的问题，即提出和形成病因学假说。它是最基本的流行病学研究方法，包括以下几种方法。

1. 现况调查（prevalence study） 又称横断面研究（cross - sectional study），是在某一时点（或期间）内，对特定人群中疾病或健康状况及其影响因素进行的调查。目的是将卫生事件调查当时的断面现况反映出来。具体实施方法依据研究目的和工作条件又可分为普查和抽样调查。

2. 个案调查（individual survey） 又称病例调查，是在新发病例出现时，对该病例发病经过、接触者及周围环境进行的调查研究。目的是查明病史，寻找发病原因和影响因素。对于传染性疾病，个案调查是寻找传染源、防止疾病蔓延流行的重要方法。病例报告（case report）是临床医师对在临床实践中发现的新发病例或罕见病例进行记录和描述，试图在疾病的表现、机理以及诊断治疗等方面提供资料的医学报告，可看作是个案调查的特殊形式。

3. 生态学研究（ecological study） 又称相关研究，是在自然状态下对疾病、健康或卫生事件与某些相关因素之间的相关关系进行的观察性研究。它是以群体为基本单位收集和分析资料，目的是在群体水平上研究疾病、健康或卫生事件与某些相关因素之间的关系，以提供疾病流行的病因线索或提出健康促进措施的依据。

4. 公共卫生监测（public health surveillance） 是指连续地、系统地收集疾病、健康或其他卫生事件的资料，经过分析、解释后及时将信息反馈给所有应该知道的人（如决策者、卫生部门工作者和公众等），提出控制疾病流行、保障人群健康的措施并评价其效果的方法。包括疾病监测（传染病、慢性病、出生缺陷等）以及与健康相关的监测（如环境监测、营养及食品卫生监测、突发公共卫生事件监测等）。公共卫生监测是制订、实施、评价疾病和公共卫生事件预防控制策略与措施的重要信息来源，其目的一是确定主要的公共卫生问题，了解产生问题的原因，制定相应的干预措施并评价其效果；二是预测疾病或卫生事件的流行，并制订公共卫生策略和措施。

（二）分析性研究

分析性研究（analytical study）又称分析流行病学（analytical epidemiology），是通过调查分析检验描述流行病学提出的假说，并加以验证的研究方法。可分为病例对照研究和队列研究。

1. 病例对照研究（case - control study） 是从研究人群中，选择一批有代表性的病例作为病例组，再从同一人群中选择一批与病例相匹配的"非患者"作为对照组，然后调查病例组和对照组发病之前对某一（些）可疑致病因素的暴露情况，通过比较两组具有该可疑致病因素比例的差异，从而推论该因素是否与疾病（或事件）有关。由于收集到的信息大多为病例或对照回忆得出，故该研究又称为回顾性研究（retrospective study）。

2. 队列研究（cohort study） 又称定群研究或随访研究（follow - up study），是指在某特定人群中，按照是否具有可疑致病因素将该人群分为暴露组与非暴露组，然后随访追踪一定时间，观察两组人群疾病或健康状况，通过比较暴露组与非暴露组人群疾病（或卫生事件）发生频率的差别，从而确定该因素是否为疾病或事件发生的原因。由于信息的收集是从现在开始向将来进行的，其性质是前瞻性的，故该研究又称为前瞻性研究（prospective study）。

二、实验性研究

实验性研究（experimental study）又称干预试验（interventional trial）或实验流行病学（experimental epidemiology），是指将研究对象划分为实验组和对照组，研究者主动给予实验组某种干预措施，随访观察一定时间并比较两组人群结局的差异，从而判断干预措施的效果。按照研究对象和现场的不同分为以下几种。

（一）临床试验

临床试验（clinical trial）是以患有某种疾病的患者为研究对象，随机将它们分为实验组和对照组，用于评价某种新药（或新疗法）与常规药物（或常规疗法）的优劣，或某种干预措施的效果（如观察病死率或致残率的变化）的方法。临床试验要求采用随机对照试验设计，遵循随机、对照和盲法的原则。

（二）现场试验

现场试验（field trial）是在现场（如社区、学校或家庭）以未患某病人群或高危人群作为研究对象，随机分为两组，一组给予干预措施（如疫苗）作为实验组，一组不给予干预措施作为对照组，通过一定时间的随访观察，比较两组人群中所观察的结局有无差异，从而判断干预措施的效果。现场试验中接受某种预防措施的单位须是个人。如为评价人乳头状瘤病毒（human papilloma virus，HPV）疫苗预防宫颈癌的效果而对某一人群进行的现场试验中，为实验组的每个人接种 HPV 疫苗，对照组的每个人接种不含任何疫苗成分的安慰剂。

（三）社区试验

社区试验（community trial）又称以社区为基础的公共卫生试验（community based public health trial）或整群随机试验（cluster randomized trial），是把社区人群作为整体进行试验观察，以在人群水平上对某种预防措施或方法进行效果评价。实际工作中，由于社区干预试验难以遵循随机对照的原则，此类研究也被称为"准试验"。

社区试验与现场试验的区别在于实施干预措施的基本单位是群体还是个体。如疫苗接种一般是以个体为单位，属现场试验；而饮用水加氟预防龋齿则是针对水厂供水区域的整个社区人群而不是个体，则属于社区试验。

三、理论性研究

理论性研究（theoretical study）又称理论流行病学（theoretical epidemiology），是采用数理法定量表述已知疾病流行或卫生事件发生全过程中各主要环节变化规律的一种方法，即运用数学公式来研究疾病流行或卫生事件发生的规律，从而预测疾病发生的可能性和筛选并检验不同预防措施的效果。

第三节 流行病学研究的重要观点

随着流行病学研究范围的不断扩大，正确学习和应用流行病学应掌握如下几个重要观点。

一、群体的观点

群体观点是学习和应用流行病学的最基本观点。流行病学是从宏观和群体的角度研究疾病和健康状态在人群中发生和分布状况的学科，这是流行病学区别于其他医学学科最显著的特点之一。群体和分布是流行病学中两个最基本的概念。流行病学研究的对象是人群，因此流行病学研究的结论也只适用于人群，而不是某一具体的个体。如吸烟导致肺癌，就是指从群体水平上看吸烟易引起肺癌，但就某一个人来说，可能终生吸烟也不会患肺癌。即使分子流行病学在基因水平的研究或临床流行病学开展临床个体研究时，实际出发点仍然是"群体"，所得出的结论也是从群体水平给出的。

二、比较的观点

有比较才有鉴别，比较的观点是流行病学方法的核心，在流行病学研究中始终贯穿着比较的思想。如病例对照研究中的病例组和对照组、临床试验中的干预组和对照组等均贯穿着对比的观点，结论也均来自对比的资料。只有通过比较，才能知晓因素（如是否吸烟）和疾病（如是否患肺癌）在暴露组和对照组之间有无差异。对照的形式可有多样，但均遵循对比的原则，通过对比去发现疾病发生的原因或线索。

三、概率论的观点

流行病学研究中常采用各种率作为评价的指标，而这些"率"实际上是对相应问题概率的估计值，即可能发生某事件的群体中已发生该事件的概率。概率论是流行病学的重要观点之一。流行病学极少用绝对数表示疾病或健康状况的分布情况，因为绝对数不能显示人群中发病或死亡的强度和危险度。流行病学一般以置信限（confidence limit）或置信区间（confidence interval）表述其概率特征。

四、多病因论的观点

流行病学研究所涉及的疾病，其病因多是由遗传与环境（包括自然环境和社会环境）等多种因素共同作用的结果。当然对于不同的疾病，是遗传因素为主还是环境因素为主则有所不同。同时，社会 – 心理因素对疾病的发生发展也有影响。

第四节　流行病学与其他学科的关系

一、流行病学与基础医学

在流行病学的整个研究过程中都涉及到许多基础医学的知识，需要基础医学作为后盾。如流行病学在传染病的病因研究中，需要应用到大量的微生物学、寄生虫学、病毒学等基础学科知识。在心脑血管疾病等多种慢性病的流行病学研究过程中，需要应用免疫学、生物化学、遗传学等实验室指标。分子生物学的发展推动了流行病学从分子与基因水平研究疾病的发生发展，极大地推动了流行病学的研究领域的扩展，并由此形成分子流行病学。流行病学也可促进基础医学的发展，如流行病学人群研究发现艾滋病与人类免疫缺陷病毒（human immunodeficiency virus，HIV）感染有关，促进了基础医学对 HIV 致病机制的研究等。同时，二者又可互为补充。基础医学偏重于直接病因的研究，流行病学研究则侧重于病因线索的探讨。

二、流行病学与临床医学

流行病学是从群体的角度去研究疾病在人群中的分布及影响因素，实施的是"群体诊断"，而临床医学关注的是患病"个体"的诊断、治疗等，是以单个患者为研究对象。但流行病学在进行群体诊断时，需要应用到临床医学的基础知识和基本理论，这样才能为疾病的防制提供科学依据。反之，临床医生若能够正确掌握和应用流行病学的方法和理论，树立群体的观念，则可以在对疾病的诊断、治疗和病因探讨中发挥积极的作用。临床流行病学就是在临床研究和实践中有机地将流行病学与临床医学结合起来，为解决医学研究的设计、测量和评价方面的问题而形成的一门学科分支。

三、流行病学与卫生统计学和计算机技术

由于流行病学是在群体水平上研究疾病或健康状问题，因此，在研究的各个阶段都需要应用卫生统计学的方法去处理数据，同时应用计算机技术，使得流行病学得以高效地开展资料的收集、整理、分析和结果判断。相反，卫生统计学的发展也离不开人群资料，流行病学实践又促进了卫生统计学的发展和应用。如建立预测传染病流行的模型，需要大量的流行病学数据作为基础。一些功能强大的统计软件（如 SAS、SPSS 等）必须借助计算机才能进行如此复杂的计算，卫生统计学和计算机技术的应用极大地丰富和发展了流行病学研究。但应清楚在运用卫生统计学技术和计算机技术时，必须运用流行病学的原理和相应的医学知识进行流行病学逻辑判断，否则，可能得出的结论会成为谬论。

四、流行病学与其他学科

在流行病学研究实践中，需要应用大量的其他学科知识和技术，如免疫学、微生物学、遗传学和社会学、经济学、地理学以及分子生物学、基因诊断等知识和技术。因此，在流行病学研究中，与其他学科的交叉融合形成了许多新的分支学科。如分子流行病学、遗传流行病学、地理流行病学、环境流行病学、伤害流行病学等。可见，流行病学实践已经逐渐扩展到医学各个领域甚至社会学、心理学等领域，在宏观和微观各个水平开展研究。

第五节 流行病学的应用

流行病学是一门应用性很强的学科，它既是公共卫生和预防医学的主干学科，又是开展医学研究的方法学。随着流行病学原理和方法的发展，流行病学的用途越来越广泛，研究范围也已深入到医学和公共卫生事业的各个方面，包括了与人类疾病或健康有关的一切问题。

一、描述疾病或健康状况在人群中的分布及其变化规律

疾病或健康状况有着它内在的发生发展规律。流行病学可通过描述疾病或健康状况在不同人群、不同时间、不同地区发生频率和动态变化，做出疾病或健康状况的群体诊断。如我国在全国范围内开展了4 次高血压流行病学人群调查，对高血压的分布特征、影响因素和流行规律有了较多的了解，为我国高血压人群的防制提供了重要依据。

二、探讨病因

探索疾病病因是流行病学最主要的研究内容之一。应用流行病学的原理和方法可以直接探明疾病病因或为医学各个领域的病因研究提供线索。疾病特别是非传染性慢性疾病是由多因素综合作用的结果，

只有明确了疾病发病的原因，才能采取有效措施进行防制。流行病学的主要用途之一就是发现这些病因或危险因素，为疾病的预防与控制提供依据。应用流行病学方法探讨疾病病因的范例比比皆是，如 John Snow 在伦敦霍乱流行中，就是应用流行病学的方法发现了传染源及传播途径，并相应地采取有效措施控制了霍乱的流行。20 世纪 50 年代欧洲新生儿海豹样肢体短缺与沙利度胺（反应停）关系的研究、日本水俣病的病因研究、吸烟与肺癌、高氧吸入与白内障、高危型 HPV 感染与宫颈癌等研究都是在流行病学研究的基础上明确了病因关系。应该清楚，有些疾病病因在尚未完全明确以前，通过流行病学研究发现了该病的关键危险因素，也可采取有效措施开展疾病预防工作并取得明显的效果。如心脑血管疾病、恶性肿瘤等慢性病虽仍病因不明，但通过流行病学研究获得相关线索，继而开展积极的疾病预防均取得较好成绩。

近年来，不明原因的传染病等突发公共卫生事件屡现。如 2003 年的 SARS 刚出现时，由于病因不明未能及时采取有效的应对措施，在一定程度上使该病得以蔓延。但同时，也为流行病学的发展提供了机遇。现场流行病学的理论为突发疾病和公共卫生事件的病因探讨和应急处理提供了理论和方法。

三、卫生决策和评价

流行病学研究的特点是从群体的角度去考虑和处理疾病、健康问题和卫生事件，并对在此基础上制定的防制措施和政策进行效果评价。例如 HPV 疫苗，其预防宫颈癌的效果须在一定人群中应用流行病学方法进行效果评价后，才能决定是否能全面推广应用。卫生管理部门在制定卫生决策、确定卫生服务重点、提出卫生工作计划时均需应用流行病学的研究结论，对实施后的效果进行评价也需掌握流行病学的原理和方法才能顺利完成。正确的决策是要建立在充分的流行病学调查研究的基础上，综合分析疾病、健康或卫生事件的人群分布及其影响因素后决定。如《世界卫生组织烟草控制框架公约》就是认识到烟草消费和接触烟草烟雾会造成死亡、疾病和残疾，而控烟后能有效地减少烟草的危害，因此，2003 年世界卫生组织呼吁在全球展开控烟行动。

四、了解疾病自然史

疾病自然史（history of disease）的研究有助于了解疾病的发生发展规律，并便于采取有效措施预防和控制疾病。流行病学收集到的信息可以反映疾病的自然史，流行病学不仅关注症状典型的患者，还关注处于潜伏期和隐性感染的患者和病原携带者等，也就是关注从开始接触致病源的隐性感染者到出现临床症状典型的患者直至到死亡的全部过程。

疾病的自然史分为两类，即群体的疾病自然史和个体的疾病自然史。群体的疾病自然史是指疾病在自然人群中发生发展和消长规律的整个过程。了解群体的疾病自然史有助于早期预防和发现疾病、了解疾病的变化规律，便于及时采取有效措施以促进恢复健康。个体的疾病自然史是指疾病在个体中的自然发生发展过程（包括临床前期、临床期和临床后期）。当同一类型的个体患者累积到一定的数量时，可采用流行病学方法分析比较疾病的发生发展过程。

五、疾病诊断、治疗与控制措施及策略的效果评价

流行病学从群体的角度研究疾病的诊断、治疗、预后和康复，可弥补临床医师在临床实践中有限的患者数所获得的经验，补充临床观察的不足。

（一）筛检和诊断

通过对特定人群的筛查，发现可疑和早期患者、高危人群等，达到早发现、早诊断和早治疗的目的。对所采取的筛检和诊断方法进行评价，有助于正确选用筛检和诊断方法。如我国开展的"两癌"（乳腺癌

和宫颈癌）筛查，在这两种危害女性健康的癌症的早发现、早诊断、早预防、早治疗中发挥了重要作用。

（二）临床疗效的评价

正确地选择治疗药物和疗法在临床上至关重要。应用流行病学方法科学地评价药物或疗法的效果，是在临床实践中的重要应用，并由此形成临床流行病学分支。

（三）疾病的预防和控制效果评价

任何新药上市或疾病预防和控制措施在临床上的应用，都首先要有人群试验和评价的过程，否则是不能应用于人群防制的。如当前在我国进行的人乳头状瘤病毒疫苗预防宫颈癌的人群试验及其效果评价就是为进一步推广到大范围人群中而展开的。

（四）预后的评价

流行病学在疾病预后的评价中常采用描述人群疾病频率变化作为指标，如有效率、保护率、效果指数等，在对疾病远期疗效评价时采用人时率、寿命表分析、Cox 回归模型等方法。

第六节 临床医学生学习流行病学的意义

一、更加全面地认识疾病和健康问题

学习和掌握流行病学的原理和方法有助于提高医学生更好地认识疾病或健康问题的全貌，从单纯重视疾病或健康问题的表观现象到关注产生问题的社会因素、环境因素和以及变化规律等深层次因素，培养从群体角度认识疾病或健康问题，增强分析和解决问题的能力。

二、进一步增强临床诊断和治疗的能力

个人的临床实践范围和所获得的经验是有限的，流行病学有助于临床医生全面了解疾病现象，从而更加准确地提出解决方案。如在流行病学基础上发展起来的循证医学，以及大数据、精准医学在临床实践中的应用。

三、不断提高临床科研水平

开展积极的临床科研对更好地服务临床工作有重要作用。流行病学研究方法是开展临床科研的基本方法。如新药和新的诊断和治疗技术能否在临床上推广应用，有无不良反应，均需要开展临床试验。

总之，学习和掌握流行病学的基本原理和方法，具备流行病学的思维方式和基本观念，对临床医师的临床实践工作有重要的意义。同时流行病学也是一门实践性很强的学科，需要学习和使用者要真正理解其实质与内涵，并能在实践中正确应用，才能充分发挥流行病学的作用。

目标检测

答案解析

1. 简述流行病学的定义。
2. 简述流行病学的基本内涵。
3. 流行病学的研究方法有哪些？
4. 流行病学研究的重要观点有哪些？核心观点是什么？

5. 什么是临床流行病学？简述流行病学与临床医学的关系。

6. 简述流行病学的应用范围。

7. 简述临床医学生学习流行病学的意义。

（郑金平）

书网融合……

本章小结

题库

第二章　疾病的分布

学习目标

1. **掌握**　疾病分布的概念、流行强度的定义及其常用术语的含义。
2. **熟悉**　流行病学常用疾病频率测量指标的应用。
3. **了解**　研究疾病分布的意义，疾病分布的描述内容。
4. 学会运用疾病频率测量指标，探讨疾病在不同地区、不同时间和不同人群中的分布规律。

描述疾病的分布特征是流行病学研究的基础工作，是描述疾病在不同人群、不同时间、不同地区的存在状态及其发生发展规律，主要描述疾病发病、患病和死亡的群体现象。全面系统地描述疾病在不同时间、不同地区和不同人群中的频率及其分布特征，以探讨疾病的流行规律及其影响因素，为形成病因假设以探索病因提供基础数据，为临床医学和卫生服务提供重要信息，为制定和评价防制疾病及促进健康的策略和措施提供科学依据。

案例引导

案例　肾综合征出血热（HFRS）是以鼠类为自然宿主和主要传染源，由汉坦病毒引起的以发热、出血、急性肾功能损害和免疫功能紊乱为主的自然疫源性疾病。宜春市为 HFRS 高发地区，2010—2017 年 HFRS 年发病数分别为：195、251、299、346、269、358、311、278 例。全市 10 个县区均有病例报告，每年 4—7 月和 11 月至次年 2 月为高发期。报告发病数前三位分别是宜丰县（594 例）、上高县（588 例）和高安市（542 例），铜鼓县报告病例数最少（6 例）。男性报告病例数 1562 例，女性报告病例数 745 例。各年龄段均有发病，主要集中在 40～65 岁，共 1087 例（占比 47.1%）。发病人群以农民为主，其次为学生和家务及待业人员，分别为 1563、271 和 126 例。

讨论　如何对宜春市 HFRS 三间分布进行描述？宜春市 HFRS 流行强度如何？

第一节　疾病频率常用的测量指标

流行病学研究工作常涉及有关疾病或健康状况的测量，频率测量是定量研究疾病分布特征的有效方法。如在研究疾病的流行特征时，经常要研究该病在不同人群、不同地点、不同时间的发病率、死亡率或患病率等，以便了解该病在什么地区、哪些人群或什么时候多发的特征。常用的疾病频率的测量指标如下。

一、疾病指标

（一）发病率

1. 定义　发病率（incidence rate）表示一定期间内（通常为 1 年）某人群中发生某病新病例的频

率，是用来衡量某时期一个地区人群发生某种疾病的危险性大小的指标。

$$发病率 = \frac{一定期间内某人群中某病新发病例数}{同时期暴露人口数} \times K \qquad （式2-1）$$

$K = 100\%，1000‰，10000/万……$

2. 应用及注意事项

（1）用于描述疾病分布、测量危险度以探讨发病的危险因素及评价防制措施效果。

（2）计算发病率时可根据研究目的与病种选择时间单位，一般多以年为时间单位。

（3）分子是一定期间内的新发病例数。若在观察期间内一个人可多次发病，则应分别计为新发病例数，如流感、腹泻等。对发病时间不易确定的一些疾病，可将初次诊断的时间作为发病时间，如恶性肿瘤、高血压、糖尿病等。

（4）分母中所规定的暴露人口是指在观察期间内，观察人群中有可能会发生该病的人群，对那些不可能患该病的人（传染病的非易感者、已接种疫苗有效者），如已患麻疹者或有效接种麻疹疫苗者不应计入分母内。在实际应用中，一般用该人群某时期内的平均人口数代替。如观察时间以年为单位，可为年初与年终人口之和的平均人口数或以当年7月1日零时的人口数表示。

（5）应注意疾病诊断标准的变化及漏报率和随访率对发病率的影响。

（6）发病率高低受人群的年龄、性别、职业、民族、种族等因素的影响，可按上述特征分别计算发病率，称为发病专率。在对不同地区发病率进行比较时，应考虑年龄、性别等因素构成的影响，进行率的标准化。

（二）罹患率

1. 定义 罹患率（attack rate）是指小范围人群短时期内某病新病例出现的频率。

$$罹患率 = \frac{观察期内某病新病例数}{同期暴露人口数} \times K \qquad （式2-2）$$

$K = 100\%，1000‰$

2. 应用及注意事项

（1）罹患率的计算公式和发病率一样，也是反映人群新病例的出现频率。与发病率最主要的区别是观察范围小、时间短，可以根据暴露程度精确地测量发病概率。在局部地区的疾病暴发或食物中毒、职业中毒的暴发及流行中，经常用该指标来描述疾病的流行强度与探索病因。其优点是可以根据暴露程度精确地测量发病频率。

（2）计算罹患率时一般以日、周、旬、月或一个流行期为时间单位。

（3）应用时应注意分子、分母的准确性，注明观察的时间长短。

（三）患病率

1. 定义 患病率（prevalence rate）也称现患率，是指某特定时间内被观察总人口中某病新旧病例所占的比例。患病率可按观察时间的不同分为期间患病率和时点患病率两种，时点患病率较常用。通常患病率时点在理论上是无长度的，一般不超过一个月。而期间患病率所指的是特定的一段时间，通常多超过一个月。

$$时点患病率 = \frac{某一时点一定人群中现患某病新旧病例数}{该时点人口数（被观察人数）} \times K \qquad （式2-3）$$

$$期间患病率 = \frac{某观察期间一定人群中现患某病新旧病例数}{同期的平均人口数（被观察人数）} \times K \qquad （式2-4）$$

$K = 100\%，1000‰，10000/万……$

2. 应用及注意事项

（1）患病率一般用于描述病程较长的慢性病存在或流行的频率，说明此类疾病流行的公共卫生学意义，在评价医疗卫生工作水平和卫生资源分配时可作为依据之一，但对于急性病和病程短的疾病价值不大，且由于疾病与病因的时间先后难以判断，很少用于病因的验证性研究。

（2）分子是一定时期内的新旧病例数。

（3）时点患病率观察时间一般不超过1个月。期间患病率的时间范围可较长，但一般不能超过1年。

（4）在对不同地区患病率进行比较时，应考虑年龄、性别等构成的影响，进行率的标准化。

（5）在发病率、病程均稳定的情况下，患病率等于发病率乘以病程。

3. 患病率与发病率的区别　发病率是指在某一期间人群中发生的新病例，而患病率是指在某一时点（或期间）人群中存在的所有病例，而不管他们是否为新病例。发病率反映人群发病的危险（概率），而患病率反映人群中某种病例存在的多少。患病率常用于病程长的慢性病，如心血管病、癌症等（表2-1）。当某地某病的发病率和该病的病程在相当长时间内保持稳定时，患病率、发病率和病程三者的关系是：

$$患病率 = 发病率 \times 病程，即 P = ID（P为患病率，I为发病率，D为病程）$$

表2-1　发病率和患病率的主要区别

	发病率	患病率
来源	疾病报告登记或队列研究	横断面调查
性质	疾病发生的频率和强度	新旧病例在人群中所占比例
	与致病因子强弱有关	与致病因子强弱及病程有关
分子	新发病例数	新、旧病例数
分母	同期暴露人口数	同期观察人口数
用途	疾病流行强度	疾病现患状况或慢性病流行情况

（四）感染率

1. 定义　感染率（infection rate）是指在某个时间内检查的人群中，某病现有感染者人数所占的比例。感染率的性质与患病率相似。

$$某病感染率 = \frac{调查时某病感染人数}{调查时受检人数} \times 100\% \qquad （式2-5）$$

2. 应用及注意事项　感染率常用于研究某些传染病或寄生虫病的感染情况和分析防制工作的效果，估计某病的流行态势，为制定防制措施提供依据，是评价人群健康状况的常用指标，特别是对隐性感染、病原携带者及轻型和不典型病例的调查较为有用，如乙型病毒性肝炎、乙型病毒性脑炎、脊髓灰质炎、结核病、寄生虫病等。

（五）续发率

1. 定义　续发率（secondary attack rate，SAR）是指在某些传染病最短潜伏期到最长潜伏期之间，易感接触者中发病的人数占所有易感接触者总数的比例。

$$续发率 = \frac{一个潜伏期内易感接触者中发病人数}{易感接触者总人数} \times 100\% \qquad （式2-6）$$

2. 应用及注意事项　在一个家庭内、病房、集体宿舍、托儿所、幼儿园班组中第一个病例发生后，在该病最短与最长潜伏期之间出现的病例称续发病例，又称二代病例。计算时，须将原发病例从分子及分母中去除。对那些在同一家庭中来自家庭外感染或短于最短潜伏期，或长于最长潜伏期者均不应计入续发病例。续发率可用于分析传染病流行因素，包括不同条件对传染病传播的影响（如年龄、性别、家庭中儿童数、家庭人口数、经济条件等）及评价卫生防疫措施的效果（如对免疫接种、隔离、消毒等措施的评价）。

二、死亡指标

（一）死亡率

1. 定义　死亡率（mortality rate）是指某人群在一定期间内的总死亡人数与该人群同期平均人口数之比。

$$死亡率 = \frac{某人群某年死亡总人数}{该人群同年平均人口数} \times K \qquad （式2-7）$$

$K = 100\%，1000‰，10000/万……$

2. 应用及注意事项

（1）死亡率是测量人群死亡危险最常用的指标，它反映一个人群的实际死亡水平，一般以年为时间计算单位，是一个国家或地区文化、卫生水平的综合反映。死亡率不仅在医学上受到重视，在政治、经济研究中也受到关注。

（2）死亡率可按病种、年龄、性别、种族、职业、婚姻状况等分别计算，称为死亡专率（specific mortality rate）。

（3）计算死亡率时，通常以年为时间单位，分母必须是与分子对应的人群。

（4）比较不同地区死亡率时，因人口构成不同，需要对死亡率进行标准化。经过标准化的死亡率称为调整死亡率（adjusted mortality rate）或标化死亡率（standardized mortality rate），它仅供相互比较，不能反映实际死亡水平。

（二）病死率

1. 定义　病死率（fatality rate）是表示一定时期内（通常为1年），患某病的全部患者中因该病死亡者的比例。

$$病死率 = \frac{某时期内某病死亡人数}{同期患某病的病人数} \times K \qquad （式2-8）$$

$K = 100\%，1000‰$

2. 应用及注意事项　病死率表示确诊疾病的死亡概率，受疾病的严重程度、医疗水平和诊断能力的影响，通常多用于急性传染病，较少用于慢性病。但是在比较不同医院的病死率时，须格外小心。因为医疗设备好、规模较大的医院接受危重型患者比较小的医院要多，因而大医院有些疾病的病死率可能高于小医院。所以用病死率评价不同医院的医疗水平时，要注意可比性。

如果某病处于稳定状态时，病死率也可用死亡率和发病率推算得到：

$$病死率 = \frac{某病死亡率}{某病发病率} \times K \qquad （式2-9）$$

$K = 100\%，1000‰$

第二节　疾病的流行强度

疾病流行的强度是疾病在某地区一定时期内存在数量多少以及各病例之间的联系程度，又称疾病的社会效应，是疾病在人群中的数量变化。表示流行强度的术语有散发、暴发、流行和大流行。

一、散发

散发（sporadic）是指某病在一定地区的发病率呈历年来一般水平。一般多用于区、县以上范围，不适于小范围的人群，如一个托儿所、工厂和学校等。不同病种、不同时期散发水平不同，确定某病在某地区是否属于散发，应参照当地前 3 年该病的发病率，如当年发病率未显著超过既往一般发病率，则称为散发。

二、暴发

暴发（outbreak）是指在一个局部地区或集体单位中，短时间内突然有很多症状相同的患者出现。这些患者多有相同的传染源或传播途径。大多数患者常同时出现在该病的最长潜伏期内，如食物中毒、托幼机构的麻疹、流行性脑脊髓膜炎等暴发。

三、流行

流行（epidemic）是指一个地区某病发病率明显超过历年的散发发病率水平。在疾病防制的实际工作中，人群中是否出现疾病流行，应根据不同病种、不同时期和不同历史情况作出判断。

四、大流行

有时疾病迅速蔓延可跨越一省、一国或一洲，其发病率水平超过该地一定历史条件下的流行水平时，称大流行（pandemic）。其显著特点是传播迅速、波及面广，如新型冠状病毒肺炎（Corona Virus Disease 2019，COVID‐19）的大流行已经波及到全世界 200 多个国家及地区。

第三节 疾病的分布

一、人群分布

疾病的人群分布是探讨不同性别、年龄、职业、民族、种族、家庭和行为生活方式等人群特征对疾病发病率和死亡率的影响，为探讨病因和制订防制策略与措施提供依据。

（一）年龄

年龄是人群分布中最重要的因素，几乎所有的疾病和健康状况都与年龄有关，这与机体不同年龄阶段的免疫水平与暴露机会等因素有关。一般来说，慢性病的发病率有随年龄增长而增加的趋势。相反，急性传染病的发病率则随年龄的增加而减少。年龄不仅与传染病发病频率有关，还与疾病的严重程度有关。疾病年龄分布的分析方法有横断面分析（cross sectional analysis）和出生队列分析（birth cohort analysis）两种。

1. 研究疾病年龄分布的目的

（1）为病因研究提供线索。

（2）帮助提供重点保护对象及发现高危人群，为今后有针对性地开展防制工作提供依据。

（3）观察人群免疫状况的变化、确定预防接种对象和精准实施预防接种措施，以保证预防接种的效果。

2. 年龄分布出现差异的原因

（1）免疫水平 由于胎儿可经胎盘得到来自母体的抗体，获得被动免疫，所以 6 个月以内新生儿数量增多，可降低人群易感性，故很少发生麻疹、百喉、猩红热等疾病。反之，当成人免疫水平低下时则母体也可缺乏免疫，致使新生儿也成了易感者。同样，在边远的山区和农村，由于人口密度小，交往较少，受感染的机会也少，一旦有传染源进入该地，成人也可患儿童多见病。

（2）暴露于致病因子的机会不同，可导致出现疾病年龄分布的差异。不同年龄的人暴露或接触感染因子或其他致病因子的程度不同。如水痘可见于同在一起学习或玩耍的小学生或幼儿园中的婴幼儿。非传染病的年龄分布差异主要取决于暴露于致病因子的机会。一些疾病由于致病因素需要较长时间的积累，才可致疾病的发生，所以通常发病年龄较晚，如冠心病多在45岁以后发生。

（3）有效的预防接种可改变某些疾病固有的发病特征，如麻疹在普遍接种麻疹疫苗前主要发生于幼儿及学龄儿童中，但推行了扩大的计划免疫之后，麻疹发病年龄的分布也发生了很大的变化。

（二）性别

许多疾病的分布存在明显的性别分布差异，主要是由于男女暴露致病因素的机会、遗传特征、生理解剖特点及内分泌、代谢、心理状态等因素不同。疾病分布出现性别差异的原因主要包括以下两个方面。

1. 暴露或接触致病因素的机会不同　如森林脑炎多见于伐木工人、地质勘探人员、狩猎者，这些人多以男性为主，因此发病多见于男性。男性肝硬化多于女性是因为男性饮酒的机会多于女性的缘故。钩端螺旋体病、血吸虫病的发病率往往男性高于女性，这与男性参加农田劳动多，接触疫水的机会多有关。对慢性病来说，如肺癌，男女分布频率不同是由于男性吸烟者所占的比例多于女性所致。大多数恶性肿瘤的死亡率男性高于女性，如我国原发性肺癌的死亡率男性与女性之比约为2∶1，这可能与男性在日常生活及职业工作中暴露致癌因素的机会高于女性有关。

2. 解剖、生理特点及内分泌代谢等因素不同　如冠心病的患病率男性高于女性，有人推测这可能是由于某些重要的内分泌因素在起作用。胆囊炎、胆结石、伤寒慢性携带者多见于女性，地方性甲状腺肿女性多于男性。

（三）职业

从事不同职业的人群，其疾病的分布可能有所不同。暴露于不同职业的物理因素、化学因素、生物因素及职业性紧张均可导致疾病分布的不同。石棉工人易患间皮瘤、肺癌及胃肠癌，矿工、翻砂工易患尘肺，生产联苯胺染料的工人易患膀胱癌，林业工人、狩猎者易患森林脑炎，饲养员、屠宰工人、畜牧业者易患布鲁氏菌病，矿工、建筑工人及农民均发生意外伤害和死于外伤的概率较高。

（四）种族和民族

种族和民族是长期共同生活并具有共同生物学和社会学特征的相对稳定的群体。不同民族和种族之间在疾病的发病率和死亡率及其严重性等方面可能有明显差异，这与不同民族与种族的遗传、地理环境、国家、宗教、生活习惯、卫生水平及文化素质有所不同有关。

（五）宗教

不同宗教有其各自独立的教义、教规，因而对其生活方式也产生一定影响。不同人群因宗教信仰不同，其生活方式也有明显差异，这些也对疾病的发生和分布规律产生一定的影响，使疾病的分布频率也出现显著差别。如犹太教有男性自幼"割礼"的教规，因此犹太人男性阴茎癌发病甚少，女性宫颈癌发病率亦低，这与丈夫割包皮有关。伊斯兰教信徒不食猪肉，所以免除了患猪绦虫病的危险。

政治、经济、文化背景与宗教信仰有很强的联系，在讨论宗教对疾病的影响时还应兼顾到不同民族的生活条件、居住环境、饮食卫生习惯、风俗习惯及心理状态等因素的影响。

（六）婚姻与家庭

婚姻状况的不同可以影响疾病的分布特征。国内外的许多研究证实，离婚者全死因死亡率最高，丧偶及独身者次之，已婚者最低，可见离婚、丧偶对精神、心理和生活的影响尤为明显，是导致发病率或死亡率高的主要原因。婚姻状况对女性健康有明显影响，婚后的性生活、妊娠、分娩、哺乳等对女性健康均有影响。早婚和性伴侣多的女性宫颈癌多见，是因为过早的性接触和过多的性伴侣易引起交叉感染。在单身妇女中多见乳腺癌，初孕年龄过晚也是其危险因素。

家庭是构成社会的基本单元，研究疾病的家庭集聚现象及其规律，不仅可以了解遗传因素与环境因素在发病中所起的作用，还可以阐明疾病的流行特征，评价防疫措施的效果。家庭结构、年龄、性别、免疫水平、文化水平、风俗习惯、嗜好不同都会对疾病发生产生影响。某些传染病，如病毒性肝炎、细菌性痢疾等在家庭中易于传播，某些恶性肿瘤、高血压、冠心病常呈现家庭聚集性。

二、时间分布

疾病频率随着时间的推移呈现出动态变化，这是由于人群所处的自然环境、社会环境、生物学环境等因素的改变所致。通过疾病的时间分布规律可了解疾病的流行规律，为疾病的病因研究提供重要的线索，验证可疑的致病因素与疾病发生的关系，通过防制措施实施前后疾病频率的变化评价其效果。疾病的时间分布特征与变化规律，可以从短期波动、周期性、季节性、长期变异等几个方面进行归纳与描述。

（一）短期波动

短期波动（rapid fluctuation）一般是指持续几天、几周或几个月的疾病流行或疫情暴发，是疾病的特殊存在方式。短期波动的含义与暴发相近，区别在于暴发常用于少量人群，而短期波动常用于较大数量的人群。

短期波动或暴发系因人群中大多数人在短时间内接触或暴露于同一致病因素所致。因致病因素的特性不同，可导致潜伏期的长短不一致，接触致病因素的数量和期限也不同，这可使疾病发病时间出现先后。从暴露至最早发病的时间相当于最短潜伏期，反之为最长潜伏期。潜伏期短者先发病，潜伏期长者后发病，但多数病例发生于该病的最长潜伏期与最短潜伏期之间。同时可根据发病时间推算出潜伏期，从而可推测出暴发的原因及暴露的时间。传染病常表现有暴发或短期波动，如食物中毒的暴发，多因大量人群同时食用相同的被污染食物引起，其潜伏期短，发病可在几天或几小时内达高峰。非传染病也表现有短期波动或暴发现象，如1972年7~10月间上海市桑毛虫皮炎的暴发，有的单位人群罹患率可达51.1%。

（二）季节性

疾病每年在一定季节内呈现发病率升高的现象称季节性（seasonal variation）。季节性是很重要的流行病学特征，在流行季节发病人数可占全年的绝大部分，很多传染病可表现出以下几种明显的季节性特点。

1. 严格的季节性 传染病发病多集中在一年四季的特殊季节里内，而在其他季节不发生。这种严格的季节性多见于虫媒传播的传染病，如流行性乙型脑炎在我国北方地区只在夏秋季节发生，具有严格的季节性特点。

2. 季节性升高 虽一年四季均发病，但仅在一定月份发病率升高，如肠道传染病、呼吸道传染病，全年均有发生，只是肠道传染病的发生多见于夏、秋季，而呼吸道传染病则在冬、春季升高。非传染病也有季节性升高的现象，如糙皮病春季高发，花粉症多发生在春、夏之交，脑卒中多发生在冬春季。

疾病季节性升高的原因较为复杂，不仅受到自然环境、气候条件、媒介昆虫、野生动物的生活习性和家畜的生长繁殖等因素的影响，还受到人们的生活方式、生产、劳动条件、营养、风俗习惯、医疗卫生水平、暴露于致病因素的机会和人群易感性的影响。表2-2为2021年我国4种法定传染病的季节性分布，其中乙肝没有明显的季节性变化，疟疾和麻疹表现为季节性升高，而乙脑则表现出严格的季节性。

表 2-2 2021 年 1~12 月我国 4 种法定传染病的时间分布

月份	报告发病数构成比（%）			
	乙肝	疟疾	麻疹	乙脑
1	7.92	8.00	6.44	1.78
2	6.69	6.82	4.15	0.00
3	9.62	7.41	8.41	0.00
4	8.90	8.71	7.53	0.00
5	8.49	11.41	8.73	0.89
6	8.19	12.82	7.86	4.44
7	9.05	10.82	8.73	7.56
8	8.23	7.06	7.21	32.00
9	8.20	5.76	9.28	28.00
10	7.73	5.41	9.61	17.33
11	8.27	7.29	11.46	6.22
12	8.72	8.47	10.59	1.78

资料来源：中国疾病预防控制中心，2021。

（三）周期性

周期性（periodicity）是指疾病发生频率经过一定的时间间隔，呈现规律性变动的状况，每隔若干年出现一个流行高峰的现象。疾病周期性的变化多见于呼吸道传染病。在无有效疫苗时，大多数呼吸道传染病均可表现出周期性流行特点，如在麻疹疫苗普遍使用之前，在我国大中城市几乎每隔一年就要发生一次麻疹流行，但 1965 年对易感者进行普种疫苗后，其发病率降低，周期性流行规律也不复存在。流行性感冒每隔 10~15 年出现一次世界性的大流行。了解疾病的周期性变化规律，不仅对致病因素的探讨至关重要，同时对预测疾病的流行及制订相应的防制对策也非常重要。

（四）长期趋势

长期趋势（secular trend，secular change）也称长期变异，是指在一个相当长的时间内（几年、十几年或几十年），疾病的临床表现、发病率、死亡率的变化或它们同时发生的变化情况，如有些疾病可表现出几年或几十年的发病率持续上升或下降的趋势。这种变化不仅在传染病中可观察到，在非传染病中也同样可观察到。

猩红热在我国 20 年代，重型病例多见，病死率可高达 15%~20%，但近年来其发病率与死亡率均明显降低，几乎未见有病死者。这种变化与病原体的菌种、毒力、致病力的变异、机体免疫状况、诊治条件、药物疗效及病原体与宿主之间的相互关系发生变化等因素有关，还与是否采取有效的预防措施及应用新的治疗方法、手段等综合防制因素有关。

如图 2-1 所示，2005—2015 年我国卵巢癌发病率总体呈现下降趋势，但存在地区差异。城市女性卵巢癌发病率处于下降与平稳状态，农村有逐年上升趋势，应加强以农村妇女为重点的卵巢癌防控工作。

由于人口学资料的变化，如长期观察人群中随着时间迁移，其年龄分布也在发生改变，观察期间内该病的诊断标准和报告标准发生了变化，可能致使最终统计结果也发生改变。如考虑到年龄分布对疾病长期变化的影响，应采用出生队列的分析方法进行。

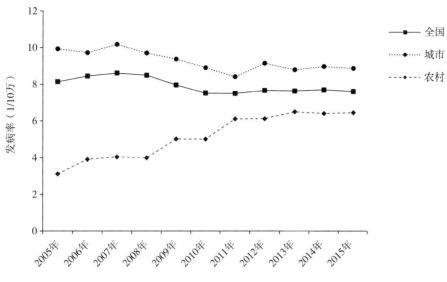

图 2 - 1　2005—2015 年中国城乡女性卵巢癌发病变化趋势

三、地区分布

疾病的地区分布不同，与一定地域空间的自然环境、社会环境条件有关。疾病的地区分布不同，根本的原因是由于致病的危险因素的分布和致病条件不同所造成的。

（一）不同国家间及同一国家内不同地区的分布

1. 疾病在不同国家间的分布　有些疾病只发生于世界某些地区，如黄热病只在非洲及南美洲流行。有些疾病虽在全世界均可发生，但其在不同地区的分布不一，且各有其特点，如霍乱多见于印度，可能是因为该地区水质适合霍乱弧菌生长及与当地人群的生活习惯、宗教活动有关。有些非传染病虽全世界各地都可见发生，但其发病和死亡情况不一，如日本的胃癌及脑血管病的调整死亡率或年龄死亡专率居首位，而其乳腺癌、大肠癌及冠心病则最低。研究认为日本低脂肪与低血清胆固醇的进食量和低冠心病率有关，而其高盐摄入量可能是高血压及中风的主要病因。肝癌多见于亚洲、非洲，乳腺癌、肠癌多见于欧洲、北美洲，心脏病死亡率欧美各国较高。

2. 疾病在同一国家内不同地区的分布　无论传染病及非传染性疾病，即使在同一国家，不同地区的分布也有明显差别。如我国血吸虫病仅限于南方的一些省份，鼻咽癌最多见于广东省，食管癌以河南省林州市为高发，肝癌以江苏省启东市为高发，原发性高血压北方高于南方。疾病的这种分布的不均一性可能与某些地区存在着较强的致病因素，外环境的某些理化特点（如碘、氟含量的高低，可使某些疾病集中于一定的地区），生物媒介的分布及一定的社会因素和自然因素有关。如我国 HIV 感染者最多见于云南，是因为这里地处边境地区，贩毒及吸毒现象严重，绝大多数感染为吸毒所致。

（二）疾病的城乡分布

城市与农村由于生活条件、卫生状况、人口密度、交通条件、工业水平、动植物的分布等情况不同，疾病的分布也出现差异，这种差异是由各自的特点所决定的。

1. 城市　有其特殊的环境条件，即人口多、密度大、居住面积狭窄、交通拥挤，青壮年所占比例较多，出生率保持在一定水平，人口流动性较大，这使得城市始终保持一定数量的某些传染病的易感人群，因此可使某些传染病常年发生，并可形成暴发或流行，也常出现周期性，这些也多见于托儿所、幼儿园中。

城市工业较集中，车辆多，空气、水、环境受到严重污染，慢性病的患病率明显升高，如高血压，城市高于农村。空气污染可引起呼吸系统疾病患病率升高，空气中致癌物质的含量较高，肺癌及其他肿瘤发病率高于农村。

城市的供水、排水设施完善，管理健全，饮用水的卫生水平较高，肠道传染病的流行受到限制，所以较少有经水传播的传染病的流行，若一旦发生也容易得到控制。

2. 农村　由于人口密度低、交通不便、与外界交往不频繁，呼吸道传染病不易流行，可是一旦有传染病传入，便可迅速蔓延，引起暴发，而且发病年龄也有后延的现象。农村还由于卫生条件较差，人群更接近自然环境，所以肠道传染病较易流行。农村的虫媒传染病及自然疫源性疾病，如疟疾、流行性出血热、钩端螺旋体病等均高于城市。一些地方病如地方性甲状腺肿、氟骨症等也高于城市。

（三）地区聚集性

患病或死亡频率高于周围地区或高于平时的情况称为聚集性（clustering）。研究疾病地区分布的聚集性对探讨病因或采取相应的预防策略十分重要。

研究疾病的地区聚集性有两方面的意义：①地区聚集性的发生可提示有感染因子的作用；②地区聚集性可提示局部环境污染的存在，特别是当聚集发生在局部地区某些被怀疑的污染源时，如垃圾场或工厂。

（四）地方性疾病

地方性疾病也称地方病（endemic disease），是指局限于某些特定地区内相对稳定并经常发生的疾病。从广义上看，由各种原因所致的具有地区性发病特点的疾病均属地方病。在我国地方病指与当地水土因素、生物学因素有密切关系的疾病，其病因存在于发病地区的水、土壤、粮食中，通过食物和饮水作用于人体而致病。

判断一种疾病是否属于地方性疾病的依据是：①该地区的各类居民发病率高；②在其他地区居住的相似人群中该病的发病频率低，甚至不发病；③迁入该地区的人经一段时间后，发病率与当地居民基本一致；④人群迁出该地区后，发病率下降或患病症状减轻或自愈；⑤除人之外，当地的易感动物也可发生同样的疾病。

符合上述标准的数越多，说明该病与该地区的有关致病因素越密切。

⊕ **知识链接**

"窝子病"

克山病因具有家庭聚集多发特征而被称为"窝子病"，是一种地方性心肌性疾病。克山病大多源于人体硒元素的缺乏。现有数据表明，中国克山病主要分布在从黑龙江到云南的东北—西南走向的低硒带，涉及我国16省326县2953乡。该地带环境中的土壤、水、自产粮食以及人体内的硒含量均低于正常水平。克山病的人群分布上农村人口居多，年龄上儿童多发，且多重症，性别上妇女多发，生育期妇女发病率最高。克山病的季节分布，不同地区、不同年份有着不同的季节特点，按发病季节可分为冬季型、夏季型、冬春型、春夏型和无季节型。1949年以来，通过改水、补硒等措施，在克山病防制方面取得重大成就。

四、疾病的人群、地区、时间分布的综合描述

在疾病流行病学研究实践中，常需要综合地进行描述、分析其在人群、地区和时间的分布情况，只有这样才能全面获取有关病因线索和流行因素的资料。移民流行病学就是进行这种综合描述的一个典型。

所谓移民是指由原来居住地区迁移到其他地区，包括国外或国内不同省、市、自治区的现象。移民

流行病学是对移民人群的疾病分布进行研究，以探讨病因。它是通过观察疾病在移民、移民国当地居民及原居地人群间的发病率、死亡率的差异，并从中探讨病因线索，区分遗传因素或环境因素作用的大小。移民由于居住地不同，加之气候条件、地理环境等自然因素出现明显变化，同时其生活方式风俗习惯等许多社会因素方面也存在很大差异，因此可对疾病造成影响。对移民疾病分布特征的研究，不仅是时间、地区和人群三者的结合研究，还是对自然因素、社会因素的全面探讨。

移民流行病学常用于肿瘤、慢性病及某些遗传病的研究及进行病因和流行因素的探讨。移民流行病学研究应遵循下列原则：若环境因素是引起发病率、死亡率差别的主要原因，则移民中该病的发病率及死亡率与原居地人群的发病率或死亡率不同，而与移居地当地居民人群的发病率及死亡率接近；若遗传因素对发病率及死亡率起主要作用，则移民的发病率及死亡率不同于移居地，而与原居地人群的频率相同。

有人曾对日本的胃癌进行过移民流行病学调查研究，发现胃癌在日本高发，在美国低发。在美国出生的第二代日本移民胃癌的死亡率高于美国人，但低于日本国内的日本人，说明环境因素对胃癌的发生有较大关系。

进行移民流行病学结果的分析解释时，还应注意考虑移民移居他地的原因及移民本身的人口学特征，如年龄、职业、文化水平、社会经济状况、种族和其他人口学因素及其工作条件、生活环境的变化是否和非移民相同，这些均会影响到流行病学的研究结果。

目标检测

答案解析

1. 在计算发病率时应注意哪些事项？
2. 简述患病率及其计算。
3. 简述发病率与患病率的区别。
4. 简述续发率的应用。
5. 疾病的流行强度分为哪几种？并分别描述。
6. 简述研究疾病年龄分布的目的。
7. 疾病分布出现性别差异的原因有哪些？
8. 时间分布可以从哪几个方面进行描述？
9. 如何判断一种疾病是否属于地方性疾病？
10. 简述移民流行病学研究应遵循的原则。

（杨建洲）

书网融合……

本章小结

题库

第三章　描述性研究

PPT

📓 学习目标

1. **掌握**　现况研究的概念、种类及用途、设计和实施。
2. **熟悉**　描述性研究的分类、特点，现况研究的偏倚及其控制。
3. **了解**　生态学研究的概念、分类及优缺点。
4. 学会描述性研究的常见方法，尤其是现况调查的设计与实施，具备现况调查初步设计的能力。

⇨ **案例引导**

案例　国家卫生健康委员会组织中国疾病预防控制中心、国家癌症中心、国家心血管病中心开展新一轮的中国居民慢性病与营养监测，覆盖全国 31 个省（市、自治区）近 6 亿人口，现场调查人数超过 60 万，具有代表性。根据监测结果编写形成《中国居民营养与慢性病状况报告（2020 年）》。报告显示，近年来，随着健康中国建设和健康扶贫等民生工程的深入推进，我国营养改善和慢性病防控工作取得积极进展和明显成效。

讨论　本次调查目的是什么？运用了何种研究方法进行调查？如何保证调查质量？

第一节　概　述

一、概念

描述性研究（descriptive study）又称描述流行病学（descriptive epidemiology），是流行病学研究方法中最基本的类型，主要根据已有资料或专门调查的资料（包括实验室检查的结果），按三间分布（时间分布、地区分布、人群分布）来描述人群中疾病或健康状况、暴露因素的分布情况，并在此基础上提出病因假设，为进一步调查研究提供线索。描述性研究常是流行病学研究的第一步，是分析性研究的基础，可用来确定高危人群、评价公共卫生措施的效果等。

这里的暴露是指研究对象曾经接触过某些因素，或具有某种特征，或处于某种状态。暴露可以是先天的，也可以是后天的，可以是危险性因素，也可以是保护性因素。例如某项关于胃癌的病因学研究欲探讨食用泡菜、胃幽门螺杆菌感染、遗传因素是否与胃癌的发病有关，这三个研究因素就是暴露因素，经常食用泡菜、感染幽门螺杆菌、具备胃癌家族史即为暴露。

二、特点

相对于其他类型的流行病学研究，描述性研究的主要特点有：以观察为主要研究手段，不对研究对象采取任何干预措施，仅通过观察、收集相关数据，分析和总结研究对象或事件的特点；暴露因素的分配不是随机的，在研究开始时无需设立对照组；暴露与结局的时序关系无法确定，对于暴露因素与结局因果关系的推断存在一定的局限性，仅可做一些初步的描述性或关联性分析，但可为后续的分析性或实验性研究提供线索。

三、应用

通过开展描述性研究，一方面可以确定高危人群的特征，另一方面可以获得病因线索、提出病因假设，在此基础上，还可提出初步的防制对策及后续研究的方向。

（一）描述疾病或健康状况的分布及发生发展规律

描述流行病学从时间、地区和人群分布三个方面，对正在调查的或已有的资料进行描述，有助于阐明疾病或者健康事件的分布特征，揭示疾病或健康状态的分布及发生发展规律。该类研究对高危人群的确定、患者的早发现、早诊断和早治疗、人群疾病防制策略措施的提出、卫生政策和医疗卫生计划的制订提供基础资料，具有启示性作用。

（二）获得病因线索，提出病因假设

疾病或健康状况的分布差异可能是由于某些原因造成的，比较疾病或健康状况在三间分布的差异，可以为后续研究提供线索，提出病因假设。

第二节　个案调查、病例报告和病例分析

一、个案调查

（一）概念

个案调查（case investigation）又称个案研究，是流行病学调查获取资料的常用手段之一，调查者运用流行病学的原理和方法，到发病现场对新发病例的接触史、家属及周围人群的发病以及与发病可能有关的环境因素进行的调查，达到查明所研究病例的发病原因和条件，防止类似疾病再次发生、控制疫情扩散及消灭疫源地的目的。病例包括传染病患者、非传染病患者及病因未明疾病的患者。

（二）调查方法

调查对象可以是一个患者、一个家庭、一个疫源地等。个案调查一般无对照，也无人群有关变量的资料，故一般不宜分析变量与疾病或健康状况的关系，在病因研究方面作用不大。个案调查一般采用观察、访谈和文献研究等方法来收集资料，必要时采集标本进行检验。常用的调查方法有访问和现场调查。针对传染病报告这类经常进行的个案调查应编制个案调查表，项目内容根据事件的发生和疾病的特点制定，一般包括病例的基本信息、临床表现、流行病学调查等。事件发生后，应尽快赶赴现场，了解基本情况，对病例、病例所在家庭及周围人群调查询问或深入访谈，并做好记录。

（三）调查内容

对于传染病来说，个案调查的内容除了调查一般的人口学信息（性别、年龄、地址、职业）外，还包括核实诊断，确定发病时间、地点，追查传染源，确定传播途径或发病因素，划定疫源地范围和接触者，确定治疗措施，及时隔离消毒，保护易感人群或健康者等。

（四）目的与用途

个案调查可以发现或怀疑患者可能的病因以及健康者可能的保护因素，为深入探讨疾病的病因或保护因素提供线索；总结分析疾病分布特征，进一步核实诊断，为治疗和护理提供指导，为疾病监测提供

资料；对调查对象做深入的定性研究，可为罕见病将来的研究提供病因线索，为查找传染源、确定传播途径提供有利时机；为医学观察密切接触者提供条件，为认识潜伏期和界定医学观察期提供数据；另外，也能为药物不良反应提供信息来源和为遗传病的家系调查提供首诊指示病例等。

（五）局限性

个案调查不能用来检验是否真正存在关联，不能作为临床诊断、治疗等的依据。此外，个案调查因病例数偏少，缺乏代表性或规律性，易发生偏倚。

二、病例报告

（一）概念

病例报告（case report）是对临床上某种罕见病的单个病例（少数病例）或有效的治疗方法（措施）的详细描述，属于定性研究的范畴。病例报告通常针对临床实践过程中某一个或几个特殊病例或个别现象进行探讨，重点是探求其背后的产生原因，为研究者提供分析和决策的线索。

（二）目的及用途

病例报告的目的是发现新的疾病或提供病因线索，介绍有效新疗法或措施，阐明疾病的致病机制或治疗方法的机制，有利于新疗法或新措施的推广或治疗经验的总结。

（三）局限性

病例报告一般基于一个或几个病例，例数较少，不能估计疾病或临床事件发生的频率，而且易发生偏倚。因此，除少数情况外，不能把病例报告作为改变临床诊断、治疗等的证据。

三、病例分析

（一）概念

病例分析（case analysis）是临床医师最熟悉的一类描述性研究方法。它是对一组（几例、几十例、几百例或几千例等）相同疾病患者的临床资料进行整理、统计、分析、总结并得出结论。病例分析通常是利用已有的门诊、住院或专题研究的资料进行分析。

（二）目的及用途

病例分析可发现、总结、分析某种疾病的临床表现特征，如病例的年龄、职业分布、主要临床体征及出现频率、实验室检测指标、诊断及鉴别要点、主要治疗方法及预后情况，评价某种治疗或预防措施的效果，促使临床工作者在实践中发现问题，提供新的病因假设。

（三）局限性

由于不同医疗机构日常收集的临床资料存在差异，参与医生较多，记录人员不同，导致资料真实性和可靠性有待考证，其可比性往往难以保证。

第三节　现况研究

一、概述

（一）概念

现况研究（prevalence survey）是指在特定时点或期间内，对特定范围内某人群中疾病或健康状况及其影响因素进行的调查，即通过调查特定人群中个体是否患病或是否具备某些特征（或因素），获得这些疾病或健康状况以及某些特征（或因素）在人群中的基本分布及统计学关系，从而为进一步的研究提供病因线索。现况研究是最常用的描述性流行病学研究方法，是其他流行病学研究的基础和出发点。

从研究时间来看，现况研究着眼于某一特定的时点期间，收集某特定时间断面的资料，所以又被称为横断面研究（cross-sectional study）或基线调查（baseline survey）。因此，在现况研究的实施过程中，应尽可能把控调查活动的持续时间，对有代表性的人群进行调查，如果调查期限过长，则可能会伴随部分调查因素的变化，进而影响到最终的研究资料的分析结果。从研究指标来看，现况研究一般以个人为单位，根据特定时点或特定时期的资料一般只能得到人群的患病率和相关特征的信息，所采用的统计指标多为患病率，且收集的资料是研究当时所见，故又称患病率研究（prevalence study）。

（二）特点

现况研究不仅可以描述某特定时点或特定时期内疾病或健康状态在某一特定人群中的分布，还可以分析暴露因素与疾病之间的关联，并帮助产生和检验假说。现况研究的特点如下。

1. 一般不设对照组　现况研究开始时，根据研究目的确定研究对象，然后调查研究对象在某一特定时点上的暴露特征和疾病状态，而不是根据暴露状态或疾病状态先进行分组，然后收集研究对象的资料。但是在资料处理与分析时，则可根据暴露特征的状态或是否患病的状态来分组比较。后面章节学习的分析性研究、实验性研究方法则必须设立对照组。

2. 特定时点的研究　所谓特定时点，要求是短时间内完成的调查研究，即"现在"状况的研究。但并不强调必须是某年某月的某一特定时间，对于该群体中的每一个个体，时点所指的具体时间可能不同。如果现况调查的时间持续得太久，就会对调查结果产生影响，如果所调查的疾病是急性的，且随着时间的变化其发病率也有不同，此时结果就很难解释。

3. 确定因果关系受限　一般而言，现况研究所揭示的暴露与疾病之间的统计学联系，仅为建立因果联系提供线索，是分析性研究的基础，而不能据此做出因果推断。原因有以下两点。

（1）现况研究揭示的是某一时点或时期暴露与疾病的关系，而不能确定暴露与疾病的时间顺序关系。例如，一项现况研究发现，结直肠癌患者比非患者的血清胆固醇水平要低，且有统计学意义，但仍很难确定是低血清胆固醇水平增加了患结直肠癌的风险，还是结直肠癌降低了血清胆固醇水平。

（2）在现况研究中，研究对象一般都是存活期较长的患者。而某些病程较短的疾病患者（如迅速痊愈或很快死亡），则很难包括在一个时点或一个短时期的研究中。存活期长与存活期短的患者，在许多特点上可能会很不一样，这种情况下，就很可能将影响存活的因素当作影响发病的因素。

4. 研究对象固有的暴露因素可作因果推断　诸如人口学信息的性别、种族、血型、基因型等因素，在疾病发生之前固定存在，亦不会因是否患病而发生改变，在排除和控制了可能存在的偏倚的情况下，现况研究可以提供相对真实的暴露与疾病的时间先后顺序的关联，从而进行因果推断。

二、目的与用途

现况研究的数据通常通过问卷调查、访谈、检查、医疗记录等方法进行收集。通过现况研究，可以了解某种疾病或健康状态和暴露在人群中的分布情况，也能粗略地分析这些分布与暴露因素之间的关系。现况研究通常关注暴露因素和疾病患病率的差异，以及不同亚组中暴露因素和疾病之间的关联，例如，不同地区、不同时间、不同年龄、性别、职业等三间分布亚组间的分析。通过在不同时期的重复，现况研究也可以用来测量变化，从而描述趋势或评估干预措施。现况研究的重点在于同时关注疾病、人口特征和危险因素，通常比较该样本内的不同亚组。

（一）描述疾病分布

现况研究通过收集、研究某疾病或健康状态特征的资料，以阐明其三间分布和流行特征，同时也能为其他类型的流行病学研究提供基础资料。研究资料主要来源于常规报告登记、疾病监测和专题调查。

（二）确定高危人群

确定高危人群是疾病预防中的一项重要措施，特别是慢性病的预防与控制。通过现况研究，发现具有某种疾病高危因素的人群或检出具有某种疾病的早期患者，然后进行恰当地控制、监测或治疗，达到有效预防的目的。

（三）提供病因线索

现况研究有时可以同时收集某种因素与疾病或健康状况之间可能存在联系的资料，通过逻辑推理等分析，提供病因研究的线索，可进一步用分析性研究、实验性研究等方法加以验证。如20世纪40~50年代流行于新疆的察布查尔病病因的调查，然后加以证明，最终认为是由于食用"米送乎乎"（意即面酱之胚）而导致的肉毒杆菌毒素中毒。

（四）其他方面的应用

现况研究还可以用于疾病监测；考核防治措施的效果；了解社区卫生现况，发现社区健康问题，进行社区诊断；评价一个国家或地区的健康水平；用于卫生服务需求的研究；为卫生标准的制定和卫生决策等提供依据。

三、研究类型

（一）普查

1. 概念 普查（census）又称全面调查，是指研究者在特定时间内系统获取和记录总体中的每一个观察单位的信息。如人口普查。

2. 目的

（1）早期发现和治疗疾病，如甲型病毒性肝炎流行时，找出人群中该病的全部病例，以隔离传染源。

（2）了解健康水平，如居民膳食与营养状况调查。

（3）描述疾病的基本分布，建立人群疾病数据库。如开展慢性病普查，为了解慢性病的现状、提出防治对策提供了科学依据。

（4）了解人体各类生理生化指标的正常值范围，如青少年身高、体重的测量等。

3. 原则

（1）规定统一的标准时点，这样登记调查对象时才有依据。如我国第七次人口普查，规定标准时点为2020年11月1日零时；确定统一的调查期限，即"特定时间"内，要求时间要短，以保持调查的方法和步调一致，保证调查资料的时效性；普查的项目和指标要集中统一，否则影响资料汇总。

（2）进行普查的疾病最好要满足以下条件：①患病率高；②有简单、准确的检测方法；③查出的病例有足够的治疗时间、切实的治疗方法；④有足够的人力、物资和设备。

4. 优缺点

（1）优点 不存在抽样误差；描述疾病和暴露因素的分布比较全面；及时发现人群中的全部病例；可以同时普及卫生保健知识、提高人群的预防保健能力；为以后定期进行次年度及年度抽样调查提供可靠的架构。

（2）缺点 工作量大，耗费一定人力、物力和财力；组织工作复杂；调查内容受限，不适用于患病率低或诊断技术比较复杂的疾病；调查质量不易控制；由于调查范围大，调查对象多，难免存在重复和遗漏。

（二）抽样调查

1. 概念　抽样调查（sampling survey）是指从总体（目标人群）中抽取一部分样本进行调查，获取具有代表性的信息和数据，然后用样本的结果对总体的情况进行估计。抽样调查的方式有问卷调查、访谈、观察等。

在实际调查工作中，有时只需了解某种疾病或健康状态的分布和有关因素，往往不需要找出人群中某病的全部患者和可疑患者，而且对全体研究对象（即总体）进行调查，实施比较困难，所以抽样调查是研究疾病分布的最常用、最基本的方法。在抽样过程中必须确保每一步的准确性和有效性，以得到可靠的结果。

2. 目的　用样本的结果推断总体的情况，即用样本的统计量估计总体的参数，从而揭示研究目标人群的现况。

3. 原则　抽样调查的目的是根据抽取的样本资料来推断总体特征，所以样本必需要对总体有充分的代表性，应满足以下三点原则：①研究对象变异程度较小；②样本含量足够；③抽样随机化。

4. 优缺点　与普查相比，抽样调查更具成本效益，省时、省力，调查范围小，工作易于细致；由受过系统训练或经验丰富的调查员展开调查更具准确性，某些情况下是采集数据的唯一可行的办法；可有效估计抽样误差。然而抽样调查的设计、实施与资料分析均比较复杂；重复或遗漏不易被发现；不适用于变异过大的变量调查；对调查人员的专业知识和操作能力要求比较高。

5. 抽样方法　分非概率抽样和概率抽样。非概率抽样即根据研究目的，抽取部分样本进行调查研究，每个个体被抽取的机会是不均等的，主要包括方便抽样（便利抽样）、判断抽样、自愿抽样、滚雪球抽样。概率抽样即采用随机的方式，每个个体被抽中的概率是相同的。需要注意的是随机抽样与便利抽样的区别，随机是没有主观意识存在的，每个样本都有一定概率被抽中，而便利抽样受个人思想、喜好的影响，是带有一定主观意识的抽样。概率抽样主要包括以下几种。

（1）**单纯随机抽样**（simple random sampling）　又称简单随机抽样，是其他抽样方法的基础，即先将总体的全部观察单位逐个编号，然后用随机的方法直接从总体中抽取部分观察单位作为样本。调查人员从总体 N 个单位中任意抽取 n 个单位作为样本，使每个可能的样本被抽中的概率相等的一种抽样方式。基本原则是目标总体的每一个体样本被抽中的机会都均等。单纯随机抽样的方法主要有抽签法、随机数字表法等。

单纯随机抽样的特点是每个个体单位完全独立，彼此之间无一定的关联性和排斥性；总体个数 N 是有限的；样本数 n 小于等于总体个数 N。简单随机抽样是从总体中逐个抽取，是一种不放回抽样。

单纯随机抽样方法简单、直观，是抽样理论的基石，此法的最大优点是计算抽样误差简单。缺点是当总体中观察单位的例数较多时，对全部观察单位编码的工作量大，有时甚至是不可能的；当研究的变量值在总体中分布不均匀（标准差大），抽取样本的数量在总体中占的比例又不是很大时，样本的代表性较差。

（2）**系统抽样**（systematic sampling）　又称等距抽样、机械抽样，是指按一定顺序机械地每隔若干个观察单位抽取一个观察单位组成样本的抽样方法。即先将总体中所有的观察单位按某一顺序分成几段（n 个样本含量），可从第一部分随机抽的一个观察单位（第 K 号）作为起始点，依次用相等间隔机械地从每一部分各抽一个观察单位组成样本。

例如，若总体为 1000 人，以 1/10 概率抽样，则首先在 1～10 之间随机抽取一个数字，假定是 6

（即是起始点），再加上 10 依次为 16，26，36，46…996。若抽样间隔不为整数时，则可按非整数间隔抽样，然后得出的中选号再取整。系统抽样的特点为：适用于总体容量较大的情况；抽样间隔相等；每个个体被抽取的可能性相等；是一种不放回抽样。

系统抽样相较于简单随机方法最主要的优势是经济性，方法易于理解、实施简便易行，对于研究变量变异程度较大的总体，此法的抽样误差要小于单纯随机抽样。但是，当总体的观察单位排序后有周期性趋势或线性增减的趋势时，则抽取的样本有偏倚。此时可以采用以下修正方法：①使用多个随机数字作为起始点；②使用对称系统抽样方法；③采用随机系统抽样，本法与单纯随机抽样相结合，所得样本在总体中的分布更均匀。

（3）分层抽样（stratified sampling）　又称类型抽样，先按某种特征（如年龄、职业、收入高低、居住条件等）将总体分为若干组别、类别或是区域，再从每一层内进行随机抽取组成样本的抽样方法。用于分层的特征最好选择与研究目标关系较密切者，使层间差别较大而层内差别较小，这样可提高每层的精确度，而且便于层间进行比较。该方法适用于总体情况复杂，各单位之间差异较大，单位较多的情况。

分层抽样可得到不同层次的样本，增大了各层次个体的共同性，保证了所抽取样本的代表性，特别是当某一层次的样本对研究目的很重要时更有效果。通过分层可以把总体差异分解为层内差异和层间差异两个部分。当层内的同质性越强、层间的差异性越大时，分层的效果就越好。

分层抽样的优点是样本的代表性比较好，抽样误差比较小；实施起来相对灵活、便于组织；既可对总体参数进行推断也可对各子层的参数进行推断。缺点是抽样手续较简单随机抽样繁杂；如若调查者对总体情况了解欠缺无法做到恰当分层，则会影响到样本的代表性。

（4）整群抽样（cluster sampling）　是先把抽样总体分成若干个群，以群为单位做随机抽样，对于被抽中的群，群内所有个体都是调查对象，未被抽中的群，群内所有个体均不能作为调查对象。整群抽样直接抽取的不是总体单位而是"群"；影响抽样误差的是总体群间方差；一般采用不重置抽样；适用于界限不清的总体。

整群抽样便于组织、实施方便、节省人力物力，只需要知道"群"而不必知道"群"内的基本抽样单位名单，所以在实际工作中常被应用。群间差异越小，调查结果的精度越高。缺点是由于样本中被抽取的基本抽样单位不能广泛地散布在总体中，而不同群之间的差异较大，从而造成在样本例数相同的情况下比其他方法的抽样误差要大，且样本分布面不广、样本对总体的代表性相对较差，故一般需要增大样本量。加大量要依据整群抽样的统计效率而定，一般约为随机抽样样本量的 1/2。

（5）多阶段抽样（multistage sampling）　又称多级抽样，是指将抽样过程分阶段进行，每个阶段使用的抽样方法往往不同，即将以上抽样方法结合使用，其在大型流行病学调查中常用。其抽样过程是先将总体分成若干个一级抽样单位，用一种抽样方法随机抽取出若干个一级抽样单位，称为第一阶段抽样；然后将被抽中的各个一级抽样单位再分成若干个二级抽样单位，再分别随机抽样，此为第二阶段抽样，如此一直抽到基本抽样单位即可。在实际研究中，现场往往存在可供多阶段抽样使用的自然分段，比如城市的市—区—街道—居委会，农村中县—乡（镇）—村—村民组等。

多阶段抽样的优点是易于组织实施，容易控制调查质量；可以弥补各种抽样方法的不足，节省了人力物力财力。多阶段抽样需要调查者掌握各级调查单位的人口资料及特点，灵活运用各阶段不同方法，同时设计抽样时较为复杂，而且从样本对总体的估计比较复杂。在同等条件下可以通过增加开头阶段的样本数和（或）适当减少最后阶段样本数来尽量减小误差。

⊕ 知识链接

大数据时代是否还需要抽样调查?

　　大数据的亮点之一，就是包含了某固定群体的全样本，这有助于精准地分析某固定群体的总体特征。大数据资料由于具有大量性和高速性等优势，能够弥补现况研究中小样本资料的不足。但在大数据时代仍然需要抽样调查，原因至少有以下三个方面：第一，抽样调查的过程能帮助我们控制数据的质量，在总体数据中，可能存在部分数据缺少或者异常值的情况，抽样能帮助我们在一定程度上控制数据的质量；第二，用于分析的数据质量的重要性远远大于其数量，因此数据并不是越多越好；第三，抽样调查通常涉及的个人信息维度更广，可以收集个体及其家庭的生活条件、福利状况、教育历史、工作信息以及近年来逐渐增加的各种心理认知和健康方面的信息。

四、设计与实施

（一）明确调查目的和类型

根据研究提出的问题，明确调查目的。根据调查目的确定是抽样调查还是普查。

（二）调查对象与样本大小

1. 调查对象　一旦明确了调查目的，就要确定调查对象。从目标人群中选择样本是重要的一步，直接关系到调查的成败。所选取的样本应能够代表整个人群的特征，且根据现况研究的目的不同，调查对象亦有不同。比如，欲了解特定地区人群的健康状况及自然条件、遗传因素对人群健康的影响，该特定地区中能代表总体的居民为调查对象；欲了解家庭生活对人群健康的影响或研究某种疾病的家庭聚集性，则家庭也是调查对象；在实际研究中，往往存在这种情况，即为了达到某一目的，可能需要对几种不同的对象进行调查，而对同一对象的调查又可以根据不同的研究内容，提供所需要的多种资料。

2. 样本大小（sample size）　又称样本含量或样本容量。一般认为，一个最好的样本是能够得出可信结果的最少人数。样本的大小（研究对象的数量）是根据研究的目的和内容确定的。样本过大或过小都不恰当。若样本过大，则浪费人力、物力、时间，工作量过大，容易因调查不细致而造成偏倚。若样本过小，则代表性差，往往所得指标不够稳定，结果不够可靠，结论缺乏充分依据。

（1）样本大小主要取决于 3 个因素　①观测指标的平均水平与变异度。比如平均数、标准差（σ）或预期现患率（或阳性率）π，通常是通过预调查或查阅文献而获得的估计值；②对调查结果 I 类误差（α）和 II 类误差（β）的概率要求。由于 α 与 β 的关系是 α 越小，β 越大，因此要同时减小 α 和 β，唯一的方法是增加样本量；③容许误差 δ（即样本率 P 与总体率 π 的差值）。

估计样本的大小，可按公式计算或查工具表。一般经验而言，计量资料样本含量可少些，计数资料应多些。而在抽样调查肿瘤或其他发病率很低的疾病时，资料属 Poisson 分布，可查阅 Poisson 分布期望值的置信限表估计样本含量（具体参见相关书籍）。

（2）以单纯描述为目的样本大小估计公式

①计量资料：

$$n = \frac{\mu_\alpha^2 \sigma^2}{\delta^2} \quad （若 \delta 未知,则 \ n = \frac{t_\alpha^2 \sigma^2}{\delta^2}） \qquad （式 3-1）$$

②计数资料：

$$n = \frac{\mu_\alpha^2 \pi(1-\pi)}{\delta^2} \qquad （式 3-2）$$

若要求 $\delta = 0.1\pi$，取 $\alpha = 0.05$，则 $\mu^2 = 1.96 \approx 4$（双侧），公式可简化为：

$$n = \frac{\mu_\alpha^2 \pi(1-\pi)}{\delta^2} = \frac{4\pi(1-\pi)}{(0.1\pi)^2} = 400\frac{(1-\pi)}{\pi} \qquad (\text{式 } 3-3)$$

上述公式只适用于呈二项分布性质的无限总体的资料，对有限总体的资料不适用。例如，某厂有职工 4 万人（为一个有限总体），估计该厂某病的现患率为 1%，按式 3-2 计算则为 $n = 400$（$1-0.01$）/$0.01 = 39600$（人），应抽样人数接近总体人口数，接近普查，这就失去了抽样的意义。此时用式 3-4 校正。

$$n_1 = \frac{n}{1+n/N} = \frac{nN}{n+N} \qquad (\text{式 } 3-4)$$

式中，N 为有限总体人数，n 为公式 3-2 的计算量，n_1 为校正后的样本量。比如，上例校正后则为 $n = 19899$（人）。一般认为，如果 $n/N < 0.05$，可视为该总体为无限总体，计算后则不用校正。

（三）调查方法

1. 问卷调查法（questionnaire method） 简称问卷法，是第一手资料收集中最常用、最基本的一种方法。调查者以书面提出问题的方式搜集资料，可以分为问答式问卷调查和自填式问卷调查。问答式问卷调查是调查者围绕调查问卷向受访者做面对面的直接调查，以口头交谈等方式将所要调查的事项以交流互动的形式向被调查者提出，从而获取所需要的资料。自填式问卷调查是调查者将调查问卷向调查对象发放，由调查对象或相关知情人士进行填写。问卷调查的关键在于问卷的编制，将直接影响到调查结果。问卷调查法的主要优点是标准化、成本低，且由于问卷法是以设计好的问卷工具进行调查，问卷的设计要求规范化并可计量，相较于其他调查方法来说更为详细且易于控制。问卷调查法的不足之处在于对调查对象有一定程度的文化要求，同时缺乏弹性，很难进行深入的定性调查。

2. 访谈法（interviewing method） 是一种研究性的交谈，是研究者通过口头谈话的方式从被研究者那里收集第一手资料，也是调查研究中常用的方法之一。按研究类型可分为无结构访谈和结构化访谈；按接触时间可以分为一次性访谈法和追踪访谈法；按参与人数可分为个人访谈法和小组访谈法。访谈法的特点是调查者与受访者之间是一个双向互动的过程，调查者围绕访谈提纲和问题进行提问，受访者进行回答；调查者需要具备一定的调查技巧。在访问过程中，需要调查者掌握一定的提问方式和提问技巧，不仅要懂得"善问"，还要"会听"，一般遵循以下几个原则：调查者对受访者给予尊重，且提问态度真诚；提问方式应当中立不带有诱导性；根据具体情境灵活变换提问方式；及时捕捉和接收信息，记忆并做出反应；为了促使受访者更真实具体完整地回答问题，要及时进行追询。访谈法可以获得较高的应答率、灵活进行调查工作，还可以收集到很多额外信息。但是调查过程相对耗时费力，访谈过程中也要注意伦理学问题，所获取的材料需要进一步查证、核实。

3. 信函调查法 是通过传真、邮递等方式将调查问卷送至被调查者手中，被调查者自行填写后再寄送至指定地点。在一定程度上节约了人力财力和时间，相比于访问式调查方法，其应答率偏低，且质量把控有一定难度。

4. 电话访问法 是由调查员通过电话向受访者询问问题、搜集信息的方法，是抽样调查中收集信息的主要方法之一，也是现场调查的有力工具之一。电话访问成本低，具有一定的灵活性、便捷性，且可以迅速获得回答，具有省时、省力的优点。但由于调查者身份不能显示，故受访者存在一定抗拒心理，且由于访问时间有限，资料完整度可能会受到影响。目前电话访问在随访类研究中应用较多。

5. 网络调查法（web survey） 是通过互联网、数字交互式媒体等交互式信息沟通渠道有计划、系统地搜集相关信息的方法，既可以按照事先向已知调查者的邮箱或其他平台发放电子问卷，又可以通过网络搜集统计调查中的一些二手资料。网络调查的大规模发展源于 20 世纪 90 年代，具有便捷性、自愿性、定向性、及时性、互动性、经济性与匿名性，且调查成本低，不受时间和空间的限制，然而在调查中对于信息的保密性、安全性、信息质量保证需要引起调查者注意。

6. 体格检查和实验室检查　现况研究中往往涉及一些体格检查和实验室检查指标，如身高、体重、血压、血脂等。该方法能获取定量数据，但是该法需要注意伦理学问题和选择偏倚、测量偏倚等因素的影响。

（四）确定研究变量

1. 变量的规定　调查表所列项目就是需研究的变量。

2. 变量的内容　调查表中的变量至少包含人口学指标（性别、年龄、职业、经济状况等）、与研究疾病及其相关指标（行为学指标、饮食习惯、生化指标、发病或患病信息、家族史等）。

（五）调查问卷设计

1. 调查问卷（questionnaire）　即调查表，是指调查者为实现调查目的、完成调查任务而设计的向调查对象了解实际情况的一种测量工具，主要由一系列与研究目标有关的问题和相应答案构成。研究者根据研究目的，将研究内容具体化为一系列的问题。一份优质的调查表，最能体现研究的实质内容，也最能反映调查研究计划的完善程度。通过问卷调查获取资料是一种比较经济、便捷的途径，是医学研究中收集资料的重要手段。

实际工作中要从多个不同的角度来考虑问卷的设计工作：①调查目的是问卷设计的灵魂，它决定着问卷的内容和形式；②调查对象的重视程度、敏感程度、熟悉程度、文化背景、知识水平会影响对问题的理解程度，尤其对一些专业术语的理解可能存在较大差异；③问卷中每个问题答案的设计应充分考虑问题的统计分析方法，否则有些问题在统计时无法处理或使处理过程变得很复杂；④由调查对象亲自填写的问卷与由调查员填写的问卷填写结果之间可能存在不同；⑤调查经费和时间的影响。

2. 问卷的类型　根据问题的形式可分为开放型问卷、封闭型问卷和混合型问卷。

（1）**开放型问卷（opened questionnaire）**　又称无结构型问卷，是指在问卷中只列举问题，不设立备选答案而由调查对象根据自己的情况作自由回答。这种形式比较适合于有深度的、调查人数较少的研究。例如：您认为应该如何对待艾滋病患者？您对公共场所禁止吸烟有何感想？调查对象可根据自己的理解自由回答，可获得许多有价值的答案。优点：适用于探索性研究，对于不知道有几种答案的情况更加适用，在调查对象自由回答的过程中，可以收集到生动的资料，有时可以得到意想不到的结果；使用灵活，回答者有较多的自我表现的机会，并进行详细的说明和论证，使问卷设计者得到启发。缺点：由于研究对象的文化知识背景不同，对问题的认识存在着较大的差异，所得信息较为分散，有时无法使用，也会有些重要的信息没收集到；调查结果非标准化，统计分析难度大；花费时间多，可能出现拒答率高，回收率低。

（2）**封闭型问卷（closed questionnaire）**　又称结构型问卷，是指问卷中不仅列举问题，而且在每个问题的后面给定可供选择的答案，研究对象可根据自己的情况选择填写。这种形式的问卷适合于大范围的调查或研究。例如："您的最高学历是：A. 初中及以下；B. 高中（中专）；C. 大专；D. 大学本科；E. 硕士及以上。""您睡眠有困难吗？A. 根本不困难；B. 很少困难；C. 一般；D. 比较困难；E. 极困难。"封闭型问卷的优点：答案是标准化的，调查结果便于统计分析；调查对象易于做出回答，问卷应答率高；调查问题明确单一，结果的可信度高。缺点：由于事先设计了备选答案，调查对象的创造性受到限制，不利于发现新问题；容易造成研究对象盲目回答，当所列举的问题研究对象不理解或不完全理解时，或者没有适合于调查对象的答案时他们可能会盲目填写，这样就会产生偏倚。

（3）**混合型问卷（mixed questionnaire）**　在实际调查中更多的调查问卷一般既包含开放型问题，同时又包含封闭型问题类型，此类问卷称为混合型问卷。例如："您认为全科医师培训存在问题吗？A.

是；B. 否。""您认为全科医师培训存在的最主要的问题是什么？"

3. 问卷的结构 一份问卷通常包括问卷的标题、说明信、填表说明、调查对象的一般情况（包括姓名、年龄、性别、职业、民族、文化程度等）、主题内容（主要是指某些可能与研究疾病相关的特征，如吸烟、饮食习惯、职业暴露、既往病史、家族史等）、计算机编码。

（1）问卷的标题 通常是概括说明调查的研究主题，使调查对象对所要回答的问题有所了解。首先标题不宜过长，其次应该简单明了，用最简洁的话表明研究目的和内容，再者要能激发调查对象的兴趣。

（2）说明信 又称封面信，通常放在问卷的最前面。内容包括调查的主办单位或个人的身份、调查目的、主要内容、意义和价值等，是致调查对象的一封短信，在信访调查或自填式调查中尤为需要。同时，说明信是取得调查对象信任和合作的一个重要环节。说明信的内容应包括解释研究目的、意义，努力使调查对象相信研究是有用的。说明信的几个要点：说明调查者的身份，一般附有研究机构和研究者的署名，可使研究对象增加安全感，易于合作；说明研究的目的和意义，调查对象说明调查的目的和意义可增加研究对象的责任感，使其更易合作；请求研究对象合作；匿名的保证，问卷中的一些问题会涉及个人敏感内容，需对研究对象说明被选中了是由于随机抽样，不必有过多顾虑，一般调查不需填写姓名和单位，以消除调查对象的畏惧心理；致谢；登记调查者的单位和通讯地址，这样调查对象在填写过程如有疑问时便于进行咨询，或提出自己的意见和建议，同时，表明研究者是认真负责和值得信赖的。

（3）指导语 是指导回答者（自填式问卷）回答问题和访问者（访谈问卷）如何正确完成问卷调查的语句。它包括如何填写问卷及如何回答问题的说明，对问卷中某些问题含义的进一步解释，对某些特殊的或复杂的填答形式的举例等。

（4）调查对象的一般情况及主题内容的调查 主要是对调查对象的一些基本情况的调查。如居民的性别、年龄、民族、职业、文化程度、婚姻状况、收入等方面的信息。一般情况是各种问卷必不可少的一部分，在分析时常需要以这些特征为自变量对后面资料的分布情况进行描述，或解释出现某现象的原因。在具体设计时，列入的调查项目的多少和内容应根据调查目的来设计。调查的主题内容是指调查者最关注的内容，同时也是本次调查的目的所在，它是问卷的主体部分。这部分内容主要以提问的方式出现，它的设计关系到整个调查的成败。由于研究目的的不同，调查的内容千差万别，研究者可根据自己的研究目的和内容等选择适宜的问题类型开展调查。从问题测量的内容上，可以将问题分为特征问题、行为问题和态度问题。一个问卷中不一定必须同时具备3种类型的问题。还可根据是否预设答案，可将问题分为开放式问题和封闭式问题。问卷的答案设计一般有填空式、二项式、多项式、图表式和排序式等。

（5）编码 问卷设计时，需考虑到日后对问卷资料的录入和分析。因此需对问卷中的各项问题进行编号并做好相应的编码准备。用数字来代替问题及其答案，以利于计算机的识别并进行统计处理和分析。编码的方式有预编码和后编码两种方式。预编码是在设计调查问卷时就对回答的种类制定好编码；后编码是在调查问卷回收和各应答被评判以后才进行编码，即根据回答的种类制定编码，后编码的缺点是需阅读所有回答内容，再给答案编码，耗费大量时间和经费。编码的原则：编码必须单一，每个编码只代表一种回答，不可重复代表不同的回答；编码必须包括各种情况，每种回答应有自己的编码，并且是唯一的编码；编码必须简单，符合逻辑。

（6）其他资料 一份问卷除了上述几个主要部分外，还有一些辅助内容。如问卷的名称，如"北京市家庭病床患者认知状况调查表"。问卷最后要注明调查日期、调查员的签名、审核员的姓名等，以核实调查员在调查时的认真程度。

（六）实施调查

实施调查即按研究设计培训调查员后而进行的收集资料过程。其中，调查员的业务素养与资料的质量有很大的关系，在进行调查前对调查员的严格的培训和考核是现场调查的重要前期工作内容。对调查员的培训主要围绕以下三个方面。①调查员应充分掌握调查的目的和意义、调查对象、调查主持者、调查纪律、现场调查知识等。②正确的调查态度：调查员要有实事求是的科学态度和高度的责任心，不带任何偏见，不造假，按照设计问题提问，保持中立态度。③正确的调查技术：确定应答者的技巧，掌握问卷中的专业术语或词汇，语言形象训练等。在调查过程中及结束的同时，要注意核实并及时校正。

在调查中，若是对疾病及有关指标进行测量，一是必须建立严格的诊断标准，并有利于不同地区的比较；二是应尽量采用简单易行的技术或方法。

在实际工作中阻碍问卷调查的因素来自研究对象的有主观障碍和客观障碍两个方面。主观障碍有：①畏难情绪，当问卷内容太多，问卷中的开放问题，特别是需要花较长时间思考、回忆、回答的问题太多时，这种不良反应最容易产生；②顾虑重重，这是一种担心如实填写会给自己带来不利的影响，会有损于切身利益的心理反应。当问卷调查的内容越敏感，这种心理反应就会越容易产生；③漫不经心，当调查者在设计问卷的说明信时，对问卷调查的目的、意义以及调查对象如实填写问卷的重要性和作用说明不够，则容易使调查对象产生这种心理反应；④毫无兴趣，调查对象认为调查内容与自身利益毫不相关。客观障碍指调查对象受自身的能力、条件等方面的限制所形成的障碍，包括阅读能力、理解能力、表达能力、记忆能力、计算能力等方面的限制。应尽可能只问原始的、简单的、调查对象最容易回答的数据，而把计算的工作留给调查者自己。在实际工作中要尽可能的排除阻碍问卷调查的因素，科学、规范地组织开展问卷调查。

（七）资料的整理、分析

1. 资料整理　现况研究的资料，首先应仔细检查、核实，进行补遗、纠错，力求资料正确、完整。然后在校正准确的基础上录入计算机（最常用的是 Epidata 数据库），建立数据文件库。在输入数据时要注意双轨录入，并注意对资料进行系统的逻辑核对。

2. 资料分析　现况研究中，最基本的描述分析指标为患病率，并且在资料进行分析比较时，注意采用标化率（率的标准化方法）。除患病率外，还常用到暴露率（如吸烟率）、感染率、病原携带率、抗体阳性率等指标。此外，还可能用到一些绝对数、比、构成比等指标。一般不能计算发病指标，除非是在一个稳定的群体中，连续进行同样的现况调查。

五、偏倚及其控制

（一）偏倚

偏倚（bias）是指从研究设计、实施，到数据处理分析的各个环节中产生的系统误差，以及结果解释、推论中的片面性，导致研究结果与真实情况之间出现倾向性的差异，从而错误地描述暴露与疾病之间的联系。影响现况调查资料准确性的有抽样误差和偏倚。抽样误差是不可避免的，但可以测量其误差大小和评价，且可以通过样本大小和抽样设计来适当控制。而偏倚则是系统误差，应设法防止产生。偏倚可分为选择偏倚（selection bias）、信息偏倚（information bias）和混杂偏倚（confounding bias）。

1. 选择偏倚　选择偏倚是指选择的研究人群在一些重要因素方面与一般人群或待研究的总体人群存在差异，从而导致研究结果的偏倚。现况研究中常见的选择偏倚主要是无应答偏倚（non - response bias）。无应答者指调查研究中那些因各种原因不回答或不能回答所提出问题的人。倘若无应答者在某些重要的特征或暴露方面与应答者有区别，并超过一定比例，就会产生无应答偏倚。所以，从应答人群中得出的有关研究因素与疾病的联系不能反映两者间的真实联系，在研究中必须如实说明应答率，并评价其对结果可能造成的影响。如抽样调查中，无应答率超过 20%，则很难将调查结果用来估计总体现患率。

影响应答率的因素有多种，如被调查对象对调查的意义不清楚，或被调查对象有其他慢性病或因高龄不愿外人打扰而拒绝参加，或因调查对象外出、出差、探亲等原因难于参加，也可能是调查方法或调查内容不适当，难于获得被调查对象的密切配合等。因此，要在调查前及调查实施过程中认真做好宣传教育和组织工作，通过实施预调查，按照研究目的制订出恰当的调查内容和方法，同时做好补查、补救工作，以提高应答率。

2. 信息偏倚　在资料收集阶段，由于观察和测量方法上有缺陷，使获得的信息产生系统误差，即为信息偏倚。在资料的收集过程中想要完全避免信息偏倚是不可能的，但可以通过对调查表的严谨设计和对调查员的严格培训来提高资料的准确性和可靠性，以控制和减少偏倚的出现。现况研究常见的信息偏倚如下。

（1）回忆偏倚（recall bias）　指在回忆过去的暴露史或既往史时，因研究对象的记忆失真或回忆不完全，使其准确性或完整性与真实情况间存在的系统误差而引起偏倚。

（2）报告偏倚（reporting bias）　研究对象的有意做假所造成，即有意地夸大或缩小某些信息而导致的偏倚，又称说谎偏倚。例如，当暴露因素涉及生活方式或隐私如吸烟、家庭收入、性行为时，被研究者会因种种原因而隐瞒或编造有关信息，从而影响提供信息的准确性，导致报告偏倚的发生。

（3）观察者偏倚（observer bias）　指在实际观察中由于观察者变异（observer variation）而产生的系统误差。观察者变异可分为以下两种：①观察者间变异，是由于不同观察者对同一名被调查者的调查或检查结果有所不同而导致，如测量血压、细胞计数等；②观察者内变异，是指同一名观察者对同一患者或健康者，前后两次检查或调查结果不同。为防止观察者偏倚的产生，对疾病诊断和阳性结果，都应有明确的标准，对参加调查和检查的人员应经过讨论，统一标准，有时应经过培训，提高工作人员的水平和责任心。

（4）测量偏倚（measurement bias）　器械本身不准确、试剂不符合规格或试验条件不稳定等都可引起系统误差。例如，测量血压容易产生偏倚，原因涉及仪器、测量过程与标准等。如血红蛋白计未标化，亦可引起偏倚。防止这种偏倚的产生主要在于使用前对仪器进行标定，试验、检验方法应有详细规定并严格遵循要求。

（5）预期偏倚（expectation bias）　调查者在调查时无意识或有意识地收集有选择性的材料。例如，调查者希望获得"阳性"结果而有选择性地收集资料。为此，要求调查者具有严谨的科学作风，客观地对待调查工作，以保证调查的资料具有公正性。

3. 混杂偏倚　在研究某个因素与某种疾病的联系时，由于某个既与疾病有关系又与所研究的暴露因素有联系的另一个因素的影响，掩盖或夸大所研究的暴露因素与疾病的联系，这种现象或影响称为混杂（confounding），由其所带来的偏倚称为混杂偏倚。现况研究中比较各组之间如果在某些非研究因素或特征方面存在差异，则可能发生混杂偏倚。

（二）控制

应充分认识各类偏倚特点，采取针对性措施，使之对研究的影响降至最小，力求结果的真实可靠。常见控制偏倚的方法有以下几点。

1. 严格遵照抽样方法要求，确保随机化原则。

2. 提高研究对象的依从性，保证应答率。

3. 正确选择测量工具和检测方法。

4. 培训调查员，统一标准和认识。

5. 做好资料的复查复核工作。

6. 选择正确的统计分析方法，辨析混杂因素。

六、优点与局限性

1. 优点

（1）能在短时间内获得结果。

（2）既能对疾病和暴露现状做描述，又能在一定程度上对暴露和疾病的关联做分析。

（3）可同时调查多种疾病和多种暴露因素。

2. 局限性

（1）一般不适于调查患病率很低的疾病，因为所需的样本量很大，难于实施。

（2）难于得到发病率，因其为调查某一时间点的情况，故一般只能得到患病率。

（3）不能证明暴露与疾病的时间顺序，所以现况研究仅为进一步的流行病学研究提供病因线索，而不能证实暴露与疾病的因果联系。

第四节　生态学研究

一、概念

生态学研究（ecological study）又称相关性研究，是描述性研究中的一种，它是在群体水平上研究某种暴露与疾病之间的关系，以群体为观察和分析单位，通过描述不同人群中某因素的暴露状况与疾病的频率，分析该暴露因素与疾病之间的关系。生态学研究最基本的特征是其观察、分析的单位是群体（国家、城市、社区），而不是个体。生态学研究疾病测量指标可以使用发病率、患病率或死亡率等。

二、目的与用途

1. 提供病因线索，产生病因假设　通过对人群中已知或可疑因素暴露与疾病频率进行分析、比较，提出与疾病分布相关的病因假设。例如生态学研究发现医院感染在贫穷国家高于发达国家，提示人们医疗水平是否与医院感染有关。

2. 评价干预试验或现场试验的效果　对人群中某干预实验或现场实验的实施效果进行评价，探索病因线索或疾病分布变化趋势。如通过比较推广低钠盐前后人均高血压值的变化趋势，以此评价低钠盐的干预效果。

3. 评价疾病监工作，预测预报　估计疾病的发展趋势、评价疾病监测工作，有利于预防和控制疾病。研究分析各国在寻找传染源、切断传播途径、保护易感人群方面所执行的非药物干预措施和疫苗接种工作的效果。如研究分析多个国家在控制疫情方面所执行的非药物干预措施和疫苗接种的效果，总结国际经验，评价和推进干预措施及疫苗的应用。

三、研究类型

1. 生态比较研究（ecological comparison study）　是应用比较多的一种方法，这种方法在于比较不同人群或地区某种疾病的分布，了解这些某些因素分布差异与疾病分布差异是否一致，从而提出病因假设。例如，通过生态比较研究发现：①大肠癌在发达国家比发展中国家更常见，这促使人们考虑饮食习惯和环境污染是否与大肠癌发病有关；②大肠癌的发病率和死亡率的性别比接近 1，这提示有关的暴露在男性和女性中应是相近的，并再次提示与饮食和环境暴露的联系；③大肠癌的发病率城市高于农村，这提示某些危险因素在城市比农村更为普遍，工业活动导致的环境污染应考虑可能为与大肠癌有关的因素。

2. 生态趋势研究（ecological trend study）　指连续观察一个或多个人群中某因素平均暴露水平的改变和某种疾病发病率或死亡率变化的关系，了解变化趋势，比较暴露前后疾病频率的变化，分析该因素与疾病的联系。例如，发生在 20 世纪中期震惊世界的反应停致短肢畸形事件，其前期调查就是通过生态趋势研究发现一些西欧国家短肢畸形发生例数与反应停销售量在时间上有密切关系，为短肢畸形的病因研究提供了线索。

四、实施步骤

1. 确定研究人群　根据具体情况，研究人群可大可小。可以是不同行政区或地理区域的全部人群，也可以是由其中不同年龄、性别、种族、职业、宗教和社会经济地位的人群所组成。确定研究人群时必须考虑到能否收集到有关研究人群疾病的发病率、死亡率及有关暴露的资料。

2. 收集资料　以群体为单位收集资料。例如，若以全县为基本观察和分析单位，可以从各县的统计资料中得到有关人口学和社会经济方面的资料。如不同人群的年龄、性别构成，家庭平均收入，成年人受教育情况，人口密度，各民族人口所占的比例，城乡人口的比例，各种职业人口的比例，烟、酒的人均消费情况以及环境情况等资料。从卫生部门可以收集到不同年龄组各种疾病的发病率、死亡率、各疫苗接种情况，动物传染源和媒介昆虫消长的资料。在做生态趋势研究时，还可以收集有关疾病时间趋势的资料。

3. 分析资料　比较不同人群组的特征，进行生态比较研究，观察疾病与有关暴露之间的联系，亦可做生态趋势分析，观察不同人群组的特征的变化及疾病的变化之间的联系。由于所分析的各人群人数可能有很大不同，因而各人群所提供的信息量也就不同，因此，在做相关和回归分析时，常需进行人数标化（加权分析）。

五、优点与局限性

（一）优点

1. 生态学研究可以利用常规资料或现有资料进行分析得出结果，对不明原因的疾病提供病因线索，因此具有省时、省力、经济等特点。

2. 生态学研究对于调查某些因素与疾病或健康状态之间的关系时，特别是个体的暴露剂量无法测量的情况下，是唯一可供选择的研究方法。

3. 当研究的暴露因素在一个人群中变异范围很小时，很难测量其与疾病的关系时，更适合采用多个人群比较的生态学研究。

4. 应用生态趋势研究可以估计某种疾病的发病趋势。

（二）局限性

1. 生态学谬误（ecological fallacy）　生态学研究发现的某暴露因素与某疾病分布的一致性，可能是该疾病与某因素间有联系，但也可能毫无联系。生态学研究是以"群体"为观察和分析单位，且由于混杂因素的存在，造成生态学的研究结果与事实并不相符时称为生态学谬误，这是生态学研究的最大缺点。

2. 难以控制混杂因素　生态学研究中出现的混杂因素往往难以控制，特别是有关社会人口学及环境方面的一些变量，从而影响对暴露因素与疾病之间关系的正确分析。

3. 缺乏暴露与疾病联合分布的资料　研究者无法在特定个体中将暴露与疾病联系起来。研究者只知道每个研究人群内暴露数与非暴露数，患病人数与非患病人数，但并不知道暴露者中多少人发生了疾病，非暴露人群中多少人发生了疾病。

答案解析

目标检测

1. 试述现况研究的特点。

2. 为什么现况研究又称横断面研究？

3. 为什么现况研究又称患病率研究？

4. 试述普查的优缺点。

5. 试述抽样调查的优缺点。

6. 决定现况研究样本大小的因素有哪些？

7. 现况研究中常出现什么偏倚？

8. 现况研究中的偏倚如何进行控制？

9. 什么是生态学研究？其最基本的特征是什么？

10. 试述生态学研究的局限性。

（胡晓斌）

书网融合……

本章小结

题库

第四章　病例对照研究

📖 学习目标

1. **掌握**　病例对照研究的基本原理、特点、设计类型及优缺点。
2. **熟悉**　病例对照研究的实施步骤及资料的分析方法。
3. **了解**　病例对照研究常见的偏倚及控制。
4. 学会病例对照研究的一般步骤，具备研究方案设计与实施的能力。

第一节　概　述

一、概念

病例对照研究（case – control study）是按当前的疾病状态将研究对象分为患有某病的病例组与未患该病的对照组，调查两组对象过去某种或某些可疑因素的暴露情况，并分析这些因素是否与该病存在关联的一种观察性研究方法。其设计原理见图 4 – 1。

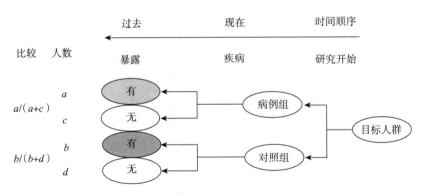

图 4 – 1　病例对照研究设计原理

二、基本原理

病例对照研究的基本原理是以确诊的患有某特定疾病的患者作为病例，以不患有该病但具有可比性的个体作为对照，通过询问、实验室检查或复查病史，搜集既往各种可能危险因素的暴露史，比较病例组与对照组中各因素的暴露比例，经统计学检验，若两组差别有意义，则可认为暴露因素与疾病之间存在着统计学上的关联，进一步评估各种偏倚对研究结果的影响，并借助病因推断技术，判断某个或某些暴露因素是否为疾病的危险因素。

三、特点

1. 观察性研究　研究者只是客观收集两组对象既往的暴露情况，没有任何人为干预，暴露与否已成事实。

2. 事先设立对照组　研究对象按是否具有研究的结局分为病例组与对照组，设立对照组可以为病例组提供用于比较危险因素暴露差异的参照。

3. 由"果"溯"因"的研究　对已经发病或有结局的对象追溯其可能与发病有关的因素，研究之前已经存在某种确定的结果或状态。

4. 因果关系的论证强度相对较弱　由于是从"果"到"因"的研究，不符合因果关系的逻辑时间顺序，故因果关系的论证强度不及队列研究。

四、目的及用途

1. 致病因素或危险因素研究　可以广泛探索病因或危险因素，也可以检验在描述性研究中提出的病因假设，特别适用于潜伏期较长的疾病或罕见病。对原因不明的疾病，如心血管疾病、肿瘤等进行可疑危险因素的广泛探索，提出值得进一步研究的病因线索。

2. 健康或卫生事件的影响因素研究　通过对健康及生存状态相关的医学事件或公共卫生事件的研究，如交通意外、自杀等相关因素的研究，为制定相应的政策、法规提供依据。

3. 疾病预后因素的研究　以疾病的不同预后结局事件，如死亡、痊愈等，分为"病例组"和"对照组"，追溯产生不同临床结局的因素，以指导临床实践。

4. 防治效果的影响因素研究　以防治效果的优劣分为"病例组"和"对照组"，分析比较防治效果的影响因素。

五、研究类型

通常根据选择对照是否有条件限制，病例对照研究分为非匹配病例对照研究和匹配病例对照研究两种基本类型。

（一）非匹配病例对照研究

非匹配病例对照研究又称为成组病例对照研究，即在设计所规定的病例和对照源人群中，分别抽取一定数量的研究对象进行组间比较，对照的选择除了要求数量上不能少于病例组外，没有其他的限制和规定。

（二）匹配病例对照研究

匹配（matching）又称配比，即要求选择的对照在某些因素或特征上与病例保持一致，目的是使匹配因素在病例组和对照组之间保持均衡，从而排除这些因素对结果的干扰，提高研究效率，但也增加了选择对照的难度。

根据匹配方式不同，可以分为频数匹配（frequency matching）和个体匹配（individual matching）。

1. 频数匹配　又称成组匹配（category matching），指在选择对照组时要求其某些特征或变量的构成比例与病例组一致。例如，在病例组中男女性别比为1：2，对照组中男女性别比也应该是1：2。

2. 个体匹配　以病例和对照个体为单位进行匹配称为个体匹配。其中1：1匹配又称配对（pair matching），1：2、1：3、……1：R匹配时直接称为匹配。匹配设计的目的，一是提高研究的效率，二是控制混杂因素。

3. 匹配注意事项

（1）防止匹配过度　指把不必要的因素列入匹配，不但增加工作难度，结果反而降低研究效率。匹配因素必须是已知的混杂因素（confounding factor）或至少有充分理由怀疑为混杂因素。以下两种情况不应该匹配：一是研究因素与疾病因果链上的中间变量不应该匹配；二是只与可疑病因有关而与疾病无关的因素不应该匹配。

（2）匹配比例　根据 Pitman 效率递增公式 2R/（R+1），1∶1 匹配的效率为 1，并且随着 R 值的增加，效率逐渐增加，但增加的幅度越来越小，而工作量却显著增加。因此，一般选择 1∶1 匹配，对于罕见病的研究可以采用 1∶R 匹配，但 R 值不宜超过 4。

（3）匹配因素的一致性　匹配的变量应一致到什么程度取决于变量的性质、必要性和实际的可能性。离散变量可以完全匹配，连续变量往往划分为几个组再匹配。

第二节　设计与实施

一、实施步骤

（一）提出病因假设

明确研究目的，根据以往疾病分布或现况调查的资料，查阅相关文献，提出病因假设。

（二）制订实施计划

（1）确定病例与对照的方法。根据资料类型选择成组或个体匹配比较方法，选择个体匹配时要确定适宜的对照形式。

（2）选择研究对象。根据研究方法估计所需研究对象的数量，确定病例和对照的来源和选择方法，制订病例的纳入标准，同时根据研究方法选择对照人群。

（3）明确研究因素。根据病因假设和研究所具备的条件确定研究因素，考虑可能的混杂因素。

（4）设计调查表格或问卷，尽量包含所有可能的危险因素。

（5）确定研究信息的收集方法。

（6）确定资料整理和分析方法（详见第三节）。

（7）做好项目经费的预算，保证较高的成本效益。

（8）制定质量控制措施以确保结果准确。

（三）资料收集

1. 调查员的培训与预调查　培训调查员熟悉调查内容，规范调查方法。开展小样本的预调查以发现调查表中存在的问题，针对问题对研究计划进行修改完善。

2. 实施正式调查　按照调查计划以及统一的调查方式进行，不得随意更改。

（四）资料的整理与分析

根据设计核实资料，并采用正确的统计方法与统计指标对资料进行整理分析。

（五）总结并撰写研究报告

对结果加以总结评价，提交研究报告。

二、设计要点

（一）研究因素

根据研究目的确定暴露因素的种类和数量，可以是多个研究因素，可来源于临床观察、公共卫生实践、文献资料等。每个因素要有明确的定义，尽可能采用国内外公认的统一标准。研究因素的测量可以采用定性测量或定量测量。

（二）研究对象

1. 病例的选择

（1）病例的确定　病例应符合统一、明确的诊断标准，尽可能使用金标准，例如癌症病例，尽可能应用病理诊断。实际上病例并不一定代表所有该病患者，病例的定义可以是研究者感兴趣的任何类型的病例，如老年病例、女性病例等，因此可以对研究对象的某些特征做出规定和限制。根据病例的定义可以确定病例的源人群，对照应当从该人群中抽取。

（2）病例的来源　病例主要有两个来源：一类来自医院，称为以医院为基础的病例对照研究；另一类来自社区，称为以社区为基础的病例对照研究。从医院选择病例的优点是病例容易收集，研究对象更易合作，调查资料容易获得，包括医疗记录和生物标本。缺点是样本代表性较差，存在选择偏倚，并且不能代表全社区人群的所有病例，因此结果的外推性受限。在实际操作中可以从不同地区不同等级的多家医院选择病例。从社区选择病例可以利用居民健康档案和疾病的监测数据，常见病可以通过普查或抽样调查筛选病例，其优点是代表性好，选择偏倚较小，保证病例和对照来源于同一源人群，缺点是实施较困难，花费的人力、物力较多。

（3）病例的类型　一般包括新发病例（incident case）、现患病例（prevalent case）和死亡病例（death case）。新发病例患病时间较短，对暴露信息的回忆比较清楚，报告较为准确可靠。现患病例患病时间较长，对暴露史的回忆可能不清楚，或者是患病后已经改变的暴露情况。死亡病例的信息由家属或他人提供，准确性较差。选择病例类型要根据研究目的和实际需求来考虑，条件允许的情况下尽量选择新发病例。

2. 对照的选择

（1）对照的确定　选择对照应遵循以下三个原则。①可比性：指病例组和对照组除了研究因素有差别外，其他因素应相同或相似。②代表性：对照的选择最好是产生病例人群中所有未患病者的一个随机样本。③对照不患有所研究的疾病以及与研究因素有关的其他疾病。

（2）对照的来源　对照一般有三个来源：①同一医疗机构患有其他疾病的患者，且未患有与研究疾病有共同病因的疾病；②社区中非该病病例或健康人群；③病例的配偶、同胞、邻居、同事等。实际工作中，第①种使用最多，而第②种最接近全人群的无偏样本。为了增强研究结果的可信度，可以设立多种形式的对照。

（三）样本含量

样本含量指满足研究需求的最小样本数。样本含量的大小不仅会影响调查的结果与结论，而且过大的样本量会造成不必要的浪费。

1. 影响样本含量的因素　样本含量与下列 4 个条件有关：①研究因素在源人群或对照人群中的暴露比例（p_0）；②研究因素与疾病关联的估计值，即相对危险度（relative risk，RR）或比值比（odds ratio，OR）；③假设检验的显著性水平，即第 I 类错误概率（α）；④假设检验的效能或把握度（$1-\beta$），β 为第 II 类错误概率。

2. 样本含量的估计方法

（1）非匹配病例对照研究的病例组样本含量（N），可按下式计算，一般对照组人数应等于或多于病例组人数。

$$N = \frac{\left(Z_{\alpha/2}\sqrt{2\,\overline{pq}} + Z_{\beta}\sqrt{p_0 q_0 + p_1 q_1}\right)^2}{(p_1 - p_0)^2} \qquad （式 4-1）$$

式子中 N 为病例组或对照组人数，$Z_{\alpha/2}$ 和 Z_{β} 分别是 α 和 β 对应的正态分布分位数，可从表 4-1 中查得。p_0 和 p_1 分别是对照组和病例组估计的某因素暴露率。

$$q_0 = 1 - p_0,\ q_1 = 1 - p_1,\ \bar{p} = (p_0 + p_1)/2,\ \bar{q} = 1 - \bar{p}$$

$$p_1 = (OR \cdot p_0) / (1 - p_0 + OR \cdot p_0) \qquad (式4-2)$$

式 4-1 可以简化为：

$$N = \frac{2\,\bar{p}\bar{q}(Z_{\alpha/2} + Z_{\beta})^2}{(p_1 - p_0)^2} \qquad (式4-3)$$

表 4-1　标准正态分布的分位数表

α 或 β	Z_{β}（单侧检验）	Z_{α}（双侧检验）
0.001	3.09	3.29
0.005	2.58	2.81
0.010	2.33	2.58
0.025	1.96	2.24
0.050	1.64	1.96
0.100	1.28	1.64
0.200	0.84	1.28
0.300	0.52	1.04

例 4-1　一项关于饮酒与肝癌关系的病例对照研究，研究人群的饮酒率约为 23%，假定暴露引起的比值比 OR 为 2，双侧 $\alpha = 0.05$，检验效能 $1 - \beta = 0.90$，求需调查的人数。

依题意，$p_0 = 0.23$，$q_0 = 1 - 0.23 = 0.77$，$OR = 2$，根据上述计算公式可得：

$$p_1 = (2 \times 0.23) / (1 - 0.23 + 2 \times 0.23) = 0.37$$

$$q_1 = 1 - 0.37 = 0.63$$

$$\bar{p} = (0.23 + 0.37)/2 = 0.30$$

$$\bar{q} = 1 - 0.30 = 0.70$$

查表 4-1 得知 $Z_{\alpha/2} = 1.96$，$Z_{\beta} = 1.28$ 由式 4-3 可求得：

$$N = \frac{2 \times 0.30 \times 0.70 \times (1.96 + 1.28)^2}{(0.37 - 0.23)^2} = 228$$

即病例组与对照组各需调查 228 人。

（2）非匹配设计病例组与对照组人数不相等

设病例数：对照数 = 1：c，则病例数为：

$$N = (1 + 1/c)\,\bar{p}\bar{q}(Z_{\alpha} + Z_{\beta})^2 / (p_1 - p_0)^2 \qquad (式4-4)$$

式子中

$$\bar{p} = (p_1 + cp_0) / (1 + c) \qquad (式4-5)$$

$$\bar{q} = 1 - \bar{p}$$

p_1 的计算公式同式 4-2。

对照数 = cN

仍以例 4-1 为例，假如病例数与对照数按照 1：2 设计，则计算如下：

$$\bar{p} = (0.37 + 2 \times 0.23) / (1 + 2) = 0.28$$

$$N = (1 + 1/2) \times 0.28 \times 0.72 \times \frac{(1.96 + 1.28)^2}{(0.37 - 0.23)^2} = 162$$

对照数 = $2 \times 162 = 3248$

（3）1∶1 配对病例对照研究样本量估计常采用 Schlesselman 推荐的计算公式，先计算病例与对照暴露状态不一致的对子数 m：

$$m = \left[Z_{\alpha/2} + Z_{\beta} \sqrt{p \cdot (1 - p)}\right]^2 / (p - 1/2)^2 \qquad （式4-6）$$

式中，$p = OR/(1 + OR) \approx RR/(1 + RR)$

再按下式计算需要调查的总对子数 M 为：

$$M \approx m/(p_0 q_1 + p_1 q_0) \qquad （式4-7）$$

p_0、p_1 的分别代表源人群中对照组和病例组的估计暴露率，计算公式同式4-2。

（4）1∶r 匹配设计 由前述可知，样本量一定的情况下，病例数与对照数的比为1∶1时统计效率最高。当病例来源有限时，为了提高把握度，可以增加病例与对照的比例至1∶r，用式4-6计算所需的病例数 N，进而按病例数与对照数之比为1∶r求得对照数 $r \times N$。

$$N = \left[Z_{\alpha/2} \sqrt{(1 + 1/r)\,\bar{p} \cdot (1 - \bar{p})} + Z_{\beta} \sqrt{p_1 \cdot (1 - p_1)/r + p_0 \cdot (1 - p_0)}\right]^2 / (p_1 - p_0)^2 \qquad （式4-8）$$

p_1 的计算公式同式4-2：

$$\bar{p} = (rp_0 + p_1) / (1 + r) \qquad （式4-9）$$

（四）资料的收集

1. 问卷调查 一般情况下开展病例对照研究需要制订调查问卷，根据研究目的拟定调查项目，由调查员对调查对象进行访问调查，并收集相关资料。

2. 查阅资料 查阅医疗卫生工作记录，各类疾病登记报告、医院病历记录等，从中获取所需的信息。

3. 体格检查或生物标本检测 对研究对象进行体检，采集生物标本，测量各项指标。

（五）调查的质量控制

1. 科学设计调查问卷 每一个调查项目应该围绕研究目的进行设计，问卷的设计需要流行病学、统计学、临床医学、社会学等方面的专家参与。设计好的问卷要评估信度和效度，并在正式实施调查之前进行预调查，对存在的问题进行修改完善。

2. 严格控制调查质量 在开展调查前应制订统一的调查标准和调查方法，培训调查员，让他们了解研究目的、调查内容以及各调查项目的含义。对病例组和对照组的调查同时进行，必要时使用盲法，保证测量的准确性。

第三节 资料的整理与分析

一、资料的整理

对于收集到的资料要经过核查、校正、验收、归档后，对资料进行编码和录入，保证信息的完整性和准确性。

二、资料的分析

病例对照研究的结果分析主要是利用统计学方法比较病例组和对照组暴露的比例，估计暴露与疾病的关联强度。

1. 描述性分析 对研究对象的一般特征，如年龄、性别、种族、职业、居住地及病例的临床分型等的分布频率进行描述，并进行均衡性检验，即比较病例组和对照组某些基本特征的可比性。如果两组在某些基本特征方面的差异有统计学意义，则在推断性分析时应控制其对研究结果的干扰。

2. 推断性分析 即通过比较病例组与对照组对某些研究因素暴露率的差异，分析暴露与疾病有无关联，如果暴露与疾病有关联，则进一步分析关联的强度。

⇒ **案例引导**

> **案例** 选取某医院口腔颌面外科确诊的 593 例原发性口腔鳞状细胞癌新发病例为病例组，选取同期该医院体检人群及社区健康人群，按性别、年龄（±3 岁）进行频数匹配作为对照组，共 1128 例。以问卷形式收集研究对象的饮茶史、饮牛奶史等。病例组有饮茶史的情况为 229 例（38.62%），对照组有饮茶史情况为 523 例（46.37%）。
>
> **讨论** 本案例采用的是什么类型的研究方法？如何分析饮茶和口腔鳞状细胞癌发病之间的关联？

（一）非匹配或成组匹配病例对照研究

1. 资料整理的基本格式 病例对照研究中，对每一对暴露因素的资料均可整理成四格表形式（表 4-2）。

表 4-2　非匹配或成组匹配病例对照研究资料整理表

暴露因素	病例组	对照组	合计
有	a	b	n_1
无	c	d	n_0
合计	m_1	m_0	n

例 4-2 以"案例引导"中的案例为例，该研究采用的是频数匹配的病例对照研究设计，口腔鳞状细胞癌病例组和对照组饮茶史的比较见表 4-3。

表 4-3　口腔鳞状细胞癌病例对照饮茶史的对比

饮茶	病例组	对照组	合计
有	229	523	752
无	364	605	969
合计	593	1128	1721

2. 关联的假设检验 从表 4-2 可知病例组的暴露比例为 a/m_1，对照组的暴露比例为 b/m_0，两组暴露比例的比较用 χ^2 检验：

$$\chi^2 = \frac{(ad - bc)^2 \cdot n}{m_1 m_0 n_1 n_0}$$ （式 4-10）

如果病例组与对照组合计样本量 $n > 40$，但四格表中任一格子 $1 \leq T < 5$（T 为理论频数），则采用校正公式：

$$\chi^2 = \frac{(|ad - bc| - \frac{n}{2})^2 \cdot n}{m_1 m_0 n_1 n_0}$$ （式 4-11）

以表 4-3 为例，本例适用非校正 χ^2 检验。

$$\chi^2 = \frac{(229 \times 605 - 523 \times 364)^2 \times 1721}{593 \times 1128 \times 752 \times 969} = 9.48$$

自由度为1，查 χ^2 界值表 $P<0.005$，表明饮茶与口腔鳞状细胞癌有统计学关联。

3. 关联强度 病例对照研究一般无法直接得到暴露组与非暴露组的观察人数，不能直接计算发病率或死亡率，这时可用 OR 来反映暴露因素与疾病关联程度的大小。OR 称为优势比，指某因素在病例组和对照组的暴露比值之比。从表 4-2 可知，病例组的暴露比例为 a/m_1，无暴露比例为 c/m_1，暴露比值为 $\frac{a/m_1}{c/m_1} = \frac{a}{c}$；对照组的暴露比例为 b/m_0，无暴露比例为 d/m_0，暴露比例为 $\frac{b/m_0}{d/m_0} = \frac{b}{d}$。

$$OR = \frac{ad}{bc} \qquad (式4-12)$$

OR 的含义和队列研究中的相对危险度相似，指暴露组发生某病的危险性是非暴露组的多少倍。$OR>1$，表明研究因素与疾病存在正关联，暴露因素为疾病的危险因素；$OR<1$，表明研究因素与疾病存在负关联，暴露因素为疾病的保护因素；$OR=1$，表明研究因素与疾病无关联。

以表 4-3 为例，其比值比为：

$$OR = \frac{229 \times 605}{523 \times 364} = 0.73$$

说明饮茶者发生口腔鳞状细胞癌的风险是不饮茶者的 0.73 倍，提示饮茶是保护因素。

4. OR 的置信区间估计 OR 值只是一个研究样本的点估计值，由于样本存在抽样误差，应对 OR 值的总体参数进行统计推断。一般采用95%的置信限，可以用 Miettinen χ^2 值法计算 OR 的95%置信区间：

$$OR\ 95\%\ CI = OR^{(1 \pm 1.96/\sqrt{x^2})} \qquad (式4-13)$$

OR 的 95% 置信区间如果不包括1，表示暴露因素与疾病有统计学关联。如果包括1则表示暴露因素与疾病的联系没有统计学意义。

以表 4-3 为例，总体 OR 95% 的置信区间为：

$$OR\ 95\%\ CI = OR^{1 \pm 1.96/\sqrt{9.48}} = (0.60, 0.89)$$

OR 的 95% 置信区间不包括1，表示饮茶与口腔鳞状细胞癌有统计学关联。

（二）1∶1 匹配病例对照研究资料分析

1. 资料整理成配对四格表 见表 4-4。

表 4-4 1∶1 配对病例对照研究资料整理表

对照	病例		合计
	有暴露史	无暴露是	
有暴露史	a	b	n_1
无暴露史	c	d	n_2
合计	m_1	m_2	n

2. 比较 χ^2 检验分析中需要比较的是有差异的部分，即 b 和 c。若 $b>c$ 或 $b<c$，则所研究的因素与疾病可能有关联。假设检验用 McNemar 公式计算：

$$\chi^2 = \frac{(b-c)^2}{b+c} \qquad (式4-14)$$

此公式适用于大样本，对子数较少（$b+c<40$）时可用 McNemar 校正公式：

$$\chi^2 = \frac{(|b-c|-1)^2}{b+c} \qquad (式4-15)$$

3. 计算 OR

$$OR = \frac{c}{b} \ (b \neq 0) \tag{式 4-16}$$

4. 计算 OR 的置信区间 计算方法同非匹配或成组匹配病例对照研究。

例 4-3 Sartwell 等研究了美国口服避孕药与妇女患血栓栓塞的关系。按 1:1 配对病例对照研究设计，数据见表 4-5。

表 4-5 口服避孕药与妇女患血栓栓塞的关系

对照	病例		合计
	使用避孕药史	无使用避孕药史	
使用避孕药史	13	10	23
无使用避孕药史	95	57	152
合计	108	67	175

该例 $b + c > 40$，可采用式 4-20：

$$\chi^2 = \frac{(10 - 95)^2}{10 + 95} = 68.81$$

$P < 0.001$，说明口服避孕药史与血栓栓塞有统计学关联。

根据式 4-16，$OR = 95/10 = 9.5$

根据式 4-13，$OR \ 95\% \ CI = 9.5^{1 \pm 1.96/\sqrt{68.81}} = (5.53, \ 16.31)$

结果表明，口服避孕药史与妇女患血栓栓塞有统计学关联。

(三) 分层分析

1. 分层资料的整理 见表 4-6。

表 4-6 第 I 层内病例与对照按暴露有无分组

I 组分层情况	暴露		合计
	有暴露	无暴露	
病例组	a_i	b_i	n_{1i}
对照组	c_i	d_i	n_{0i}
合计	m_{1i}	m_{0i}	t_i

2. 计算各层的 OR

$$OR_i = \frac{a_i d_i}{b_i c_i} \tag{式 4-17}$$

3. 计算总的 OR 如果各层的 OR 相等或非常接近，而且方向一致，表明各层资料之间具有齐性，可计算总的 OR，即 OR_{MH}：

$$OR_{MH} = \frac{\sum (a_i d_i / t_i)}{\sum (b_i c_i / t_i)} \tag{式 4-18}$$

4. 计算总的卡方值

$$\chi^2_{MH} = \frac{\left[\sum a_i - \sum E(a_i) \right]^2}{\sum Var(a_i)} \tag{式 4-19}$$

其中，$\sum \mathrm{E}(a_i)$ 为 $\sum a_i$ 的理论值，$\sum \mathrm{Var}(a_i)$ 为 $\sum a_i$ 的方差：

$$\sum \mathrm{E}(a_i) = \frac{m_{1i}\, n_{1i}}{t_i} \qquad （式4-20）$$

$$\sum \mathrm{Var}(a_i) = \frac{m_{1i}\, m_{0i}\, n_{1i}\, n_{0i}}{t_i^2(t_i-1)} \qquad （式4-21）$$

5. 计算总 OR 的置信区间　Miettinen 卡方值法

$$OR\ 95\%\ CI = OR^{1\pm1.96/\sqrt{x^{MH^2}}} \qquad （式4-22）$$

仍以例4-2为例，由于研究对象饮牛奶史存在差异，可能影响研究结果，现将饮牛奶史作为分层因素，分析饮茶史与口腔鳞状细胞癌的关系（表4-7）。

表4-7　按饮牛奶史分层后口腔鳞状细胞癌病例对照喝茶史的对比

	饮牛奶			未饮牛奶		
	饮茶	未饮茶	合计	饮茶	未饮茶	合计
病例组	71	141	212	158	223	381
对照组	275	354	629	248	251	499
合计	346	495	841	406	474	880

计算各层的 OR 值：

$$OR_1 = \frac{71 \times 354}{141 \times 275} = 0.65$$

$$OR_2 = \frac{158 \times 251}{223 \times 248} = 0.72$$

由于 OR_1 和 OR_2 非常接近，可以用式4-15计算总的 OR，即 OR_{MH}：

$$OR_{\mathrm{MH}} = \frac{71 \times 354/841 + 158 \times 251/880}{141 \times 275/841 + 223 \times 248/880} = 0.69$$

计算总的卡方值：根据表4-4的数据，可得 $\chi^2_{MH} = 12.82$

$$OR_{\mathrm{MH}}\ 的95\%\ 置信区间 = OR^{1\pm1.96/\sqrt{12.82}} = (0.56, 0.85)$$

置信区间不包括1，即可认为该 OR 值在0.05水平上有统计学意义。

（四）分级暴露资料分析

1. 分级资料的整理　见表4-8。

表4-8　病例对照研究分级暴露资料整理表

	暴露分组						
	0	1	2	3	4	……	合计
病例	a_0 (c)	a_1	a_2	a_3	a_4	……	n_1
对照	b_0 (d)	b_1	b_2	b_3	b_4	……	n_2
合计	m_0	m_1	m_2	m_3	m_4	……	n

2. 卡方检验同非匹配或成组匹配病例对照研究

例4-4　表4-7是 Doll 和 Hill 研究每日吸烟支数与肺癌发生之间的暴露等级关系。采用行×列 χ^2 检验，$\chi^2 = 43.15$，自由度为3，$P < 0.001$，表明每日吸烟量与肺癌发生有统计学关联（表4-9）。

表4-9　每日吸烟支数与肺癌发生之间的剂量-反应关系

分组	每日吸烟支数（支）				
	0	1 ~	5 ~	15 ~	合计
病例	2 （$a_0 = c$）	33 （a_1）	250 （a_2）	364 （a_3）	649 （n_1）
对照	27 （$b_0 = d$）	55 （b_1）	293 （b_2）	274 （b_3）	649 （n_2）
合计	29 （m_0）	88 （m_1）	543 （m_2）	638 （m_3）	1298 （n）

3. 计算各等级暴露的 OR　同非匹配或成组匹配病例对照研究以最低水平的暴露组为参照组，根据表4-9的数据，计算出吸烟1~、5~、15~三个等级的 OR 值分别为：

$$OR_1 = \frac{33 \times 27}{2 \times 55} = 8.10$$

$$OR_2 = \frac{250 \times 27}{2 \times 293} = 11.52$$

$$OR_3 = \frac{364 \times 27}{2 \times 274} = 17.93$$

4. 卡方趋势检验　OR 值随着每日吸烟支数的增加而增大，显示出剂量-反应关系。对于暴露等级资料 OR 值变化趋势是否有统计学意义，可进行趋势检验。具体计算过程详见专业书籍。

（五）多因素分析

疾病的危险因素往往是复杂的，一种疾病的发生可能受到多个病因的影响。通常采用多元回归分析的方法探讨某疾病的发生与多个危险因素的关系。多元 Logistic 回归分析属于概率型非线性回归，主要用于分析二分类变量与多个自变量之间的关系。

⊕ **知识链接**

病例对照研究与分子流行病学

病例对照研究近年来被应用于分子流行病学，新的应用彰显出新的特征。传统的流行病学比较病例组和对照组间暴露因素的分布差异，分子流行病学研究中，我们可以在基因突变型患者、基因野生型患者和对照组之间比较研究因素的分布，可以观察到基因突变型患者的暴露比例与对照组的区别以及野生基因型患者的暴露比例与对照组的区别。分子流行病学对疾病的异质性考虑得更充分，传统流行病学不考虑异质性，即不考虑病理分子的分型，所以二者若想更好地融合还需要不断发展。

第四节　偏倚及其控制

病例对照研究是回顾性观察研究，容易产生偏倚，这些偏倚可以通过严谨的设计和细致的分析加以识别、减少和控制。

一、选择偏倚

病例对照研究常见的选择偏倚有入院率偏倚、现患-新发病例偏倚、检出症候偏倚、时间效应偏倚和无应答偏倚。

（一）入院率偏倚

入院率偏倚（admission rate bias）又称伯克森偏倚（Berkson's bias），基于医院的病例对照研究容易发生此种偏倚。由于医院与患者具有选择性，不同疾病的患者在不同等级医院就诊均可能存在差异，样本不能代表目标人群。为了减少偏倚，尽可能在多家医院选择对象或最好从一般社区人群中选择研究对象。

（二）现患-新发病例偏倚

现患-新发病例偏倚（prevalence-incidence bias）又称奈曼偏倚（Neyman bias），病例对照研究中往往选择现患病例或存活病例，而不包括死亡病例和那些病程短、轻型或不典型病例，致使调查结果出现的系统误差称为奈曼偏倚。此外，现患病例往往在获知病情后，主动改变危险因素的暴露，导致对危险因素和疾病关系的低估。因此，为了避免这种偏倚，尽可能选择新发病例作为研究对象。

（三）检出症候偏倚

检出症候偏倚（detection signal bias）又称揭露伪装偏倚（unmasking bias），是指疾病与暴露之外存在着另一个因素，它能引起或促进某症状的出现，人们因这种症状而就医，提高早期病例的检出率，得出该因素与疾病相关联的错误结论。

（四）时间效应偏倚

慢性病患者从开始暴露于危险因素到出现症状，期间有一段较长的潜隐过程，在研究中将即将发生病变和早期病变而未能检出的人错误地归为非病例，被选入对照组，因此低估了疾病与暴露的关联程度。在研究中应尽量采用疾病早期诊断技术。

（五）无应答偏倚

无应答偏倚（non-response bias）是指研究对象因各种原因对研究的内容不予回答而产生的偏倚。在研究中无应答者可能在某些重要的特征或暴露上与应答者有所区别，这样就会错误估计疾病与暴露的关联。一般要求应答率要在80%以上，研究中可以采取激励措施提高应答率。

二、信息偏倚

信息偏倚是指在研究过程中从研究对象获取信息时所产生的系统误差。诊断或结果判断的标准不明确、测量方法缺陷、资料不准确或遗漏等都是信息偏倚的来源。病例对照研究中常见的信息偏倚是回忆偏倚。

（一）回忆偏倚

回忆偏倚（recall bias）是指由于研究对象对有关暴露情况的回忆不准确，暴露信息不完整而产生的偏倚。病例对照研究是回顾性研究，容易产生回忆偏倚。为了尽可能减少回忆偏倚，可以选择一些不容易被人们遗忘的事件作为调查内容，同时注意问卷的提问方式和调查技巧。

（二）测量偏倚

测量偏倚（measuring bias）是指对研究所需的指标和数据进行测量时所产生的系统误差。测量所用的仪器、试剂、方法和条件不符合标准，调查员没能正确掌握调查技术或责任心不强等，都可能不同程度地影响结果的准确性，造成调查偏倚。为了控制偏倚，仪器使用前应校准，严格掌握试剂的要求，认真培训调查员，统一调查方式并进行抽查和复查，做好质量控制。

（三）报告偏倚

报告偏倚（reporting bias）是指在调查过程中研究对象对某些信息的故意夸大或缩小所导致的系统

误差，此种偏倚又称说谎偏倚。例如对吸毒、性乱等敏感问题调查时，调查对象会因种种原因隐瞒或编造有关信息，从而导致报告偏倚。要控制此类偏倚，调查中可以使用盲法，或采用敏感问题的调查技术。

（四）暴露怀疑偏倚

研究者若事先了解研究对象的患病情况或结局，可能会在病例组和对照组中采样完全不同的或者使用不同深度和广度的调查方法探寻可疑的致病因素，从而导致错误的研究结论，由此引起的偏倚称为暴露怀疑偏倚（exposure suspicion bias）。如在病例对照研究中，由于研究者了解研究对象的病情，受主观因素的影响认为某暴露因素与疾病的关系有关，多次认真地询问病例组对某些因素的暴露史，而不认真询问对照组等。此种偏倚可来自研究者、信息收集者或信息处理者，可以通过盲法来避免。

三、混杂偏倚

混杂偏倚可出现在整个研究过程中，应在研究的各个阶段进行控制，将混杂偏倚的影响减少到最低，力求研究结论真实可靠。在设计阶段可以通过限制、匹配、随机化等方法控制混杂偏倚，在分析阶段可以通过分层分析、标准化、多变量分析等方法控制混杂因素。

第五节　优点与局限性

一、优点

1. 一次研究可以同时调查多个因素与疾病的关联，特别适合于探索性病因研究。
2. 适用于罕见病和长潜伏期疾病的病因学研究，有时往往是罕见病病因研究的唯一选择。
3. 相对于队列研究，病例对照研究所需的样本量较小，节省人力、物力、财力和时间，更容易组织实施。

二、局限性

1. 病例对照研究只能为病因提供线索或初步检验病因假设，所得出的结论不能作为病因学的结论，因果论证强度较队列研究弱。
2. 不适用于研究人群中暴露比例很低的因素，因其需要的样本量大，难以实施。
3. 不能直接计算暴露组与非暴露组的发病率，无法计算相对危险度，只能计算比值比。
4. 容易产生各种偏倚，尤其是回忆偏倚。

第六节　病例对照研究的衍生类型

一、巢式病例对照研究

巢式病例对照研究（nested case – control study）又称双向病例对照研究（ambi – directional case – control study)），是一种在队列研究基础上的病例对照研究，是队列研究与病例对照研究结合的设计形式。其基本设计方法是在队列研究的基础上，以队列中随访发现的全部病例作为病例组，再根据病例发病时间，在研究队列的非病例中，按一定匹配条件随机选择一个或多个对照，组成对照组，抽取病例与对照的基线资料，并检测收集的生物学标本，按匹配病例对照研究的分析方法进行统计分析和推论，以判断暴露与疾病之间的关联强度。

当研究疾病发病率较低，且欲研究的暴露因素检测昂贵或复杂时（如生化分析或基因检测），获得全体成员的详细信息将花费巨大，此时采用巢式病例对照研究更为经济。

所有的病例对照研究均应"巢自"一个队列，该队列代表产生病例的源人群。病例对照研究的抽样策略是从该源人群中抽取一个样本，用于估计源人群的暴露分布。因此可以说，病例对照研究是队列研究的更有效的设计形式。将任何病例对照研究都看作巢式的，这将有助于更好地理解病例对照研究设计，更恰当地选择病例和对照组。

二、病例 – 队列研究

病例 – 队列研究（case – cohort study）又称病例参比式研究（case – base reference study）。研究开始时根据研究目的确定一个合适的人群作为病例 – 队列研究的全队列，在全队列中按一定比例随机抽样，选出一个有代表性的样本（子队列）作为对照组，对全队列进行随访，在随访观察结束时，以全队列中出现的所研究疾病的全部病例作为病例组，与上述对照组进行比较，以判断暴露与疾病之间的关联强度。

在流行病学研究中常会遇到这样的情况：在一个大样本队列中，随访一段时间后只能得到少量患者，其他大多数对象只能得到截尾（censored）观察结果，这时如果要获得所有对象的协变量资料做统计分析，则需花费大量的资源。巢式病例对照研究虽然是一个经济的设计，但是如果想在一个队列中研究多种疾病，就要选取多个对照组，甚为费事，且按照个体匹配的方法选取的对照对全队列的代表性可能不强。因此 Prentice RL 在 1986 年提出了一种设计——病例 – 队列研究，该设计仅收集全部研究对象（全队列）中的一个随机样本（子队列，subcohort）和所有发病者（不论是否在子队列内）的协变量资料进行分析，可以解决对照的代表性和研究多个疾病需要重复选取对照的麻烦，因此极具研究效率。

三、病例 – 交叉研究

1991 年美国的 Maclure 提出了病例 – 交叉研究（case – crossover study），该方法是一种可用于研究短暂暴露对急性罕见疾病瞬间效应的流行病学方法。目前，该方法已广泛应用于体力活动与心肌梗死、使用手机与交通事故、大气污染与哮喘及心血管疾病的关系以及药物流行病学等多个领域研究。

病例 – 交叉研究是以发生了待研究结局（某疾病或事件）的个体作为研究对象，比较同一研究对象在结局发生时（或前）某特定时间段内（危险期）的暴露情况与未发生该结局的某段时间（对照期）的暴露情况，从而估计暴露与结局的关联。如果暴露与该结局有关，那么在危险期的暴露频率应当高于对照期的暴露频率。

四、病例 – 时间 – 对照研究

病例 – 时间 – 对照研究是传统病例对照研究与病例 – 交叉研究的结合，该设计需要一个独立的对照组（遵循经典病例对照研究的对照选择方法），来测定暴露的时间趋势，并以此对病例 – 交叉研究中的效应估计值（OR）进行调整，以控制暴露时间趋势偏倚，得到无偏的效应估计值。

研究对象的选择按照病例对照研究的基本原则，选择病例组和对照组，然后对每个个体在不同时间点进行两次或多次暴露的测量（即危险期和对照期）。暴露频率比较的目的是比较同一个体不同时间点上的暴露效应，如果病例组中危险期的暴露频率高于对照期的暴露频率，则说明暴露可能会增加结局的风险，由于是自身比较，故可控制疾病严重程度造成的适应证混杂。另设对照组的目的是为了排除与药物暴露水平改变相关的其他因素，如医疗措施的改变、患者对药物依赖的增加等可能产生的混杂作用。病例－时间－对照设计为解决适应证混杂偏倚和暴露－时间趋势偏倚提供了一种有效方法，即使在无法获得上述潜在混杂因素的情况下，也可以得到药物的净效应。

五、自身对照病例系列研究

在疫苗副作用的研究中，由于疫苗不良反应事件发生率较低且持续时间较为短暂，传统的观察性研究和实验性研究均具有一定的局限性，如样本量不足限制了实验性研究对疫苗副反应的观察与评价，观察性研究又可能存在研究对象的代表性不好（医院为基础的病例对照研究）、需要的样本量大（队列研究）等问题。为解决这些问题，Farrington 于 1995 年提出了自身对照病例系列设计（self – controlled case series design，SCCS），该设计可用于评价疫苗相关副反应，以及更广泛地评价短暂暴露与急性结局之间的关联。

自身对照病例系列设计是以源人群中在某个特定的观察期内发生了一次或多次研究结局的个体组成病例系列，回顾性地收集既往的暴露情况，并将特定的观察期分为危险期（risk period）和对照期（control period），比较危险期和对照期的结局发生率，从而判断暴露与结局的关联。其中危险期为每次暴露发生时和（或）暴露之后的一段时间，此时人们处于更高的结局风险之中，对照期为危险期以外的其他所有时间段，此时人们被认为处于基线风险之中，如果危险期的结局发生率高于对照期，则提示该暴露可能会增加结局的发生风险。SCCS 被认为是开展上市后药物流行病学研究的有效工具。

目标检测

答案解析

1. 简述病例对照研究的基本原理。
2. 病例对照研究具有哪些特点？
3. 简述病例对照研究实施的步骤。
4. 在病例对照研究中最好选择什么样的病例作为研究对象？
5. 在病例对照研究中，对照组的选取有哪些来源？
6. 病例对照研究中匹配的目的是什么？匹配过程中有什么注意事项？
7. 什么是比值比？其流行病学意义是什么？
8. 简述病例对照研究的优缺点。
9. 试述以社区为基础的和以医院为基础的病例对照研究各自的优缺点。
10. 病例对照研究常见的偏倚有哪些？

（庄　勋）

书网融合……

本章小结

题库

第五章　队列研究

学习目标

1. 掌握　队列研究的概念、基本原理、特点及研究类型；率的计算、关联强度的指标计算及含义；优点及局限性。

2. 熟悉　研究对象的选择；暴露因素及研究结局的确定；资料收集；偏倚及其控制；病例对照研究与队列研究的比较。

3. 了解　样本含量的估计；资料的分级分析及多因素分析。

4. 学会队列研究资料的分析方法，具备初步的队列研究方案的设计能力。

案例引导

案例　某研究者为探讨睡眠时长对老年人认识功能障碍的影响，以 2005 年调查获得的年龄 ≥ 65 岁的老年人作为基线人群，收集人口学特征、生活方式、健康状况等基线资料，其中，睡眠时长通过"您现在一般每天睡几小时"获得，并将该变量按照 ≤5、6、7、8 和 ≥9 小时分为 5 组。采用中文版简易智力状态检查测试量表（CMMSE）评估认知功能结局状况。本研究分别于 2008、2011、2015、2018 年对该人群的认知功能状况进行了随访调查。

讨论

1. 该研究者采用的是什么类型的研究方法？这种研究方法的基本设计原理和特点是什么？

2. 为得到预期的数据资料，该课题的科研团队对一个人群坚持进行了长达 13 年的随访观察，你认为科研工作者在一个课题上坚持这么多年，需要哪些方面的基本素质呢？你从这个案例中有什么启发和感想呢？

第一节　概　述

前一章介绍的病例对照研究和本章将要学习的队列研究同属于分析性研究方法。病例对照研究由于易于开展，在病因学研究中应用广泛，常用来进行病因的初步检验验证。在病例对照研究对某因素进行初步检验、得到研究因素与研究疾病有统计学关联的研究结论基础上，则可以进一步采用检验验证效能更高的队列研究，进行更加深入的分析论证。

一、概念

队列研究（cohort study）是分析性研究中的一种重要研究方法，又称随访研究（follow‑up study）或前瞻性研究（prospective study），是根据研究人群是否暴露于某研究因素或不同暴露水平分为不同的群组，随访追踪观察一定时间，比较各组人群某病的发病或死亡等结局情况的差异，从而判断暴露因素与研究疾病有无因果关联及关联强度大小。

在流行病学研究中，队列是指一群有共同经历、共同特征或暴露于共同因素的一组人群。根据研究对象进出队列的时间情况，队列可分为两种。一是固定队列（fixed cohort），指观察对象均在某一特定时点或一个短时期内进入队列，在随访过程中事先确定的暴露组和非暴露组的状态固定不变，之后不再加入新观察对象。随访期间内，观察对象很少因为各种原因出现退出，即在整个观察期内队列成员是相对固定的。二是动态队列（dynamic cohort），指在整个观察期内，原有的队列成员有退出，新的观察对象可以随时进入队列，即在整个观察期内队列成员是不固定的，各个观察对象的观察时间也是不同的。

二、基本原理

队列研究的基本设计原理是：从研究的目标人群中随机选择一个有代表性的样本人群，根据个体是否暴露于某研究因素将样本人群划分为暴露组和非暴露组，并对两组对象未来的发病或死亡的结局状况进行追踪观察。如果该研究因素是某病的危险因素，经过一定时间以后，暴露组发病率或死亡率则应比非暴露组高。也就是说，假如暴露组发病率或死亡率明显高于非暴露组，且差异具有统计学意义，则表明暴露因素与疾病的发病或死亡存在关联。反之，假如暴露组与非暴露组的发病率或死亡率组间差异无统计学意义，则表明暴露因素与疾病的发病或死亡没有关联。其设计原理图如图 5-1 所示。

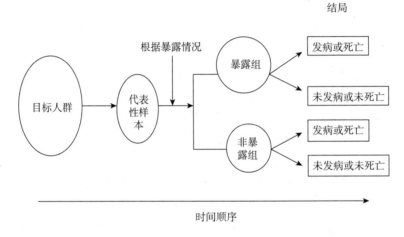

图 5-1　队列研究的设计原理图

三、特点

队列研究具有如下基本特点。

（一）属于观察性研究

队列研究的暴露因素不是由研究者施加给研究对象的，是客观、自然存在的，这与实验性研究有本质的区别。

（二）必须设立对照组

队列研究是通过比较暴露组与对照组的结局差异来观察暴露因素与疾病的关联，有比较才有鉴别，只有与对照组进行对比，才能反映暴露因素的作用。

（三）研究方向由"因"及"果"

因前果后的时间先后顺序是判断因果关联的必要条件。与回顾性的病例对照研究不同的是，队列研究是一种由"因"及"果"的前瞻性研究，是根据是否暴露于某研究因素分为暴露组和非暴露组，追踪观察一定时间后，再比较两组对象在疾病发病或死亡情况上的差异。其研究因素的暴露在前，相关结局事件在后，因前果后的时间先后顺序是清晰明确的，具备判断因果关联的这一必要条件。

（四）检验效能高于病例对照研究

队列研究的暴露因素及结局状况都是研究者可以准确测量的，不是依靠研究对象回忆而得到，因此其信息的准确性高于病例对照研究。再者，队列研究属于前瞻性研究，因前果后的时间先后顺序是明确的，具备了判断因果关联的必要条件，同时还可以计算疾病的发病率或死亡率，并可直接计算反映暴露因素与疾病发病关联强度大小的相关指标。

四、目的

确定研究目的是一切研究工作的前提，任何研究都必须首先明确研究的目的，队列研究也同样如此。队列研究的目的及用途主要包括以下几方面。

（一）检验病因假设

队列研究主要用于对某研究因素与疾病发病之间的关联进行深入的比较分析和检验，深入检验病因假设是其最主要的用途和目的。值得注意的是，因队列研究所需的样本量相对较大，而且需要追踪观察的时间也较长，设计与实施均较难，花费也大，因此一般是先利用病例对照研究对描述性研究所提出的病因假设进行初步检验，当得到一个有统计学关联的研究结论后，再采用队列研究做进一步的分析和验证。

（二）评价自发的预防效果

队列研究在前瞻地追踪观察过程中，有可能某些危险因素的暴露者会自我改变其暴露情况，如观察饮酒与肝癌的关联时，暴露组中有部分研究对象可能会自行地戒酒。由此，可能会观察到戒酒人群比不戒酒人群的胃癌发病率有所降低。这其实就是一种自我性的预防效果的观察，但这种预防作用并不是由研究者有目的地人为干预产生的，而是由研究对象自发地改变暴露情况后产生的，这也常被称为"人群的自然实验"。

（三）描述疾病的人群自然史

所谓疾病的人群自然史是指疾病在某人群中，从发生、发展到结局（死亡、痊愈或残疾）的自然发展过程。队列研究作为前瞻性研究，除可以检验病因假设之外，还可以观察接触暴露后整个发病及转归的全过程，因此可以观察到人群中疾病的自然史，可以弥补临床观察的不足。

五、研究类型

队列研究根据队列组建时间及资料获取方式的不同，可以分为以下三种类型。

（一）前瞻性队列研究

前瞻性队列研究（prospective cohort study）是队列研究的基本类型，是根据研究工作开始时（当前时点）研究对象暴露情况进行分组和队列组建，其研究的结局需要前瞻追踪观察一定时间才能得到。此设计类型的优点是关于暴露和结局的资料真实性相对较高，结果可信，缺点是需要花费一定的时间进行前瞻性地追踪观察，所消耗的人力、物力也较大。

（二）历史性队列研究

历史性队列研究（historical cohort study）又称回顾性队列研究（retrospective cohort study），是根据研究对象过去某个时点的暴露情况进行分组，从过去某个时点的暴露追踪至现在的发病或死亡情况。由于在研究开始时暴露和结局都已经发生，因此是对过去一段时间的暴露和结局状况进行回顾。此种设计类型实质上相当于将研究工作的起点前移，特别适用于潜隐期较长的慢性疾病。但需要注意的是，回顾性队列研究的研究方向仍然是由因及果的，这与病例对照研究有本质的区别。此设计类型的优点是可以很快获得结果、节省时间及人力物力，但缺点是需要有较为完整的有关暴露因素与结局状况的相关历史记录资料，而且有可能所利用的历史资料在积累时并未受到研究者的控制，资料内容不能满足设计要求。

（三）双向性队列研究

双向性队列研究（ambispective cohort study）指在历史性队列研究之后，继续做前瞻性队列研究，为历史性队列研究和前瞻性队列研究相结合的设计模式，也可称为混合性队列研究。此种设计方法兼具上述两类研究方法的优点，还弥补了相互的不足。

⊕ **知识链接**

全球队列研究开展情况

自 20 世纪 90 年代以来，各国基于各种研究目的建立的人群队列如雨后春笋。仅国际流行病学杂志（International Journal of Epidemiology，IJE）自 2005 年起连续刊载的全球不同类型的人群队列简介（cohort profile）就有 200 余项。新建立的人群队列的规模越来越大。其中，达到 50 万左右规模的人群队列有四项：欧洲 10 国的 European Prospective Investigation into Cancer and Nutrition（EPIC，52.1 万）、美国的 NIH – AARP Diet and Health Study（NIH – AARP，56.6 万）、英国的 Million Women Study（MWS，130.0 万）和 UK Biobank（UKB，49.8 万）。除此之外，如法国的 Nutrinet – Santé Study、瑞典的 LifeGene 等仍在队列成员募集期，目标规模也是 50 万人。而美国在 2015 年初宣布启动的"精准医学行动"中也计划建立一个 100 万以上规模的美国人群研究队列。

近十余年来，我国陆续建立起若干前瞻性人群队列，其中具有一定规模且随访一段时间的队列有：①重点关注主要慢性病，上海女性健康研究（7.5 万）、上海男性健康研究（6.2 万）、中国慢性病前瞻性研究（51.3 万）、泰州纵向研究（20 万）等；②重点关注老龄化相关问题，中国健康与养老追踪调查（1.7 万）；③重点关注生命早期环境暴露与出生缺陷、儿童发育和疾病，中国安徽出生队列（1.3 万）、湖北同济出生队列（2.4 万）等。

第二节　设计与实施

一、实施步骤

（一）明确研究目的

研究目的是指导研究方案设计的核心，开展队列研究首先必须明确研究目的。队列研究最重要的目的是进行病因假设的检验，也可用于疾病预后研究或评价防治措施的效果等方面。

（二）制订实施计划

明确研究目的后，应根据研究目的制订具体的实施计划，应该周密考虑暴露因素的确定、研究对象的选择、研究结局的确定及资料如何收集等方面。

1. 确定研究因素（暴露因素）　队列研究中的暴露因素通常是在描述性研究或病例对照研究的基础上确定的，在研究实施方案中应明确规定暴露因素的性质和测量暴露与否的方法。除了要确定主要的暴露因素外，还应同时确定需要收集的其他相关因素，包括各种可能的混杂因素及人口学特征，以便进一步深入分析。

2. 选择研究对象 明确规定研究对象的性质、估计所需对象的数量，并确定对象的来源和选择方法。

3. 确定研究结局 根据研究目的确定所需要观察的结局事件及测量指标，并规定结局测量的方法。

4. 确定资料信息的收集、整理与分析方法 明确规定如何进行基线资料收集、如何进行随访、如何整合和分析资料等。

5. 制定质量控制措施 围绕可能造成误差的因素，制订相应的质量控制措施，以确保研究结果的准确。

6. 确定预算及进度 做好项目经费的预算、进度安排等方面的计划。

7. 其他 开展调查人员的培训、器材准备等。

（三）实施研究方案，观察和收集相关资料

严格按照队列研究的实施方案，对研究对象的暴露情况及结局事件发生情况进行随访观察，收集相关信息资料。

1. 开展调查员培训及预调查 调查员培训对保证资料收集的准确性很重要，可以使调查员熟悉调查内容，规范调查方法。开展小样本的预调查则有助于发现研究设计方案存在的问题，以便及时进行修改完善。

2. 实施正式调查 按照实施方案中确定的调查计划开展正式调查，收集资料。

（四）整理与分析资料

根据资料及研究变量的不同类型选择相应的统计分析方法和统计分析指标，对研究因素与研究疾病之间的关联及其强度进行分析。

（五）总结并撰写研究报告

在资料分析的基础上，撰写研究报告，全面介绍研究目的、研究方法、研究结果及其意义等。

以上为队列研究的基本步骤，接下来对其中重要的几个方面进行介绍。

二、确定暴露因素

队列研究中的暴露因素即研究因素，一次队列研究通常只研究一个因素。按照暴露因素所带来的结局事件的不同，通常将其分为两个类别：一类是致使疾病发病概率升高，将其称为危险因素或致病因素；另一类是致使疾病发病概率降低的因素，则称为保护因素。

队列研究设计时一定要认真考虑如何选择、规定和测量暴露因素。队列研究一般是选择前期描述性研究或病例对照研究所发现的有统计学关联的某因素或某特征作为暴露因素。为了准确地测量暴露因素，应对其进行明确的定义。如研究吸烟与慢性支气管炎的病因学关联时，就必须事先明确规定什么是吸烟？常用的吸烟定义为平均每天吸烟量达到 1 支或以上、时间持续 1 年以上者，也有人将 1 年内吸烟总量达到 180 支以上者定义为吸烟。究竟如何定义暴露因素，可以通过查阅文献或请教有关专家，同时结合研究目的、研究结果精确度的要求等因素，综合考虑后对暴露因素进行定义。

三、确定研究结局

队列研究除收集暴露因素的相关资料外，还要收集反映结局情况的相关资料。队列研究中所谓的结局是指观察过程中预期要出现的结果事件，如研究饮酒与肝癌发病的关联，则以肝癌发病作为结局。测量和收集结局变量的资料应有明确而统一的标准，最好采用国际公认的诊断标准。

四、选择研究对象

根据队列研究的设计原理，其研究对象分为暴露组和非暴露组（对照组）两组人群。

（一）暴露组人群的选择

1. 特殊的暴露人群 指对某特定因素有较高暴露水平的人群。如绝经后使用外源性雌激素者。

2. 职业人群 某些职业人群因其长期接触特定职业有害因素，可将其作为暴露人群来研究职业有害因素的致病作用。如在探讨石棉与肺癌发病关联的研究中，可将长期从事石棉制品加工的人群可作为暴露人群。

3. 一般人群 选择某社区人群，将暴露于研究因素的个体归入暴露组。在一般人群中选择暴露组，通常要考虑两点：①所研究的因素与疾病是人群中常见的，就可以在一般人群中设立暴露组，不必要另外单独设立特殊暴露人群，或本身就没有特殊暴露人群；②研究结果主要用于指导一般人群疾病的防治工作。

4. 有组织的人群 这部分人群同属于一个相对稳定的组织体系，易于联系，应答率较高。如某学校同一年级的学生、某单位的职工等。

（二）对照组人群的选择

选择对照组时一定要注意与暴露组的可比性，即对照组除未暴露于所研究的因素外，其他因素如年龄、性别、职业等应尽可能与暴露组相同或相似。对照组通常有以下几种类别。

1. 内对照 选择一组研究人群，将其中暴露于所研究因素的对象作为暴露组，其余的作为对照组，此种对照即为内对照。当暴露人群来自于一般人群或有组织的人群时常用内对照。队列研究应尽量选用内对照，因为对照容易选取，且组间可比性较好。

2. 外对照 暴露人群选定后，从其他人群中选择对照人群，此种对照即为外对照。一般当暴露人群为职业暴露或特殊暴露人群时常用外对照。如以经常接触含铅化合物的工人作为暴露人群，以不接触含铅化合物的其他人群作为对照人群。

3. 总人口对照 也叫一般人群对照，不另设对照组，而是将暴露组结果与一般人群的发病率或死亡率进行比较。其优点是一般人群的发病率或死亡率资料容易得到；缺点是资料可能比较粗糙，甚至缺乏要比较的项目，且组间可比性较差。

五、确定样本含量

队列研究的样本量由以下几个因素决定。

1. 发病率 对照人群中所研究疾病的发病率 P_0。

2. 暴露组与对照组人群发病率之差（d） d 值越大，所需样本量越小。如果暴露组发病率 P_1 不能获得，可设法获得其相对危险度（RR）值，用 $P_1 = RR \times P_0$ 可求得 P_1。

3. 所要求的显著性水平 α 通常 α 取 0.05 或 0.01。

4. 效力 又称把握度（power），即检验效力 $1 - \beta$，通常 β 取 0.10。

在暴露组与对照组样本等量的情况下，可用下式计算出各组所需的样本含量：

$$n = \frac{(Z_{\alpha/2} \sqrt{2\,\overline{pq}} + Z_{\beta} \sqrt{p_0 q_0 + p_1 q_1})^2}{(p_1 - p_0)^2} \qquad （式 5-1）$$

式中 p_1 与 p_0 分别代表暴露组与对照组的预期发病率，$\overline{p}$ 为两个发病率的平均值，$q = 1 - p$，$Z_{\alpha/2}$ 和 Z_{β} 为标准正态分布下双（单）侧尾部面积为 α 或 β 时所对应的正态变量 z 界值，可查表求得。

例 5 – 1　某医生采用队列研究的方法评价某药物预防脑卒中再发的效果，得知不用药者脑卒中的再发率为 23%，估计 RR 值为 0.5，设 $\alpha = 0.05$，$\beta = 0.1$，样本量该取多大？

已知：$Z_{\alpha/2} = 1.96$，$Z_{\beta} = 1.282$，$p_0 = 0.23$，$q_0 = 1 - 0.23 = 0.77$

求：$P_1 = RR \times P_0 = 0.5 \times 0.23 = 0.115$，$q_1 = 1 - p_1 = 1 - 0.115 = 0.885$

$$\bar{p} = \frac{P_0 + P_1}{2} = \frac{0.23 + 0.115}{2} = 0.173$$

$$\bar{Q} = 1 - \bar{p} = 1 - 0.173 = 0.827$$

将数据代入公式得：

$$n = \frac{(1.96 \sqrt{2 \times 0.173 \times 0.827} + 1.282 \sqrt{0.23 \times 0.77 + 0.115 \times 0.885})^2}{(0.115 - 0.23)^2} = 225.11 = 225$$

此外，由于队列研究的随访时间比较长，失访在所难免，故在确定样本量时要考虑到失访率。一般按 10% 估计失访率，故在原估计样本量的基础上加 10% 作为实际样本量。

六、资料的收集

队列研究的结局变量需通过随访观察而获得，在随访过程中应注意以下问题。

（一）随访期

随访期即随访时间的长短，取决于暴露与疾病的关联强度以及疾病潜隐期的长短。暴露因素的作用越强，随访时间就越短；疾病的潜隐期越长，随访时间也越长。对每个研究对象开始随访和终止随访的日期均应明确，以明确是否满足随访的时间要求。

（二）观察终点与终止时间

观察终点（end – point）是指观察对象出现了预期的结局事件，至此就不再继续观察该对象。观察的终止时间是整个研究工作截止时间，也是预期可以得到结果的时间，应以暴露因素作用于人体至产生结局的一般潜隐期作为确定随访期限的依据。

观察终点常规定为研究疾病的发生或死亡。如规定发生胃癌为终点，研究对象患了冠心病等其他疾病则不应视为已达观察终点。如果研究对象在未到观察终点之前死于其他疾病，则应作为失访。

⊕ 知识链接

现代信息技术助力队列研究

随着生命科学与现代信息学技术的迅猛发展，近十余年来建立的人群队列都注意采集和长期保存队列成员的生物学样本。今后，这些人群队列通过整合基因组学、表观组学、蛋白组学、代谢组学等多个水平上的生物标志物，结合传统流行病学宏观研究的暴露组学，可以更好地理解疾病发生、发展的生物学机制。

近年来，智能手机、移动互联网、可穿戴健康设备的快速发展，为医学研究中个体信息的收集提供了前所未有的契机，可以帮助收集个体运动、睡眠、生理指标、社交活动、环境暴露等更为详尽、精确的数据。相比传统的流行病学调查研究，这些数据的获取与整合极大地丰富了可研究的暴露和结局内容，降低了数据采集成本，提高了研究效率。

⊕ **知识链接**

大型队列的随访监测方法

1. 暴露因素监测方法 暴露的测量同时考虑定性和定量两个方面，并尽量采取定量或半定量和客观的测量方式，包括问卷调查、体格检查、实验室检测等方法。随着网络的应用和普及，网络问卷和移动设备成为获取此类信息的新方式。

2. 死亡结局监测方法 常规死因登记报告系统主要包括全国疾病监测点系统、卫生部死因登记系统以及部分省市的死因登记系统。进行常规监测时，利用死因登记报告系统获取死因登记数据，并与队列中的随访名单匹配，筛选出队列人群中的死亡事件。对未通过常规途径上报者，派随访人员进入社区或医院调查死因，由专家统一推断死因，记录死因编码等相关信息。

3. 发病结局监测方法 在常规监测中，常利用卫生健康部门的疾病发病登记系统获取发病信息。在获取较为完整的发病登记数据库后，与队列随访名单进行匹配，以获得较为完整的发病事件情况表，匹配的方法与死亡结局匹配相同。在定向监测时，项目工作人员对发病随访对象的信息进行核查，不匹配或者有疑问者进行入户随访，获得确切发病结局。

4. 迁移失访监测方法 随访工作人员可以通过定期从户籍管理部门的搬迁记录核对调查对象的迁移情况，并详细记录姓名、新旧住址、新旧通讯方式等信息，将确定的迁移、失访对象进行记录。

第三节　资料分析

队列研究是根据暴露组与非暴露组人群在结局事件发生水平的差异，来判断研究因素与研究结局事件之间是否存在关联，并进一步估计关联的强度。因此，队列研究资料分析的第一步就是要正确计算结局事件的发生率。

一、率的计算

（一）累计发病率（cumulative incidence，CI）

1. 适用条件 研究人群数量比较多，人口较为稳定，资料比较整齐。

2. 计算方法 无论观察时间长短，均可用观察开始时的人口数作分母，以整个观察期内的发病（或死亡）人数为分子，即一定时期内某人群某病新发生例数与观察开始时总人数之比。

（二）发病密度（incidence density，ID）

队列研究在追踪观察的过程中，动态队列人群稳定性较差，人口波动较大，不断有新的对象加入或原有对象退出，每个对象被观察的时间可能不一致。此种情况下，不能仅考虑观察人数的多少，还要考虑每个个体观察时间的长短。

1. 适用条件 观察时间比较长，研究人群稳定性较差，人口波动较大。

2. 计算方法 在计算率的时候，分子仍用某人群在某观察期内新发生的病例数，但分母采用"观察人时数"而不是观察人数。所谓的观察人时数（person-time，PT）是观察人数乘以观察时间的积，由于常用年作为时间单位，故又称人年数（person-year）。如10万人年表示对10万人观察1年或对1万人观察10年等。时间也可用月、日作为单位。观察人时数的计算可参阅有关书籍。

$$发病密度 = \frac{某人群在观察期内的发病人数}{观察期内的观察对象人年数} \times 100000/10\ 万 \qquad (式5-2)$$

（三）标化比

1. 适用条件 研究对象数量较少，发病率或死亡率较低，不宜直接计算率。

2. 计算方法 标化比最常用的指标为标化死亡比（standardized mortanlity ratio，SMR），其计算公式为：

$$SMR = \frac{研究人群实际死亡数}{该人群理论死亡数} = \frac{研究人群实际死亡数}{暴露人口数 \times 全人口死亡率} \qquad (式5-3)$$

公式5-3中的分子为某人群观察到的实际死亡人数，分母为理论死亡人数。某观察人群的理论发病（或死亡）人数即预期发病（或死亡）人数，是以全人群的发病率（或死亡率）作为标准而计算的。如果 SMR > 1，则观察人群的发病率（或死亡率）高于一般人群。

例：某接触石棉的职业人群有50000人，死于肺癌的有15人，据调查资料显示当地一般人群的肺癌死亡专率为10/10万，则：

$$SMR = 15/（50000 \times 10/100000）= 15/5 = 3.0$$

此结果表明该职业人群肺癌的死亡危险是一般人群的3倍。

二、关联强度

队列研究资料整理格式见表5-1。

表5-1 队列研究资料整理表

组别	病例	非病例	合计	发病率
暴露组	a	b	$a+b=n_1$	$I_e = a/n_1$
非暴露组	c	d	$c+d=n_0$	$I_0 = c/n_0$
合计	$a+c=m_1$	$b+d=m_0$	N	

（一）相对危险度或率比

1. 定义 相对危险度（relative risk，RR）或率比（rate ratio）是指暴露组发病率（I_e）与非暴露组发病率（I_0）之比，反映了暴露与疾病的关联强度。

2. 计算公式

$$RR = \frac{I_e}{I_0} = \frac{a/（a+b）}{c/（c+d）} \qquad (式5-4)$$

3. 意义 RR 说明暴露组的发病危险是非暴露组的多少倍。

4. RR 的95%置信区间

$$RR\ 的95\%\ CI = RR^{1 \pm 1.96/\sqrt{\chi^2}} \qquad (式5-5)$$

相对危险度无单位，比值范围在 $0 \sim \infty$ 之间。$RR = 1$，表明暴露与疾病无关联；$RR < 1$，表明存在负关联（提示暴露是保护因子）；反之 $RR > 1$，表明两者存在正关联（提示暴露是危险因子）。比值越大，关联越强。实际上，0与∞只是理论上存在的值，恰恰等于1也不多见。RR 数值大小与关联强度的关系见表5-2。

表 5 - 2　RR 值的关联强度参考表

RR 值	关联强度
0.9 ~ 1.1	无
0.7 ~ 0.8 或 1.2 ~ 1.4	弱
0.4 ~ 0.6 或 1.5 ~ 2.9	中等
0.1 ~ 0.3 或 3.0 ~ 9.0	强
<0.1 或 >9.0	很强

(二) 归因危险度或率差

1. 定义　归因危险度 (attributable risk，AR) 或率差 (rate difference) 是指暴露组发病率与非暴露组发病率之差，它反映暴露因素所引起的发病率改变的数值即发病归因于暴露因素的程度。

2. 计算公式

$$AR = I_e - I_0 = \frac{a}{a+b} - \frac{c}{c+d} = I_0 \, (RR - 1)　　　　（式 5 - 6）$$

$$AR \text{ 的 } 95\% \, CI = AR^{1 \pm 1.96/\sqrt{\chi^2}}$$

3. 意义　AR 表示暴露可使人群比未暴露时增加的超额发病的数量，如果暴露去除，则可使发病率减少多少 (AR 的值)，因此 AR 在疾病预防中很有意义。

要注意的是 RR 和 AR 都是表示关联强度大小的指标，但在公共卫生学上的意义却有不同。RR 反映暴露组的发病危险是非暴露组的多少倍，其数值大小主要反映病因学作用的强弱；而 AR 反映的是暴露组中由于暴露因素所带来的发病率改变的数值，即去除该危险因素，可使发病率下降的数值，因此其在公共卫生学及疾病预防控制工作中意义更大。

(三) 暴露组归因危险度百分比或病因分值

1. 定义　归因危险度百分比 (AR%) 又称病因分值 (etiologic fraction，EF)，是指暴露人群中由暴露因素引起的发病在所有发病中所占的百分比。

2. 计算公式

$$AR\% = \frac{I_e - I_0}{I_e} \times 100\% = \frac{RR - 1}{RR} \times 100\%　　　　（式 5 - 7）$$

3. 意义　反映了暴露因素在暴露组发病中所贡献的作用程度。如某吸烟与肺癌的关联研究中得到 AR% 为 86%，则表明吸烟者肺癌的发病有 86% 可归因于吸烟。

(四) 人群归因危险度与人群归因危险度百分比

1. 人群归因危险度 (population attributable risk，PAR)　表示在全人群中由于暴露而导致的发病率增加的数值。

$$PAR = I_t - I_0　　　　（式 5 - 8）$$

I_t 为全人群发病率

2. 人群归因危险度百分比 (PAR%)　表示全人群中由暴露引起的发病在全部发病中的比例。

$$PAR\% = \frac{I_t - I_0}{I_t} \times 100\%　　　　（式 5 - 9）$$

有时，队列研究的资料还需进行分层分析和剂量 - 反应关系分析，请参照病例对照研究中的相关内容，两者的方法和意义相似。

例 5 - 2　某项关于吸烟与食管癌关联的队列研究获得如下资料，试计算上述各指标。

吸烟者食管癌年死亡率为 $I_e = 0.94\%o$

非吸烟者食管癌年死亡率为 $I_0 = 0.06‰$

全人群中食管癌年死亡率为 $I_t = 0.55‰$

则 $RR = \dfrac{I_e}{I_0} = \dfrac{0.94‰}{0.06‰} = 15.67$，表明吸烟组的食管癌死亡危险是非暴露组的 15.67 倍；

$AR = I_e - I_0 = 0.94‰ - 0.06‰ = 0.88‰$，表明如果去除吸烟，则可使食管癌死亡率减少 0.88‰；

$AR\% = (I_e - I_0)/I_e \times 100\% = (0.94‰ - 0.06‰)/0.94‰ \times 100\% = 93.6\%$，表明吸烟人群中由吸烟引起的食管癌死亡在所有食管癌死亡中所占的百分比为 93.6%；

$PAR = I_t - I_0 = 0.55‰ - 0.06‰ = 0.49‰$，表明如果去除吸烟，则可使全人群中的食管癌死亡率减少 0.49‰；

$PAR\% = (I_t - I_0)/I_t \times 100\% = (0.55‰ - 0.06‰)/0.55‰ \times 100\% = 89.1\%$，表明全人群中由吸烟引起的食管癌死亡在所有食管癌死亡中所占的百分比为 89.1%。

三、分级分析

某些暴露因素可以按照暴露程度的差异进行分级，然后计算不同暴露水平下的危险度。暴露的剂量越大，暴露因素与疾病发病关联强度的指标数值也越大，表明暴露因素与疾病的发病水平之间存在剂量－反应关系。根据病因判断的标准，该暴露因素作为病因的可能性就越大。分级分析时，先计算出不同暴露水平下的发病率，然后以最低暴露水平组（或者根据专业知识和研究目的指定某个暴露水平组）作为对照组，分别计算不同暴露水平组的相对危险度和归因危险度。

下面以本章案例引导所引用的队列研究的数据（具体见表 5－3）为例，举例说明如何进行分级分析。

表 5－3　≥65 岁老年人睡眠时长与认知功能障碍的队列研究资料整理表

睡眠时长（h）	认知障碍病例数	非病例数	合计	发病率（%）	RR	RR 的 95%CI
≤5	164	974	1138	14.41	1.30	1.05 ~ 1.62
6	163	1282	1445	11.28	1.00	—
7	212	1262	1474	14.38	1.34	1.09 ~ 1.64
8	382	2099	2481	15.40	1.40	1.17 ~ 1.69
≥9	516	2625	3141	16.43	1.43	1.19 ~ 1.70
合计	1437	8242	9679	14.85	—	—

注：本资料采用 Cox 分析，调整了性别、年龄、婚姻状况、城乡分布、职业、吸烟、锻炼和日常活动能力的混杂影响后，计算 RR 值及其置信区间。

本资料以睡眠时间 6 小时组为对照组，由分析结果可以看出，随着睡眠时间的增加，发病率及相对危险度也逐渐升高，说明收缩压高低与冠心病发病风险之间存在剂量－反应关系。在分级分析时，如为抽样调查，则可用趋势性检验来分析剂量反应是否存在。本资料的趋势检验显示，随着睡眠时间的延长（>6 小时）老年人发生认知障碍的风险增加，且存在剂量－反应关系（$P < 0.001$）。

四、多因素分析

队列研究在探讨某暴露因素与某结局事件发生关联时，需要排除其他因素的干扰。如果影响因素较少，可采用匹配或分层分析的方法排除非研究因素的干扰。但影响因素较多时，最有效的手段就是采用多因素统计分析方法，可以同时控制多个非研究因素的干扰。另外，在一项队列研究中，有时需要探讨多个暴露因素与疾病结局的关联，这也需要采用多因素分析的方法。在队列研究中较常用的多因素统计分析方法有多元线性回归分析、Logistic 回归分析、Cox 分析等方法，需要根据资料的特点和分析目的选用合适的方法。

第四节　偏倚及其控制

队列研究与其他类型的研究方法一样，在调查设计、实施、资料收集、数据分析、结果推论等各个环节都有可能产生偏倚，要得到高质量的研究结果，必须认真分析偏倚产生的原因并加以控制。

一、选择偏倚

如果研究人群在某些特征方面与总体人群存在差异，即样本人群不能代表总体人群，就可以引起选择偏倚（selection bias）。因此，应保证队列研究的样本人群是总体人群的一个有代表性的样本。但是由于部分研究对象的失访、选择具有某些特征或习惯的志愿者作为研究对象等都可能造成选择偏倚。

在研究过程中，某些选定的研究对象因为种种原因脱离了观察，研究者无法继续随访，这种现象叫失访（loss of follow-up），因此而造成的偏倚称为失访偏倚（follow-up bias）。队列研究由于观察人数较多、观察时间较长，失访是不可避免的，其主要原因是研究对象迁移、外出、不愿意再合作而退出或死于非终点疾病等。失访所产生的偏倚大小主要取决于失访率的大小和失访者的特征，以及暴露组与非暴露组两组失访情况的差异。失访率要求一般不超过10%。

要控制选择偏倚，应严格遵循随机化抽样的原则选择对象，追踪过程中要努力减少失访，对志愿者一定要鉴别其重要特征与失访对象是否一致，能否代表目标人群等。

二、信息偏倚

队列研究中的信息偏倚（information bias）产生的主要原因有：使用的仪器不准确、检验技术不熟练、诊断标准定义不明确或掌握不当、询问技巧欠佳造成结果不真实等。

为减少和控制信息偏倚，可以采用如下措施：如选择精确稳定的测量方法、做好检测仪器的校准、规范实验操作规程、做好调查员培训、盲法收集资料等。

三、混杂偏倚

在研究某个因素与某种疾病的联系时，由于某个既与疾病有制约关系又与所研究的暴露因素有联系的另一个因素的影响，掩盖或夸大了所研究的暴露因素与疾病的联系，这种现象或影响叫混杂（confounding），由其所带来的偏倚叫混杂偏倚（confounding bias）。如果队列研究的暴露组和对照组在某些非研究因素或特征方面存在差异，则会发生混杂偏倚。

控制混杂偏倚可以在设计时利用限制和匹配的方法，在资料分析时可采用分层分析和多因素分析处理。

第五节　优点与局限性

一、优点

1. 有关暴露与疾病结局的资料都是研究者可以测量和观察的，不是靠研究对象回忆而得到的，所得资料较为可靠，无回忆偏倚。

2. 可以得到暴露组与非暴露组的发病率或死亡率，由此可以直接计算相对危险度、特异危险度等反映关联强度的指标。

3. 属于前瞻性研究，因在前、果在后的时间先后顺序是明确的，具备判断因果关联的必要条件。

4. 可以在一次调查中同时观察多种结局事件的发生情况，即可以分析一种暴露因素与多种疾病的关联。如在调查吸烟与肺癌的关系时，可同时调查吸烟与支气管炎、肺气肿、冠心病的关系。

5. 暴露因素的作用可分等级，可以探讨剂量－反应关系。

6. 样本量大，结果稳定。

正是由于队列研究具有上述优点，所以其检验病因假设的能力较强，所得到的关联较为可靠。

二、局限性

1. 需要前瞻追踪观察，花费的时间长，人力、物力耗费较高，且设计及实施难度较大。

2. 不适用于罕见疾病的病因学研究，因为此种情况下需要的样本量会很大。

3. 在前瞻追踪观察的过程中，容易出现调查对象失访，导致失访偏倚。

三、队列研究与病例对照研究的比较

队列研究与病例对照研究是分析性研究中的两种研究方法，两者有不少相同之处，如同属于观察性研究，事先均设有对照组等，但两种方法也有明显的区别，具体见表 5-4。

表 5-4 病例对照研究与队列研究基本特征对比

比较要点	病例对照研究	队列研究
研究方向	由果及因的研究方向，因前果后的时间先后关系无法确定	由因及果的研究方向，因前果后的时间先后顺序明确
适用疾病	（1）特别适用于发病率低、潜隐期长的疾病的病因学研究 （2）可同时对一种疾病的多种病因进行研究	（1）不适用于罕见疾病的病因学研究 （2）可以同时研究一种暴露因素与多种疾病发病的关联
偏倚发生情况	易受回忆偏倚的影响，资料可靠性较差	无回忆偏倚，但容易出现失访偏倚
工作难易程度	花费时间少，出结果快，人力、物力耗费较少，工作易于开展	花费的时间长、人力、物力耗费较高，且设计及实施难度较大
关联强度指标计算	不能计算暴露与非暴露人群的发病率，只能用 OR 值估计关联强度	可以得到暴露组与非暴露组的发病率或死亡率，由此可以直接计算相对危险度、特异危险度等反映关联强度的指标
检验效能	检验病因假设的效能较低	检验病因假设的能力较强，所得到的关联比较确实可靠

答案解析

目标检测

1. 简述队列研究的基本概念、特点和目的用途。

2. 简述队列研究的设计类型。

3. 简述队列研究中的暴露组与对照组的选择方法。

4. 简述累积发病率和发病密度的适用条件及计算方法。

5. 简述队列研究中反映关联强度的指标如何计算及其含义。

6. 简述队列研究中的偏倚及其控制方法。

7. 简述队列研究的主要优点及局限性。

8. 请对病例对照研究和队列研究做一比较。

（钟朝晖）

书网融合……

本章小结

题库

第六章 流行病学实验研究

PPT

→ 案例引导

案例 类风湿性关节炎（rheumatoid arthritis，RA）是一种自身免疫病，目前临床用药多为非甾体类抗炎药和免疫抑制剂。有研究表明中药白芍总苷具有免疫调节和缓解关节炎症状的作用，可用于治疗 RA。为探讨白芍总苷治疗 RA 的有效性，某医院风湿科采用随机数字表法将符合本研究纳入标准的 60 例 RA 患者随机分为两组，每组 30 例。治疗组：口服白芍总苷胶囊，每次 600mg，每日 2 次；对照组：口服甲氨蝶呤，每次 15mg，每周 1 次，美洛昔康，每日 10mg。治疗 12 周后，治疗组的晨僵时间、关节肿胀指数、关节压痛指数均低于对照组（$P < 0.05$），治疗组的总有效率高于对照组（$P < 0.05$）。

讨论 1. 该研究采用的是何种流行病学研究设计类型？

2. 本研究中随机化分组的目的是什么？

3. 本研究采用了何种类型的对照？

4. 根据上述研究结果，你的结论是什么？

第一节 概 述

实验（experiment）是在研究者的控制下，对研究对象人为施加或去除某种因素，进一步观察研究对象发生的变化，以此评价这些人为措施的效果。在流行病学研究方法里称为流行病学实验研究。早在 1917 年，英国的 Topley 首先提出了"实验流行病学方法"，同时期英国的 Wilson 和 Greenwood、德国的 Neufeld 以及美国的 Webster 等人利用动物群感染模型开展实验流行病学研究。最早在人群中开展的实验流行病学研究可追溯到 1747 年 James Lind 开展的坏血病与维生素 C 关系的研究。流行病学实验研究是流行病学重要的研究方法之一，现在被广泛用于各种干预措施的评价和验证病因假设。

一、概念

流行病学实验研究（epidemiological experiment）又称实验流行病学（experimental epidemiology）。它是指研究者根据研究目的，按照预先确定的研究方案将研究对象随机分配到实验组和对照组，人为地施加某种干预措施给予实验组，而不给予对照组，追踪观察一段时间后比较两组人群结局或效应的差异，从而评价该干预措施的效果。因其在研究中施加了人为的干预因素，故又称为干预性研究（interventional study）。

其基本原理如图6-1所示。

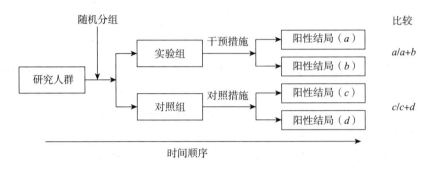

图6-1　流行病学实验研究原理

流行病学实验研究是流行病学研究的高级阶段，与观察性研究相比，实验性研究中研究者能更有效地控制非研究因素对研究结果的影响，减少误差，使研究结果具有更好的真实性。

二、基本特征

（一）流行病学实验研究的基本特征

1. 前瞻　流行病学实验的研究方向是前瞻性的，即给予干预措施后，必须随访追踪研究对象一段时间后，才能得到结局资料。

2. 干预　流行病学实验研究必须施加一种或多种干预措施，可以是预防某种疾病的疫苗、治疗某病的药物或其他干预的方法措施等，这也是实验性研究与观察性研究的根本区别。

3. 随机　研究对象来自同一总体，并在分组时采取严格的随机分配原则。

4. 对照　有均衡可比的对照组，要求在开始实验时，实验组和对照组在有关各方面是近似或可比的，这样实验结果的组间差别才能归之于干预措施的效应。

（二）流行病学实验研究与队列研究的异同点

1. 相同点

（1）均属于前瞻性研究，队列研究随访人群的时间方向是从暴露到结局，实验性研究是先有干预措施，再随访观察干预措施的结局，二者的研究方向均是从"因"到"果"，符合疾病病因学关联的时间顺序。

（2）在研究开始时均设立对照组，都要求除研究因素以外，其他特征在两组具有可比性。

（3）都可用来验证病因假设。

2. 不同点

（1）流行病学实验是在人为控制的现场条件下进行观察，属于实验法，而队列研究是在自然状态下进行观察，属于观察法；队列研究中影响研究结果的因素比流行病学实验更为复杂，因此在论证病因假设方面，流行病学实验比队列研究效力更强。

（2）实验流行病学的干预措施是研究者人为施加的，而队列研究的暴露是在自然条件下客观存在的，因此，实验性研究更可能涉及伦理学问题。

（3）实验流行病学的分组是按随机分配原则将研究对象分为实验组和对照组，这样能更好地控制选择偏倚和混杂因素的影响，研究结果更为真实；而队列研究是按研究对象是否暴露于某因素或是否具有某特征进行分组。

三、主要类型

（一）按研究目的和研究对象的特点划分

1. 临床试验（clinical trial）　是在医院或其他医疗环境下，以已确诊的患有某病的患者为研究对象，将其随机分为两组，一组为实验组，给予临床干预措施（新药或新治疗方案），另一组为对照组，给予对照措施（安慰剂或传统治疗），随访观察两组的结局，如治愈率、好转率、病死率等，从而评价临床干预措施的效果。常用于对某种药物或治疗方法的效果进行评价，如青蒿素治疗疟疾的疗效评价研究。

> ⊕ **知识链接**
>
> 新药研究的四期临床试验
>
> 国际上，在新药的研制和开发中，当实验室和动物实验研究显示新药或新疗法具有前景后，才开始第Ⅰ期临床试验。任何药物都应经过严格的四期临床试验的评价，以保障药物对人体的有效性和安全性。
>
> Ⅰ期：初步的临床药理学及人体安全性评价试验。观察人体对新药的耐受程度和药代动力学，确定可用于临床的安全有效剂量范围及合理的给药方案。受试者通常是20～80例志愿者。
>
> Ⅱ期：初步评价药物的有效性，进一步观察药物的不良反应，评价其安全性，推荐临床用药剂量。在有对照的情况下，病例数应不少于100例。
>
> Ⅲ期：治疗作用确证阶段。目的是进一步验证药物对目标适应证患者的治疗作用和安全性最终为药物注册申请的审查提供充分的依据。受试对象是患者，通常为1000～3000人。
>
> Ⅳ期：新药上市后的监测。目的是考察在广泛使用条件下的药物疗效和不良反应，评价在普通或者特殊人群中药物使用的利益与风险关系，以及改进给药剂量。

---

2. 现场试验（field trial）　又称人群预防试验（prevention trial），是在社区的现场条件下以尚未患所研究疾病的人群作为研究对象，将研究对象随机分组，对其中一组人群人为施加某一干预因素作为实验组，另一组人群不施加干预因素作为对照组，随访观察一段时间，观察两组的结局事件的发生情况，从而评价干预措施的效果。如我国开展的新型冠状病毒肺炎疫苗试验。

3. 社区试验（community trial）　又称社区干预试验（community intervention trial）或社区干预项目（community intervention program，CIP），是以尚未患所研究疾病的人群作为整体为实施干预和观察的对象。整体可以是一个社区、学校、工厂或街道，随访观察一定时间，比较不同人群预期结局的发生率，以评价干预措施的效果。常用于对某种预防措施或方法进行效果考核或评价。如通过食盐加碘预防地方性甲状腺肿就属于社区试验。在研究中一般用整群随机分配措施的方法保证比较组间具有可比性，如果研究只包含两个社区，干预社区与对照社区间的基线特征应尽可能相似。

现场试验与社区干预试验均是以未患病的社区人群为研究对象，二者的根本区别在于现场试验是以个体为干预单位，社区干预试验则以群体为干预单位，即现场试验是将干预措施给予每一个体，社区干预试验则是施加干预措施于群体。

（二）按所具备的基本待征划分

1. 真实验（true experiment）　实验流行病学研究是将研究人群随机分为实验组和对照组，研究者对实验组人群施加某种干预措施后，随访并比较两组人群的结局，以判断干预措施效果的一种实验性研究方法。一个完全的流行病学实验研究必须具备上述四个基本特征，具备四个基本特征的实验称为真实验。

2. 类实验（quasi – experiment）　实验流行病学研究如果不能做到随机分组或没有平行对照组，则称类实验或准实验，包括两种情况。①不设平行对照组：这种类实验研究虽然没有设立对照组，但不等于没有对比，其对比是通过两种方式进行的，一是同一受试对象自身在接受干预前后做比较，二是与已知不接受干预措施的对照人群结果比较。②没有随机分组：该类研究虽然设立对照组，但研究对象的分组不是随机的。在社区试验中，实施干预措施的单位是群体，较难做到随机分组，通常是选择具有可比性的另一个社区人群作为对照组。

第二节　设计与实施

一、流行病学实验设计的基本内容

研究者在开展实验研究前，事先应制订周密的研究计划，这是保证研究工作顺利开展和取得成功的关键。一份完善的实验设计应包括以下基本内容。

（一）确定实验研究问题

在准备研究计划阶段，研究者首先应在充分掌握研究背景的基础上，提出明确的研究目的，明确本次研究拟解决的具体临床或健康问题是什么。研究问题可根据 PICO 框架进行构建，即患者（patient）或人群（population）、干预措施（intervention）、对照措施（control）、结局（outcome）。还应对问题框架的四个方面进行详细的定义。如患者的定义应包括疾病的诊断标准、纳入排除标准、基本信息、疾病史、治疗史等；干预和对照措施应考虑施加的强度、频率、途径等；结局要明确测量的指标和方法等。具体详细的定义可使研究问题和目的变得清晰。

（二）确定研究类型

根据研究的目的、实施干预的对象和各研究的特点选择实验研究类型。如为评价某药对糖尿病患者的治疗效果，可选择临床试验；为评价乙肝疫苗对乙型病毒性肝炎的预防效果，可采用现场试验。临床试验和现场试验均是针对个体实施干预措施，可对每个研究对象实行随机分组，可采用随机对照试验设计（randomized controlled trial，RCT）。而要评价某些不易落实到个体的预防措施的效果，则宜采用社区试验。如评价加碘盐对地方性碘缺乏病的预防效果，由于难以直接规定每一个体摄入加碘盐的剂量，因此应以家庭为单位实施干预措施。社区试验通常采用群组随机对照试验（cluster randomized controlled trial）设计或类实验。

（三）确定试验现场

根据不同的研究目的，选择具备一定条件的试验现场。通常选择试验现场应考虑以下几个方面。

1. 试验现场人口相对稳定，流动性小，并有足够的数量。

2. 试验研究的疾病在该地区有较高而稳定的发病率，以期在试验结束时，有足够达到有效的统计分析的发病人数。

3. 评价疫苗的免疫学效果时，应选择近期未发生该疾病流行的地区。

4. 试验地区有较好的医疗卫生条件，卫生防疫保健机构比较健全，登记报告制度较完善，医疗机构的诊断水平较好等。

5. 试验地区（单位）领导重视，群众愿意接受，有较好的协作条件。

（四）确定研究对象

根据研究目的选择研究对象，既包括实验组，又包括对照组。选择研究对象时应制订出严格的纳入和排除标准，避免某些混杂因素的影响。选择的主要原则有以下几点。

1. 选择对干预措施有效的人群　如评价麻疹疫苗对麻疹的预防效果，应选择麻疹易感儿童作为研究对象，避免将麻疹患者或曾经患过麻疹已拥有终身免疫者作为研究对象。

2. 选择预期结局事件发生率较高的人群　如评价疫苗的预防效果，应选择在疾病高发区人群中进行。药物疗效试验也应选择高危人群，如平喘药物的疗效试验应选择近期哮喘频繁发作的人群。

3. 选择干预措施　干预措施应对研究对象有益或至少无害，若干预措施有害，不应选作研究因素。在新药临床试验中，将老年人、孕妇、儿童排除在外，因为这些人对药物易产生不良反应。还应排除对治疗措施有禁忌证者。

4. 选择易于随访、依从性好、能坚持试验的人群　实验中选择的研究对象能服从实验设计安排并能密切配合到底。如近期有外出打工/升学等计划、非常住人口、流动性强的职业人群等，不应作为研究对象。

5. 注意研究对象的代表性　研究对象的基本特征如年龄、性别、种族等应与目标人群基本一致，以保证研究结果具有推广价值。

（五）确定干预措施

根据研究目的和研究内容确定实验拟采取的干预措施。对干预措施具体情况和实施方法应给予详尽描述，如临床试验中药物的成分、生产批号、给药途径、剂量、用法、疗程等应有明确规定并严格执行，并且在整个实验过程中保持不变。同时，要明确指出对照组采取何种对照措施（如有效药物或安慰剂等）。实验中也需注意非研究因素（如年龄、性别、病情程度等）对研究结果的影响，通过随机分组等方法有效控制非研究因素的干扰，减少偏倚的产生。

（六）确定结局指标

在研究设计时要根据研究目的和研究期限确定结局事件（如发病、死亡、伤残、复发、痊愈等），再根据结局事件的特征选择结局指标，所选结局指标应能反映研究目的，同时也能确切反映干预措施的效应。选择时应考虑以下问题。

1. 全面性　所选指标必须全面反映干预措施的效果。任何干预措施都可能有正、反两方面的作用，如药物的疗效和不良反应。如果只关注药物的疗效，而忽略对药物不良反应的评价，将会导致错误的研究结论。

2. 可行性　在现有的人力、物力、实验技术和实验期限的条件下能够完成试验，获得试验结局。

3. 相关性　选择与干预措施有联系的指标。既要选择近期效应的中间指标，又要尽量选择能够反映疾病最终结局的终点指标。在选择中间指标时，应特别注意选择与终点指标有直接联系的指标。

4. 客观性　选择结局变量时应规定测量的方法和判断的标准，并且尽可能选择能够客观测量、有公认的判断标准的定量指标。

5. 可接受性　指标的测量方法应简单易行，而且安全。

（七）确定样本量

一般为保证实验质量，在设计时就应对研究所需的样本量加以适当估计。样本量过小会降低实验研究的把握度（power），影响到对总体推断的精度，样本量过大不仅导致人力、物力、财力和时间的浪费，还会给试验的质量控制带来困难。考虑到实验过程中难免出现不依从和失访，可在估算基础上适当增加 10% ~20% 作为实际样本量。

1. 影响样本量大小的主要因素

（1）实验组和对照组结局事件指标的差异　差异越小，所需样本量越大。

（2）显著性检验水平（α）　是Ⅰ型错误出现的概率，α规定得越小，所需样本量就越大，通常 α 取 0.05 或 0.01。

（3）把握度（1 - β）　β 是Ⅱ型错误出现的概率，β 取值越小，所需样本量越大。通常 1 - β 取 0.8、0.9，不宜低于 0.8。

（4）单侧检验或双侧检验　单侧检验比双侧检验所需样本量小。如果实验组效果肯定优于对照组或只关心实验组效果是否优于对照组，选择单侧检验；如果不确定哪组效果更好，则选择双侧检验。

（5）研究对象分组数量　分组数量越多，所需样本量越大。

2. 样本量的计算方法

（1）计量资料　若按样本均数比较，当实验组和对照组样本量相等时，可按下列公式计算样本量的大小。

$$N = \frac{2(Z_{\alpha/2} + Z_\beta)^2 \sigma^2}{d^2} \qquad （式6-1）$$

式中，N 为计算所得一个组的样本量，σ 为估计的标准差，d 为两组结局变量均数之差，$Z_{\alpha/2}$ 为 α 水平相应的标准正态分布临界值，Z_β 为 1 - β 水平相应的标准正态分布临界值。

（2）计数资料　可按下列公式计算样本量大小。

$$N = \frac{\left[Z_{\alpha/2} \sqrt{2\,\overline{P}(1 - \overline{P})} + Z_\beta \sqrt{P_1(1 - P_1) + P_2(1 - P_2)}\right]^2}{(P_1 - P_2)^2} \qquad （式6-2）$$

式中，N、$Z_{\alpha/2}$、Z_β 的意义与上述相同。P_1、P_2 分别是对照组和实验组某结局的发生率，$\overline{P}$ 为 $\frac{P_1 + P_2}{2}$。

（八）随机化分组与分组隐匿

1. 随机化分组的方法　随机化是一项极为重要的原则，包括随机抽样和随机分组，实验流行病学研究中的随机主要是随机分组，即将研究对象随机分配到实验组和对照组，使每个研究对象都有同等的机会被分配到各组，以平衡实验组和对照组已知和未知的混杂因素，从而提高两组的可比性，避免造成偏倚，使研究结论更加真实。常用的随机化分组的方法有以下四种。

（1）简单随机分组（simple randomization）　是指将研究对象以个人为单位用掷硬币（正、反两面分别指定为实验组和对照组）、抽签、使用随机数字表等方法进行分组。实际工作中，随机数字表法是最常用的简单随机分组方法。若将研究对象随机分为实验组和对照组，先将合格的研究对象编号，再利用随机数字表赋予每一位研究对象一个随机数字，按照预先规定随机数字为单数者进入实验组，双数者进入对照组。该方法简单易行，但有可能使分配至各组的观察例数不等，不适用于大样本的随机分组。

（2）分层随机分组（stratified randomization）　是指按研究对象特征，即可能产生混杂作用的某些因素（如年龄、性别、种族、文化程度、居住条件等）先进行分层，然后在每层内进行简单随机分组，最后再合并成实验组和对照组。通过分层随机分组，可使对研究效应有影响的非处理因素在组间分布尽量均衡，增加组间可比性，使结论更为可靠。但需要注意的是分层不宜过多，以免造成分层后随机分组过度分散，组内样本量过少。

（3）区组随机分组（block randomization）　当研究对象人数较少，而影响实验结果的因素又较多，简单随机分组不易使两组具有较好的可比性，可采取区组随机化分组。将条件相近的一组受试对象（如年龄、性别、病情等）作为一个区组，每一区组内的研究对象（通常 4~6 例）数量相等，然后应用单纯随机分配的方法将每个区组内的研究对象进行分组。区组随机分组不仅能提高实验组和对照组的均衡性，还能使实验组和对照组研究对象数量保持一致。

（4）整群随机分组（cluster randomization） 是以群体为单位进行随机分组，即以一个家庭、一个学校、一个医院、一个村庄或居民区等作为一个整体随机分组。这种方法比较方便，易于实施，适合大规模实验，但要注意保证两组资料的可比性。

值得注意的是，临床试验研究中，有时会按照研究对象的就诊日期、生日、门诊/住院病例号的单数、双数分为实验组和对照组，但这并不能确保每个研究对象进入不同研究组的机会均等，因此，这些方法并不是真正意义上的随机分组。

2. 分组隐匿 在实施分组过程中，如果研究者或患者预先知道了分组方案，研究者可能会根据患者的特征和自己对不同治疗方案的好恶，人为地决定入选或排除该患者，患者也可能会人为地决定是否参与研究，由此带来选择偏倚。因此，需对随机分配方案隐匿，即为防止征募患者的研究者和患者在分组前知道随机分组的方案，以保证随机分配方案在执行过程中不受人为因素的干扰，从而避免选择偏倚。常用的方法如下。

（1）信封隐匿法 将随机序列放入按顺序编码、密封的、不透光的信封中，当有合格的研究对象时，研究者依次打开信封，并根据信封中的随机序列决定研究对象的入组。

（2）中心随机化语音交互系统法 当征集到合格的研究对象后，其基本信息通过电话或网络被传送到中心随机系统，而获得研究对象的分组方案。

没有分组隐匿的随机分组是有缺陷的，不能起到预防选择偏倚的作用，随机分组联合分组隐匿才是真正意义的随机分组，否则，随机分组很可能成为随意分组。

（九）确定对照的方式

在实验流行病学中，设立对照组的目的是为了控制非研究因素的影响，保证两组研究对象除干预措施外，其他的基本特征，如性别、年龄、疾病严重程度等方面具有可比性。这样，实验组和对照组研究结果的差异才能归因于干预措施的效应

1. 影响实验流行病学研究效应的因素

（1）不能预知的结局 由于个体生物学因素（如一般特征，机体免疫状态，机体遗传因素，精神心理状态等）差异的客观存在，会导致同一疾病在不同个体中表现出来的疾病特征不一致。不同的研究对象，对干预措施的反应可能不同。对于一些疾病自然史不清楚的疾病，其效应也许是疾病发展的自然结果，不设立对照组，则很难与干预措施真实的效应区分开来。如急性胃炎服药后症状的改善很可能是疾病自然缓解的结果，而不是治疗的效果，因没有对照组，对其疗效难以下结论。

（2）霍桑效应（Hawthorne effect） 在实验研究中，被研究者因为成了研究中特别感兴趣和受注意的目标而改变了其行为的一种倾向，与接受的干预措施的特异性作用无关。

（3）安慰剂效应（placebo effect） 安慰剂（placebo）是指外形、颜色、气味等与试验药物相同，但不含特定已知的治疗成分的制剂，常用淀粉、生理盐水等制成。安慰剂效应是患者由于依赖医药而表现出的一种正向心理效应。一些以主观症状的改善情况作为疗效评价指标时，其效应中可能包括了安慰剂效应。

（4）潜在的未知因素的影响 人类的知识总是有局限性的，很可能还有一些影响干预效应的因素，但目前尚未被我们所认识。

2. 设立对照的方式

（1）标准对照（standard control） 又称阳性对照（positive control），是临床试验中最常用的对照

形式，是以当前公认的治疗某病最佳（或常规）的药物或疗法作为对照，用于评价新药或新疗法的疗效，适用于已有肯定防治效果的疾病。

（2）安慰剂对照（placebo control）　又称阴性对照（negative control），指在实验研究中给予对照组不具有任何有效成分，但其外观、大小、颜色、气味等与实验组药物难以区分的安慰剂。常与盲法结合使用，以消除试验观察者与研究对象主观心理因素对试验结果的影响。适用于病情较轻、研究周期较短或目前尚无有效药物或治疗手段的疾病，且使用安慰剂对患者的病情及预后没有明显影响。

（3）自身对照（self-control）　指在同一研究对象中实施干预与对照措施。如比较用药前后体内某些观察指标的变化，以评价药物的疗效；皮肤病患者左、右肢体分别使用试验药物与对照药物，以判断何种药物疗效更好；比较预防接种前后血清抗体滴度的变化，以评价预防措施的效果等。它不仅可消除研究对象个体差异对试验效应的影响，而且所需样本量减少一半。

（4）交叉对照（crossover control）　即在实验过程中将研究对象随机分为两组，在第一阶段，一组人群给予干预措施，另一组人群为对照组，干预措施结束后，经过一个洗脱期（通常为药物的5个半衰期），两组对换试验措施。这样，每个研究对象均兼做实验组和对照组成员，既可消除个体差异，又可减少一半样本含量，同时也可消除试验顺序对试验结果的影响。常用于慢性复发性疾病药物最佳配伍的研究。但这种对照必须有一个前提，即第一阶段的干预一定不能对第二阶段的干预效应有影响，这在许多实验中难以保证，因此，这种对照的应用受到一定限制。

此外，还有历史对照、空白对照等非均衡对照，由于这类对照缺乏可比性，除某种特殊情况外，一般不宜采用。

（十）应用盲法

在实验研究中，对干预措施效果的判断常会受到实验各方人员主观心理因素的影响，为避免偏倚的产生，在实验过程中实施盲法（blinding）尤为重要。根据设盲对象的不同，盲法分为3类。

1. 单盲（single blind）　是指研究对象不知道自己的分组和所接受的处理情况，而观察者和资料分析者知道。单盲可以减少研究对象主观因素所致的偏倚，而且观察者知晓研究对象的分组情况，能更好地观察研究对象，可及时发现和处理可能出现的意外情况，对受试者的健康和安全有利。但是单盲不能消除来自观察者主观因素所致的偏倚。

2. 双盲（double blind）　是指研究对象和观察者都不知道试验分组情况和所接受的处理措施，只知道研究对象的序号，由研究设计者来安排和控制全部试验，待试验结束和资料分析后才宣布分组情况。双盲可以避免研究对象和研究者的主观因素所带来的偏倚，但双盲设计复杂，实施困难，应用时须考虑其可行性，在执行中要有严格的管理制度和方法。

（1）防止破盲　试验药和对照药两种制剂的外形、大小、颜色、气味、包装等均要相同。

（2）保证试验对象的安全　实验过程中患者一旦出现不良反应、治疗无效或病情加重时，必须从伦理观点出发，对该患者立即停止盲法治疗，公开其使用的真实药物，以利于紧急救治。

（3）不宜用于危重患者。

3. 三盲（triple blind）　是指观察者、研究对象和资料分析者均不知道研究对象的分组情况和处理情况，仅研究的组织者知道，直到试验结束时才公布分组和处理情况。三盲可消除来自试验三个方面的主观因素的影响，但实际实施起来很困难。

尽管实施盲法是实验性研究需遵循的一项重要原则，是避免来自于研究者和研究对象主观因素干扰所致偏倚的重要手段，但有些流行病学实验只能采用非盲法，即开放试验（open trial），即研究对象和研究者均知道分组情况，试验公开进行。如比较手术治疗和药物治疗的疗效比较时，研究对象接受的是何种治疗方法就无法保密。另外，某些有客观观察指标的试验也无需采用盲法，如观察指标为死亡或存活，这类指标的观察不会受到研究者心理因素的影响，从而无需盲法。开放试验的优点是易于设计和实施，也便于及时处理实验过程中研究对象出现的问题；缺点是容易产生信息偏倚，研究对象的依从性也会受到影响。

（十一）确定实验观察期限

根据试验目的、研究结局出现的周期等，确定研究对象开始观察及终止观察的日期。原则上观察期限不宜过长，以能出结果的最短时间为限。不同疾病类型和干预措施会影响试验观察的期限。一般而言，传染病观察期限较短，慢性病观察期限较长。

二、流行病学实验研究的实施

实验流行病学研究作为前瞻性研究，通常采用专门设计的病例报告表（case report form，CRF）收集研究对象的基线数据和随访资料。

（一）基线资料的收集

基线数据主要包括研究人群的人口学特征、结局指标的基线水平、其他可能影响研究结果的因素等。收集基线数据的主要目的是：比较干预措施使用前后结局指标的变化，以便正确评价干预措施的效果；描述研究对象的基本特征，确定研究结果可能外推的人群；评估实验组与对照组组间的可比性等。

（二）随访资料的收集

在实验研究中，所有的研究对象都要进行同等地随访（follow‐up），并要求对所有研究对象坚持随访至观察终止期，力求避免出现中途退出和失访的现象。随访的内容包括干预措施的实施情况、结局指标的测量以及影响结局的其他因素的信息。具体的随访时间、随访间隔和随访次数可依据干预时间、结局事件出现的时间和观察期限等而定。随访时应注意：实验组与对照组的随访时间、次数、内容和收集资料的方法应一致；实验室检查方法和操作规程要标准化。

资料收集前，需对随访调查员就资料收集方法和标准等进行统一培训，考核合格后方可参加随访工作。所收集的资料可来源于：病例报告表、调查问卷、体检资料、实验室检查、医疗档案、登记系统、监测系统等。

三、流行病学实验研究中应注意的问题

（一）伦理学

实验流行病学研究以人作为对象开展研究是一项十分严肃谨慎的工作，为了确保研究对象的权益、健康和安全，防止在实验中自觉或不自觉地发生不道德行为，必须在实验中遵循伦理道德（problems of ethics），严格遵守《赫尔辛基宣言》中有关人体医学研究的伦理准则。

⊕ 知识链接

《赫尔辛基宣言》

1964 年，世界医学联合会在芬兰赫尔辛基举行的大会上通过了新的伦理学法典即《赫尔辛基宣言》。该宣言制定了以人体为对象的生物医学研究中的伦理原则和限制条件，并要求实验研究者遵守赫尔辛基宣言，否则就不能在相应的会议、杂志上发表研究结果。之后，各国相继成立了医学伦理委员会，其职责是在实验研究开始前对其伦理学问题进行审查。

1. 研究必须具有充分的科学依据　在开始人群试验前，应先进行毒理学、药理学等动物实验，在

取得安全有效的肯定性结论之后方可用于人群试验。为了保护研究对象的健康和安全，设计方案必须科学合理，尽可能避免让研究对象面临不必要的风险。试验设计和实施方案必须经过医学伦理委员会的伦理审查，批准后方可实施。

2. 获得受试者的知情同意 试验前，研究者必须以研究对象能够理解的语言或文字，详细告知其有关研究的目的、内容、方法、可能出现的不良反应及程度等，使研究对象在充分了解上述信息的基础上，自愿选择参加试验，并签署知情同意书。现场试验或社区试验中，还应征得社区或参与单位的知情同意，这样能提高社区的参与度、依从率，从而提高研究质量。

3. 有益无害原则 试验中所采用的试验措施应该使研究对象获益或至少无害。不能因为研究的目的而忽视对患者的治疗，如果某病已有疗效明确的治疗方法，应以现有标准治疗方法作对照，若仍使用安慰剂对照而延误患者的治疗不符合伦理原则。只有在缺乏有效治疗方法或使用安慰剂不存在延误患者病情的情况下，使用安慰剂或空白对照才是合理的。试验过程中，要有充分的安全措施，一旦发现风险已超过预期的益处，应立即停止试验。

另外，要特别注意对研究对象隐私的保护以及资料的保密，研究对象的人格尊严和权益应受到尊重。

（二）预实验

在正式试验前，应先在小范围做一次少量人群的预试验（pilot study），通过预试验可获得某些基础资料和数据，有助于评价试验设计的科学性和可行性，以免由于设计不周，盲目开展试验而造成人力、物力、财力的浪费。同时，可检查各项试验准备工作是否完善，确定试验操作方法是否正确可行，研究对象对干预措施的依从性如何等，若发现问题，可及时修改试验流程、方法，以便正式试验的顺利开展。

第三节　实验结果的分析与评价

对实验结果进行统计分析前，先要按照研究目的和设计要求对原始资料的完整性、规范性和真实性进行核实，以提高研究数据的准确性和可信性。在此基础上，进行数据的录入、归类，采用恰当的统计分析方法对资料进行描述和分析。在资料整理和分析过程中，应对所有研究对象的资料都进行整理和分析，尤其是在随机分组后未完成试验者的资料。不能根据数据是否符合预期研究结果，而对资料进行人为取舍。对原始资料任何不恰当的处理都会减弱研究的真实性。

一、排除和退出问题

（一）排除

在随机分配前对研究对象进行筛查，凡对干预措施有禁忌者、无法追踪者、可能失访者、拒绝参加实验者，以及不符合纳入标准的研究对象，都应排除（exclusions）。排除对研究结果的内部真实性不会产生影响，但会影响研究人群的代表性及研究结果的外推。为了观察并筛选出真正符合纳入标准的受试对象，研究者可在研究设计中加入试运行期（run - in period），即在随机分组之前，通过短期的试验了解研究对象的合作、依从及不能耐受的不良反应等情况，从而排除不符合标准或可能无法坚持试验的研究对象，并在随后的试验中只选择能参加试验者进行随机分组。

（二）退出

退出（withdrawal）即研究对象在随机分组后从实验组或对照组退出。这不仅会造成原定的样本量不足，使研究功效（或把握度）降低，且破坏了原有的随机分组，影响组间的可比性，如果退出在组间的部分不均衡，易产生偏倚，影响研究结果的真实性。退出的主要原因如下。

1. 不合格（ineligibility） 凡试验开始后发现不符合纳入标准者、未接受任何干预措施者或数据完全缺失者均视为不合格的研究对象。一般而言，研究者对实验组的观察更为仔细，更容易发现实验组中不符合标准的研究对象，导致实验组中因不合格而被退出的人数多于对照组。另外，研究者对研究对象反应的观察与判断可能带有主观倾向性，研究者往往更多关注实验组中对干预措施效果差或发生不良反应者，因此这些研究对象比其他参与者更容易被判断为不合格而退出研究，使留在实验组中效果较好者相对较多，导致干预措施的实际效果被过高估计。

为了防止因研究对象不合格被剔除造成的偏倚，可以在随机分组后发现不符合标准者仍保留在试验中，资料分析时可根据入选标准将研究对象分为"合格者"和"不合格者"两个亚组，分别比较实验组和对照组结局事件的发生情况，如果两者结果不同，则在下结论时应慎重。另外，对不合格者也可以保留在原组采用意向治疗分析。

2. 不依从（noncompliance） 是指已参加试验的研究对象在实验过程中不遵守实验所规定的要求。实验组研究对象不遵守试验规程，相当于退出或脱落（drop – out）实验组；对照组研究对象不遵守对照规程而私下接受试验措施，相当于加入（drop – in）实验组。由于这种退出和加入并不是随机的过程，其结果是实验组和对照组不依从者的比例和特征可能不同，各组依从者和不依从者的特征也可能不同，破坏了原有分组的均衡性。

发生不依从的主要原因如下。

（1）试验措施或对照措施有不良反应，研究对象难以坚持。

（2）研究对象对试验不感兴趣，不愿配合。

（3）研究对象自身情况发生改变，如病情加重不能配合等。

改善依从性的主要措施在于加强对研究对象的宣传教育，讲清试验的意义、具体过程、遵循试验规程对研究的重要性，争取研究对象的支持与配合。同时，建立良好的医患关系、简化试验方案、缩短试验周期、定期核查干预措施实施情况等都有利于提高研究对象的依从性。此外，应调查研究对象不依从的原因与程度并详细记录，不依从率的高低与不依从的原因也应当是资料分析的内容之一。

3. 失访（loss to follow – up） 是指在随访过程中，研究对象因迁移、外出、死于与本病无关的其他疾病或拒绝继续参加试验等原因从研究中退出。失访会损害研究的内部真实性，必须将失访减少到最低程度，一般要求失访率不超过10%。

为减少失访，随机分组前应尽可能排除某些不愿接受随访、迁移可能性较大的研究对象参加试验；试验过程中一旦发生失访，应尽量采用电话、网络或上门访问等方式进行随访；资料分析时，应比较两组失访率、失访原因和失访者的特征有无差异，比较两组失访者与未失访者的特征有无差别，以便对研究结果做出合理的判断。

二、评价指标

试验效果评价指标的选择应视试验目的而定，其基本原则是：尽可能用客观的定量指标；测定方法有较高的真实性（效度）和可靠性（信度）；要易于观察和测量，且易为受试者所接受。

（一）治疗效果的主要评价指标

1. 有效率（effective rate） 指某病治疗的有效例数占治疗总例数的比例。

$$有效率 = \frac{治疗的有效例数}{治疗的总例数} \times 100\% \qquad （式6 – 3）$$

2. 治愈率（cure rate） 指某病治愈的患者例数占该病接受治疗患者总例数的比例。常用于病程短而不易引起死亡的疾病。

$$治愈率 = \frac{治愈例数}{治疗总例数} \times 100\%$$ （式6-4）

3. 生存率（survival rate） 指患某病的人中或接受某种治疗措施的患者中，经 N 年随访（通常为1年、3年、5年），到随访结束时仍存活的病例数占总观察例数的比例。常用于评价病程长的致死性疾病的远期疗效，如癌症、心血管疾病等。

$$N \text{ 年生存率} = \frac{随访满 \, N \, 年尚存活的病例数}{随访满 \, N \, 年的病例总数} \times 100\%$$ （式6-5）

4. 相对危险度降低（relative risk reduction，RRR） 指与对照组相比，实验组不良事件发生率下降的比例。其值越大，表示实验组比对照组的效果越好。

$$RRR = \frac{|对照组事件发生率 - 实验组事件发生率|}{对照组事件发生率} \times 100\%$$ （式6-6）

5. 绝对危险度降低（absolute risk reduction，ARR） 指实验组不良事件发生率（如病死率、致残率等）较对照组下降的绝对值。其值越大，则实验组的效果越好。

$$ARR = |对照组事件发生率 - 实验组事件发生率|$$ （式6-7）

6. 需治疗人数（number needed to treat，NNT） 是指需治疗多少例患者才能取得一例最佳效果（如治愈、救活等）。其值越小，治疗方法的临床疗效越好。

$$NNT = \frac{1}{ARR}$$ （式6-8）

（二）预防效果的主要评价指标

1. 抗体阳转率（antibody positive conversion rate）

$$抗体阳转率 = \frac{抗体阳性人数}{接种疫苗人数} \times 100\%$$ （式6-9）

2. 保护率（protective rate，PR）

$$PR = \frac{对照组发病率（或死亡率）- 实验组发病率（或死亡率）}{对照组发病率（或死亡率）} \times 100\%$$ （式6-10）

3. 效果指数（index of effectiveness，IE）

$$IE = \frac{对照组发病率（或死亡率）}{实验组发病率（或死亡率）}$$ （式6-11）

此外，治疗措施效果的考核还可用病死率、病情轻重、病程长短及病后携带病原状态、后遗症发生率、复发率等指标评价；预防措施效果的考核还可用抗体滴度几何均数、发病率、感染率等指标评价。

三、意向治疗分析

意向治疗分析（intention-to-treat analysis，ITT）是指所有患者被随机分入 RCT 中的任意一组，不管他们是否完成试验，或者是否真正接受了该组治疗，都保留在原组进行结果分析。其目的在于避免选择偏倚，并使各治疗组之间保持可比性。ITT 分析反映了原治疗干预实际临床应用后的效果，包括患者在试验过程中的各种转归。但在评价治疗方法的真正疗效方面，如果试验方法确实有效，应用 ITT 分析会低估该试验的治疗效果。RCT 的简单分组如表6-1所示，试验结束时，ITT 比较的是①+②组和③+④组。

表 6 - 1　随机对照试验实际依从与分组

	X 治疗		Y 治疗	
实际依从情况	未完成 X 治疗或转为 Y 治疗	完成 X 治疗	完成 Y 治疗	未完成 Y 治疗或改为 X 治疗
整理资料后分组	①	②	③	④

除了 ITT 分析外，还有符合方案分析和接受治疗分析。

符合方案分析（per - protocol analysis，PP）又称效力分析、依从者分析，是指仅对原实验组与对照组中完全遵循方案完成研究的对象进行分析，而剔除不依从者的资料。即仅比较②组与③组，不分析①组和④组。PP 分析反映干预措施的生物效应。临床试验中，患者常因药物疗效不佳或不良反应而导致不依从，若分析时剔除这部分对象，则可能高估药物的疗效。

接受治疗分析，是对接受了实际干预措施者进行分析，比较的是①中转组者 + ③和② + ④中转组者，有可能会高估干预措施的效果。

在评价试验的效力时，建议同时使用上述三种方法，以获得更全面的信息，使 RCT 结果的解释更为合理。

第四节　优点与局限性

一、优点

1. 采用随机分组的方法，将研究对象随机分为实验组与对照组，使两组除干预措施外，其他已知或未知的混杂因素在两组间均衡分布，从而提高了两组的可比性，能更好地控制混杂偏倚。

2. 流行病学实验研究属前瞻性研究，研究者能观察实验的全过程，随访每个研究对象的反应和结局，对实验组与对照组同步进行比较，故因果论证强度高。

3. 有助于了解疾病的自然史，并可获得一种干预措施与多种结局的关系。

二、局限性

1. 实验设计较为复杂，实施条件要求高、难度大，在实际工作中有时难以做到。

2. 受干预措施适用条件的限制，纳入的研究对象代表性往往较差，导致实验结果的外推受到影响。

3. 需要长期随访的实验性研究，容易出现失访，也难以保证研究对象有很好的依从性，从而影响实验效应的评价。

4. 为了实现研究目的，研究者对实验组人为施加干预因素，或有时不给予对照组有效治疗而仅使用安慰剂等，故容易引发伦理学问题。

目标检测

答案解析

1. 简述流行病学实验研究的基本特点。

2. 简述流行病学实验研究的用途。

3. 简述社区干预试验中选择现场的原则。

4. 临床试验中选择研究对象的原则有哪些？

5. 流行病学实验研究中为什么要进行随机分组？

6. 流行病学实验研究与前瞻性队列研究的不同点有哪些？

7. 流行病学实验研究与前瞻性队列研究的相同点有哪些？

8. 影响流行病学实验研究样本量的因素有哪些？

9. 意向性分析的目的是什么？

10. 简述流行病学实验研究的优缺点。

（徐学琴）

书网融合……

本章小结   题库

第七章　病因及其推断

学习目标

1. 掌握　流行病学病因的定义及其内涵；流行病学病因研究的一般方法与步骤；因果关系的判定标准及其应用。

2. 熟悉　常见的流行病学病因模式；建立病因假设的逻辑学方法：Mill 准则与假设演绎法；统计学联系与因果联系。

3. 了解　病因观及其发展简史。

4. 学会病因推断的基本方法，建立现代医学模式下的病因观。

探索病因（causation of disease）是流行病学的基本任务之一，病因研究对于临床疾病的诊断、治疗以及制定人群预防策略都具有十分重要的意义。流行病学研究病因是从群体的角度，应用描述性、分析性和实验性研究方法，通过建立病因假设、验证假设及因果关系推断等不同阶段探索疾病的病因和疾病发生的影响因素，从而指导临床医学实践和预防医学实践。

第一节　概　念

一、病因

（一）病因观及其发展

随着社会进步和科学技术的发展，人们对于病因的认识也在不断变化、更新。病因观的发展历程大致可分为下列几个阶段。

在原始社会早期，疾病对于人们来说是神秘莫测的，除了明显由外部因素导致的外伤和死亡之外，其他大多疾病被归因于上帝和鬼神，而与之相对应的是以向神灵祈祷或采用巫术驱魔等方法来预防和治疗疾病，称"神灵主义病因观"。

到了奴隶社会，随着人们对世间万物认识水平的提高，特别是受到一些哲学思想的影响，产生了朴素唯物主义病因观。我国祖先创立了"阴阳五行"学说，认为人体健康的本质是阴阳上的平衡和五行间的相生相克的一种对立统一关系。金、木、水、火、土 5 种特性相生相克，处于动态平衡，一旦这 5 种元素失衡，就会导致疾病的发生。而被称为"医学之父"的 Hippocrates 在他的著作 *Airs*，*Waters and Places* 一书中明确地论述了环境与疾病的关系，并总结出地方病的主要影响因素有气候、土壤、水、生活方式和营养五大类。这一时期的病因观认识到了外部环境因素会影响疾病的发生，同时也开始认识到机体自身的作用，并由此衍生了一些病因假说。

此后，人们在与"瘟疫"的斗争过程中，逐步认识到疾病是可以"传染"的，可以由动物传给人，也可在动物与动物之间、人与人之间传播。在发现微生物之前，对于传染病流行过程的"三个环节"已经有了初步的认识，并采取了相应的控制措施，如隔离患者、接种"人痘"预防天花等。19 世纪，随着显微镜的发明和微生物学的发展，德国学者 Robert Koch 提出人类和动物的许多疾病是由微生物感染引起的，且不同的微生物可导致不同的疾病，即单病因学说。Koch 病因假说对推动传染病的病因研究起到了重大的作用，炭疽病是第一个被证实符合这些原则的疾病。

随着现代经济快速发展和国民生活水平的普遍提高，居民的生活方式和饮食结构改变，且工作节奏加快，心理精神紧张加重。近几十年来疾病谱、死因谱发生了重大变化，非传染性慢性疾病成为人群健康的最大杀手，而单病因学说过于偏重病原体的致病作用，对高血压、糖尿病等这类非传染性慢性疾病的发生难以解释，从而逐渐被取代。随着人类社会化程度不断提高，社会因素、心理因素在疾病发生中的作用逐渐引起重视，最终形成了现代"生物－社会－心理医学模式的病因观"，也称为"多病因学说"或"多因多果病因学说"。

（二）病因的定义

由于基础医学、临床医学和预防医学等不同学科的研究视角不同，观察对象（个体或群体、普通人群或临床患者、人或动物）不同，对病因的理解也不尽相同。流行病学是从宏观视角、群体水平研究病因问题。20 世纪 80 年代，Lilienfeld AM 教授（1920—1984 年）将病因定义为："那些能使人群发病概率增加的因素，就可以认为是疾病的病因，当它们中的一个或多个不存在时，疾病频率就会下降"。这一定义被国际流行病学界广泛认可和接受。

Lilienfeld 的病因定义较好地反映了现代流行病学的病因观，反映了多病因学说的基本思想。他主要是从预防医学的角度，以提高疾病预防和控制水平为目的而提出的，不强调疾病发生的生物学机制，也不强调病因与疾病之间的特异性联系，体现了现代公共卫生的思想理念。例如，通过对人群的观察性研究发现，生物燃料烟雾暴露者发生慢性阻塞性肺疾病（chronic obstructive pulmonary disease，COPD）的风险高于同一人群中的非暴露者，而在社区或农村中采取有效的通风措施，降低人群的暴露率，经过一定时期之后，人群 COPD 的发病率或死亡率随之下降。尽管我们对于生物燃料烟雾暴露导致 COPD 的机制，以及生物燃料烟雾中哪些成分是导致 COPD 的元凶等可能仍不是十分清楚，但我们不局限在发病机制中的研究，而是从流行病学角度考虑，只要生物燃料烟雾暴露可以影响到 COPD 发生的频率，我们就可以认为生物燃料烟雾暴露是 COPD 的病因之一。这种认识在制定疾病预防控制和健康促进策略和措施方面具有重要的意义。

同时，这一病因定义也反映了多病因的观点。各种因素可能单独作用，也可能协同作用。也许某种因素单独存在时不足以导致疾病发生，但与其他因素共存时就可能导致疾病发生，我们同样可以认为该因素就是疾病的病因。

（三）危险因素

危险因素（risk factors）是流行病学中对与疾病发生有正关联的各种因素的通称。

危险因素既可以是外部环境因素，如电离辐射、高温、空气污染物、病原微生物等，又可以是机体自身因素，如遗传、免疫、内分泌等，既可以是理化因素或生物学因素，又可以是精神、心理或行为因素，甚至一些基本人口学特征如年龄、性别、受教育程度、收入水平等也可以作为疾病发生的危险因素。一种危险因素（如吸烟）可能和多种疾病有联系，而一种疾病（如 COPD）又可能与许多危险因素有关。现代流行病学研究中利用物理、化学、生物学、统计学等各种技术方法，可以测定并评价各种危险因素在疾病发生中的作用大小，以及消除某种危险因素后可使疾病频率减少的程度。在制订预防和控制疾病的规划或指导医疗卫生工作实践时，危险因素是一个很有实际意义的概念。

与危险因素对应的是保护因素（protective factors），即与疾病发生有负关联的各种因素，常见的保护因素有控制体重、积极运动和健康饮食等。

二、病因模型

病因模型是用简洁的概念关系图来表达病因与疾病之间的关系，反映了对疾病病因的基本认识，是病因观的一种形象表达方式。比较有代表性的病因模型有三角模型、轮状模型、疾病因素模型、病因网模型等。

（一）三角模型

三角模型（triangle model）又称流行病学三角。该模型认为疾病的发生是致病因子、宿主、环境 3 个方面相互作用的结果，三者各占正三角形的一角（图 7-1）。如果三者相互联系、互相制约，保持平衡状态，就不会发生疾病。一旦三者中的任一因素发生变化，打破了这种平衡，就将发生疾病。三角模型考虑到了宿主因素和环境因素在疾病发生中的作用，比单一病因论有较大的进步，有助于人们进一步认识疾病发生的条件。这种病因模式更适用于有特异病因（病原体）的急性传染病。例如，上呼吸道感染是一种由病毒或细菌引起的常见疾病。但三角模式用于解释多种因素长期作用导致的慢性病则显得力不从心，且该模型将三个要素均等划分，未能反映各自作用的大小。

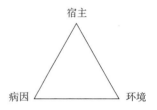

图 7-1　流行病学病因的三角模型

（二）轮状模型

轮状模型（wheel model）又称车轮模型，是用两个同心圆来反映宿主与环境的相互关系，宿主方面的因素包括遗传、免疫、代谢等，环境因素分为生物、理化和社会环境（图 7-2）。轮状模型各部分的相对作用大小反映了其在疾病发生中所起作用的大小，可能会随疾病不同而有所变化。如单基因遗传病的发生主要取决于遗传因素，则遗传内核可大些，而急性传染病则主要受环境因素和宿主免疫状况的影响，则相应部分的大小会变化。

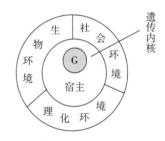

图 7-2　流行病学病因的轮状模型

（三）疾病因素模型

疾病因素模型（图 7-3）将病因分为两个层次：外围的远因和发病机制的近因。外围的远因包括生物学因素、环境因素、行为与生活方式因素和卫生服务与保健因素。其中，生物学因素是指遗传、免疫、内分泌等；环境因素包括社会因素（如社会形态、制度、法律、经济、文化等）和自然因素（如地理、气候、化学、物理、动物宿主、生物媒介等）；行为与生活方式因素包括运动、睡眠、应激、不良嗜好等；卫生服务与保健因素包括卫生服务制度与体系、医疗保障制度、卫生资源、卫生服务利用、个体保健等。这类宏观的病因属于流行病学的危险因素，具有疾病预防和公共卫生学上的意义。而临床医学上的病因主要关注生物学机制，对疾病的诊断和治疗意义更大。这种病因分类的方法明确，通俗易懂，具有较强的实践指导意义。

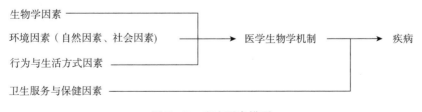

图 7-3　疾病因素模型

（四）病因网模型

疾病的发生往往是多种因素综合作用的结果，且多种因素之间也是相互关联或互为因果，在慢性病中尤为如此。如果按各因素关联的先后顺序或相互作用关系将它们连接起来就构成一条病因链（chain of causation），多个病因链相互交错就构成了一张病因网（web of causation）。病因网模型可以比较全面地反映某种疾病的发病因素及其相互关系，提供较完整的因果关系路径。图7-4是COPD病因网的示意图，提示COPD的发生可能与遗传因素和环境因素有关，目前已经证实或高度怀疑的因素有遗传易感基因、吸烟或被动吸烟等不良行为和细菌或病毒感染等环境因素及精神心理因素。同时，遗传因素和环境因素的交互作用也会增加COPD发病风险。但若考虑到病因及疾病发生发展过程的复杂性和不确定性，病因网也很难反映出疾病病因及其相互关系的全貌，且在不同人群、不同个体发病因素也不尽相同。

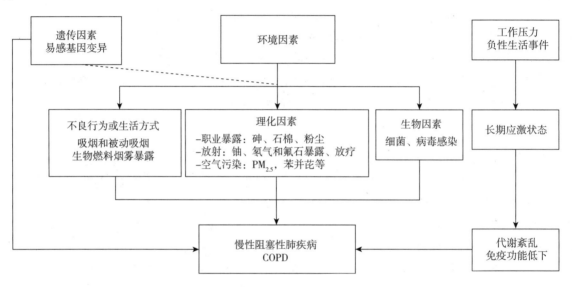

图7-4 COPD的病因网示意图

第二节 病因研究的方法与步骤

⇒案例引导

案例 慢性阻塞性肺疾病（chronic obstructive pulmonary disease，COPD）是一种常见的以持续气流受限为特征的呼吸系统疾病。有研究表明农村女性吸烟率显著低于城市，但农村女性COPD的患病率却显著高于城市。因此，对某农村地区中40岁以上的女性人群进行流行病学调查。结果发现，在农村地区，生物燃料包括木材、农作物残留物、木炭及生物粪便等被广泛用于烹饪或取暖，生物燃料烟雾暴露程度较高的女性肺功能显著降低，且接触生物燃料烟雾的女性比未接触的女性更容易出现咳嗽、咳痰和呼吸困难的症状。

讨论 根据现有资料，你认为生物燃料烟雾暴露是COPD的病因吗？为什么？

流行病学研究病因的过程包括3个基本步骤：建立假设、检验和验证假设、病因推断。

一、病因假设的建立

建立病因假设一般是根据临床资料或描述性研究结果，遵循一些逻辑学法则并通过逻辑推理过程而完成的。描述性研究方法主要包括现况调查和生态学研究。现况调查主要是了解疾病在某时点的分布情况，同时可以调查与发病相关的一些因素分布，从而发现病因线索。由于疾病和可疑因素的测量是在同一时点，无法判断先后顺序，因此不能证实因果关系，但可以建立病因假设。生态学研究又称相关性研究，是以人群组为观察单位收集疾病频率和暴露因素的资料，进一步分析二者是否存在关联。根据生态学研究结果可以发现病因线索、建立假设，但与现况调查一样，不能证实因果关系。

（一）假设演绎法及其应用

流行病学病因研究一般不涉及或很少涉及具体的致病机制，而是依据一些观察性研究和人群实验性研究所获得的经验证据来建立病因假设并进行因果关系推断。例如，通过描述性研究资料获得一些生物燃料烟雾与 COPD 关系的线索，很多 COPD 女性患者没有吸烟史但存在生物燃料烟雾暴露、使用草木秸秆等生物燃料的农村地区与 COPD 发病率存在某种程度的联系，在此基础上我们建立了初步的假设："生物燃料烟雾暴露可能是 COPD 的病因之一"。进一步通过分析性研究和人群干预研究获得相关的经验证据，如 COPD 患者比未患 COPD 者（对照）有更多的生物燃料烟雾暴露史，或生物燃料烟雾暴露者 COPD 发病风险高于非暴露者，或通过在社区中采取改善通风条件等措施减少生物燃料烟雾暴露后可以降低 COPD 发生或死亡风险等，根据这些经验证据我们可以推论生物燃料烟雾暴露与 COPD 存在因果关联。

演绎法的推论过程可分为两个基本步骤。

步骤一：建立病因假设 H，并由假设 H 演绎出经验证据 E。例如，假设生物燃料暴露是 COPD 的病因之一，并由此演绎出若干经验证据。

经验证据 1（E1）：COPD 患者（病例组）的生物燃料烟雾暴露率高于非 COPD 者（对照组）。

经验证据 2（E2）：生物燃料烟雾暴露组的 COPD 的发生率或死亡率高于非暴露组。

经验证据 3（E3）：如果对生物燃料烟雾暴露人群进行干预（如改善烹饪燃料和厨房通风），则可以使人群 COPD 的发生率或死亡率降低。

步骤二：通过在特定人群中进行流行病学研究获得经验证据 E，反推假设 H 是否成立。上述各经验证据可分别通过病例对照研究（E1）、队列研究（E2）和人群实验研究（E3）获得，如果各经验证据成立，则该病因假设 H 很可能成立。

假设演绎法是在描述性研究（建立假设）与分析性研究和人群实验性研究（验证假设）之间起到一种衔接的作用。需要强调的是，由于疾病的发生往往是多种因素共同作用的结果，且作用机制十分复杂，即使各经验证据 E 都成立，也不能简单地推论该病因假设 H 也一定成立，因为这些经验证据可能是偶然的或虚假的；反之，即使各经验证据 E 不成立，也不能就此认为该病因假设 H 不成立。因果关系的推断需要遵循严格的步骤和判断标准。

（二）Mill 准则及其应用

Mill 准则（Mill cannon）是由英国逻辑学家、经济学家 John Stuart Mill（1806—1873 年）最早提出，原本有 4 条准则，经后人修改后现有 5 条准则。

1. 求同法（method of agreement） 是指在不同情况或条件下，当发生某事件 A，则均有某因素 a，则 a 很可能是 A 的原因。也就是找出发病者的共同点，从而发现病因线索。例如，2008 年，我国某家医院短期内先后收治了多例婴幼儿泌尿系统结石病例，进一步调查发现，他们都有食用某品牌奶粉史，提示食用该品牌奶粉可能是导致这些婴幼儿发病的原因，最终调查结果证实该品牌奶粉违规添加三聚氰胺导致了该病。

2. 求异法（method of difference） 是指当发生某事件 A 时有某因素 a 存在，而未发生事件 A 时则无某因素 a，则 a 很可能是 A 的原因。例如，通过比较发病者与未发病者的不同点或比较发病风险高与发病风险低者的不同点，从而找出可能的病因。如 COPD 患者（病例组）的生物燃料烟雾暴露率高于非 COPD 者，提示生物燃料烟雾暴露可能是 COPD 的病因。

3. 共变法（method of concomitant variation） 如果某因素 a 出现的频度或强度发生变化，某事件 A 发生的频率与强度也随之变化，则 a 很可能是 A 的原因。例如，不同国家沙利度胺销售量与发生短肢畸形儿数有正相关关系，生态趋势研究结果也显示，1958—1962 年间，德意志联邦共和国沙利度胺销售量与发生的畸形儿数在时间上也存在相关关系，提示孕妇服用沙利度胺是导致新生儿短肢畸形的原因。

4. 类比推理法（method of analogy） 如果某疾病 A 与疾病 B 的分布特征一致，说明这两种疾病可能有共同的病因。如果已知疾病 B 的病因为 a，则 a 也很可能是疾病 A 的病因。例如，已证实生物燃料烟雾暴露可使肺癌发病率升高，现发现生物燃料烟雾暴露高的区域 COPD 发病率亦升高，故可推出生物燃料烟雾暴露也可能是 COPD 的病因。

5. 剩余法（method of residues） 又称排除法。假设某疾病 A 只有 a、b、c、d、e 5 种可能的病因，现有的证据可以排除 b、c、d、e，虽然尚无证据证实因素 a 就是疾病 A 的病因，因其他的可能性都已排除，则 a 很可能就是疾病 A 的病因。这种方法适用于危险因素较少而且已知的疾病，除了已知的危险因素外很少有特例。例如，有研究发现 COPD 的发病率不仅与吸烟相关，也与家族史有关。但有部分患者无法用这些危险因素解释，那么就可推理还有其他"剩余"因素也是可能的病因，如生物燃料烟雾暴露。

⊕ **知识链接**

因果推断的方法

当前越来越多的学者希望通过适当的设计和分析方法来研究观察性数据变量之间的因果关系，这已成为因果推断领域的研究热点。在实际临床研究中，常用倾向性评分（propensity score, PS）或孟德尔随机化（Mendelian randomization, MR）方法来控制观察性研究中的混杂因素。倾向评分法指将多个混杂因素用一个综合的倾向性评分来表示，通过倾向性评分对病例组（或暴露组）和对照组进行匹配或加权，以保证两组研究对象具有可比性，达到"类随机化"的效果，从而排除混杂因素的干扰。而孟德尔随机化是以遗传变异作为工具变量建立模型并进行因果效应推断。

二、病因假设的检验和验证

描述性研究的结果有助于发现病因线索、建立假设，动物实验或实验室研究结果也只能作为佐证，不能直接作为证实因果关系的证据。验证病因假设必须在人群中采用分析性研究或实验性研究方法进行。常用的方法有病例对照研究、队列研究和实验性研究。

病例对照研究是将研究对象按照是否患所研究疾病分为病例组和对照组，比较过去各种可疑因素的暴露史，从而判断暴露因素与疾病是否有因果关联。由于病例对照研究产生偏倚的可能性较大，且研究设计是由"果"推"因"，结论的科学论证度较低，通常也不能证实因果关系。但病例对照研究可以同时分析多种可疑因素，常用于筛选可疑因素。

队列研究是将研究对象按照是否暴露于可疑因素分成暴露组（或不同暴露水平）和非暴露组，然后追踪观察一定时间后，对暴露组和非暴露组所研究疾病的发病率或死亡率进行比较，从而判断暴露因素与疾病是否有因果关系。相对于病例对照研究，队列研究是由"因"到"果"的研究，产生偏倚的可能性较小，结论的科学论证度较高，可以作为判断因果关系的重要依据。

实验性研究是指在人群中进行的流行病学实验，不是动物实验或实验室研究。流行病学实验研究是将研究对象随机分组，对干预组实施干预措施，追踪观察在消除或减少暴露因素后，疾病的发病率或死亡率是否会明显低于对照组或干预前，从而判断暴露因素与疾病是否有因果关系。相较于分析性研究，实验性研究的结论通常更可靠，科学论证度较高，是判断因果关系的重要依据。

病因研究方法因其设计原理、研究周期、研究对象代表性、收集信息的方法与可信度等不同，科学论证强度也不同。证据质量等级金字塔如图7-5，由下到上，证据等级由低到高。通常样本量较大、研究周期较长或随访、客观定量地收集信息等有助于提高结论的可靠性。科学论证强度较大的方法，如果没能严格按照要求来设计和实施，结果的可信度也会大打折扣。

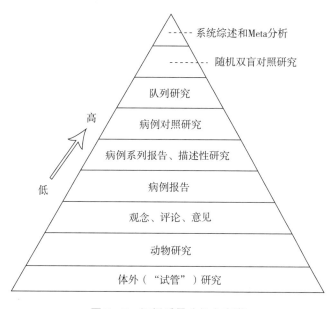

图7-5 证据质量分级金字塔

⊕ **知识链接**

系统综述

系统综述是指针对具体的临床问题，应用统一的科学评价标准，全面系统地搜索、收集相关科学研究，从中提取数据并合并原始研究结果，得出综合性结论，为医疗卫生决策提供可靠、权威的证据。而Meta分析是指对以往的研究结果进行系统定量综合的统计学方法。对多个研究进行了Meta分析的系统综述称为定量系统综述，没有进行Meta分析而仅仅进行了描述性分析的系统综述称为定性系统综述。Meta分析和系统综述现已被视为循证医学的最高级别的证据。我们应努力吸收先进的知识成果，正确分析社会中存在的问题，并将自己的专业知识运用到实践工作中。

三、流行病学病因推断

首先根据临床资料或各类描述性研究结果建立假设，再进行分析性研究或人群实验性研究来验证假设，最后参照因果联系的判断标准进行病因推断（causal inference）。流行病学病因研究的一般步骤见图7-6。

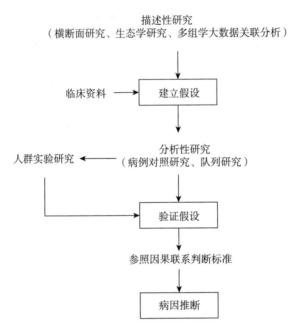

图7-6 流行病学病因研究的一般步骤

第三节 病因推断

病因推断（causal inference）就是以现有的流行病学研究及其他相关研究资料为基础，按照因果联系判断的标准做出推断性结论的过程。

一、统计学关联与因果联系

如果分析性或实验性流行病学研究的结果表明某种因素与疾病之间存在统计学上的关联，并不意味着两者一定有因果联系。这种关联可能仅仅是机遇（chance）所致的偶然联系，或者是偏倚导致的虚假联系，也可能是一种继发联系，在排除了上述各种联系后，才有可能是因果联系。

（一）统计学关联

统计学关联（statistical association）是判定因果联系的基础和前提。绝大多数的病因研究都是抽样调查，需通过统计学的假设检验来排除由随机抽样误差导致的偶然关联。当经过统计学假设检验达到显著性水平后，可认为 E 与 D 有统计学关联。病例对照研究中，当某疾病患者（D）具有某因素（E）的比例，显著高于非该疾病者具有 E 的比例，并达到统计学显著水平时，则称该因素与疾病存在统计学关联。队列研究中，当暴露因素（E）在人群中变动后某疾病（D）的频率或强度也变动，也可认为二者有关联。但是，有统计学关联时还有 3 种可能，即虚假关联、间接关联及因果关联。判断是否为因果联系之前必须先排除虚假联系及间接联系的可能，再进行病因推断。

（二）虚假联系

虚假联系（spurious association）是由于研究过程中产生的偏倚或偶然性错误导致本来没有联系的某个因素和疾病之间表现出统计学上的联系。如研究对象选择不当、研究的设计存在问题、测量仪器故障或在测量过程中发生偶然性的失误（如实验室检测过程中加错试剂）等都可能导致虚假的联系。

例如，在病例对照研究中，如果调查者对病例和对照的态度不同，对于病例有意无意地诱导性提问，以期望得到想要的阳性结果。这种调查偏倚可能导致本来没有联系的某个因素和疾病之间表现出统计学上的联系，而这种联系是虚假的联系。因此在分析结果时，一定要确定研究设计、实施及资料分析合理，各种偏倚都得到有效控制，这样才能排除虚假联系。

（三）间接联系

间接联系（indirect association）是指两种现象（或事件）本身并不存在因果联系，但是因为它们都与某因素有联系，导致这两种现象存在统计学上的联系。例如，在人群中携带打火机或火柴者患肺癌的风险高于不携带打火机或火柴者且有统计学意义，但这并非意味着携带打火机或火柴会导致肺癌。因为携带打火机或火柴通常是为了吸烟，而吸烟与肺癌有关，是肺癌的独立危险因子。由于吸烟这个混杂因素的影响，夸大了携带打火机或火柴与肺癌之间的关联。在实际研究中，可以通过倾向性评分分析或分层分析对混杂因素进行控制，排除混杂因素的干扰，从而排除间接联系。

（四）因果联系

排除虚假联系和间接联系之后，两事件间的联系才有可能是因果联系（causal association）。但还不能直接下因果关系的结论，还需要根据因果联系的判定标准进行推断。

二、病因推断的一般步骤

在进行因果联系推断之前，必须全面收集和评价相关研究文献，首先判断所观察到的联系是否具有偶然性，并仔细核查各项研究结果是否存在偏倚（如选择偏倚、测量偏倚、混杂偏倚），最后根据因果联系的判定标准进行综合性的判断。病因推断的基本步骤见图 7-7。

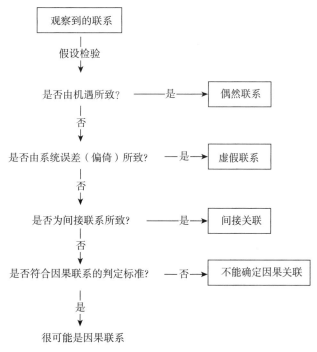

图 7-7　因果联系推断的基本步骤

三、因果联系判定的标准

（一）关联的时序性

关联的时序性（temporality of association）是指在因果关联中，"因"必须在"果"之前，即先有致病因素暴露，然后疾病才发生，且从暴露于病因到疾病发生之间必须有一个合理的时间间隔，这是判定因果联系的前提和必要条件。因与果的先后顺序在前瞻性研究和实验性研究中可以判定，而在病例对照研究或横断面研究中往往难以判断。因此，回顾性研究或横断面研究结果在病因推断中的论证强度较低。

（二）关联的强度

关联的强度（strength of association）的评价指标主要有相对危险度（RR）和比值比（OR），某因素与疾病的联系强度（RR或OR值）越大，则因果联系的可能性越大。反之，如果联系强度小，则因果联系的可能性也不大。此条也是判定因果联系的最重要的前提条件之一。但需要注意的是，在因果关联判断时，并没有公认、明确的关联强度界值。弱的关联并不一定不是病因，需要进一步考虑偏倚和混杂因素的影响，慎重地判断因果关联。

（三）剂量-反应关系

剂量-反应关系（dose-response relationship）是指随着某因素暴露强度增高（或降低），人群中疾病的发病率、患病率或死亡率也随之升高（或降低）。对于病因推断而言，剂量-反应关系就是随着某因素暴露剂量增高或暴露时间延长，发生某种疾病的风险也随之增大，可以认为该暴露因素与疾病之间存在因果联系。剂量-反应关系对因果联系推断是一个强有力的证据，但没发现剂量-反应关系也不能否认因果联系。因为剂量-反应关系通常在一定剂量范围内才比较明显，且影响疾病发生的因素很多，每一个体也存在差异，因此很难观察到明显的剂量-反应关系。此外，很多疾病（特别是多病因的慢性病）的发生与剂量本来就没有太大关系，自然也很难观察到剂量-反应关系。

（四）关联的重复性

关联的重复性（consistency of association）是指多次研究得到同样结果，也称一致性。即在不同时间、不同地区以及不同的人群中由不同的研究者用不同的研究方法获得同样的或类似的结果，均支持某暴露因素与疾病的联系，说明该联系的重复性好，一致性高，该联系为因果联系的可能性大。此条通常也被认为是判定因果联系的重要前提条件之一。在过去的病因推断实践中，也会遇到个别或少数研究存在不同或相反的结果，但需要慎重地判断因果关联的可能性。这是因为同种疾病在不同地区、不同人群中主要病因可能不同，或某些病因只能在特定条件下才能引起相应的结果。随着循证医学的快速发展，通过 Meta 分析定量合并针对同一科学问题的多项研究结果，能够对研究结果重复性进行量化分析。

（五）关联的特异性

关联的特异性（specificity of association）是指病因与疾病有特异性的对应关系，一种因素只能引起某种特定的疾病，一种疾病也只能由某个特定因素引起。关联的特异性主要适用于传染病，而对大多数非传染性疾病来说，很难找到特异性病因，因此，此条件不能作为判定因果联系的必要条件。如果有特异性关联，可提高病因推断结论的可靠性；但若无特异性联系，也不能排除因果联系的可能性。

（六）暴露的终止效应

暴露的终止效应（cessation effects of exposure）又称实验证据（experimental evidence），是指通过实验性研究证实，当去除或减少该暴露因素后，疾病就不会发生或发生风险降低，则说明二者存在因果关联。终止效应也是因果联系推断的强有力的证据，但并非必要条件。

（七）生物学合理性

生物学合理性（biological plausibility）是指某因素与疾病的联系能够用现有的医学、生物学及其他相关科学知识进行合理的解释。往往一些动物实验或细胞、分子水平的实验室研究结果，有助于阐明该暴露因素导致疾病发生的作用机制，可作为因果联系推断的重要依据。但是，如果现有的科学知识尚不能给予合理的解释，也不能贸然否定其因果联系。例如，最早在 20 世纪 50 年代就有学者提出孕妇妊娠期间感染风疹可能引起胎儿畸形，但由于当时科学技术限制，人们对病毒及其危害的认识还不够，当时的知识尚不能解释风疹感染与胎儿畸形的联系，因此并没有受到重视。但随着科学的发展，二者之间的因果联系最终被证实。

（八）关联分布的一致性

关联分布的一致性（coherence）是指暴露因素和疾病分布一致，即某因素和疾病在地区、时间和人群中的分布一致。如果在存在该因素或该因素暴露水平较高的地区、时间和人群中，该疾病的发病率或死亡率也较高，而在不存在该因素或该因素暴露水平较低的地区、时间和人群中，该疾病的发病率或死亡率也较低，则提示二者之间可能有因果关系。

上述各项判定标准中，不一定要求全部满足。其中，关联的时序性是唯一的必要条件，联系的强度和剂量－反应关系通常也被认为是推断因果联系的重要条件。后面几条则是非必要条件，若符合，可大大提高因果推断的可靠性；如果不符合，也不能完全否认因果联系的可能，在进行病因推断时应持审慎态度。

目标检测

答案解析

1. 比较传统因果观与现代因果观的差异。
2. 常见病因模型有哪些？
3. 提出病因假设的方法有哪些？
4. 如何认识 Mill 准则的应用？
5. 简述流行病学探索病因的原则。
6. 如何判断各类研究的证据质量？
7. 简述统计学联系和因果联系的区别。
8. 病因推断的一般步骤是什么？
9. 简述病因因果判定的标准。

（吕嘉春　谢　晨）

书网融合……

本章小结　　　　　题库

第八章 筛检与诊断试验的评价

PPT

📖 学习目标 ⌇⌇⌇

    1. 掌握 筛检与诊断试验的概念、区别与联系；筛检与诊断试验的评价方法、指标的计算及相互关系。

    2. 熟悉 筛检与诊断试验评价的基本步骤；筛检实施的原则；确定筛检与诊断试验界值的原则；提高筛检与诊断效率的办法。

    3. 了解 筛检的分类；筛检效果的评价及筛检中的偏倚。

    4. 学会筛检与诊断试验的评价方法及指标的计算，具备评价筛检与诊断试验的能力。

    早期发现可能有病的人并及时进行诊断和治疗是医务工作者的重要任务之一，而要实现这一目标需要有灵敏、特异的筛检和诊断试验方法作为手段。随着现代科学技术的不断发展，各种新的筛检和诊断方法不断涌现，也给医务工作者提出了新的问题。这些新方法应用价值如何？在进行不同疾病的筛检和诊断时该如何选用？这就需要我们首先对这些筛检试验与诊断试验方法进行科学的评价。

第一节 概 述

一、概念

    筛检（screening）是指运用快速、简便的试验、检查或其他方法，在表面上健康的人群中去发现那些未被识别的、可能有病或者有缺陷的人。其目的在于将可疑有病的人与可能无病的人鉴别开，以便早期发现、早期诊断和早期治疗患者。

    筛检试验（screening test）是指用于筛检的试验、检查或其他方法，即用来识别外表健康的人群中可能患有某病的个体或未来发病风险高的个体的方法。一般要求其快速、简便、价廉，有较高的灵敏度。

    诊断（diagnosis）广义上讲是指从医学角度对人们的精神和体质状态做出的判断。

    诊断试验（diagnostic test）是指用于诊断或排除疾病的一切方法或手段。一般要求其准确，有较高的特异度。诊断试验可包括临床上各种实验室检查、影像诊断、仪器检查（如心电图、内窥镜等）以及询问病史、体格检查等。

    在表面健康的人群中可能包含三种人：一种是无该病的健康人，一种是可疑有该病但实际无该病的人，一种是确实有该病的人。这三种人常混合存在。如图8-1所示，在医学实践中，第一步可以用筛检试验将健康人与其他两类人区别开来，第二步可以用更准确的诊断试验在可疑患该病的人中将实际无该病的人与实际患该病的人做出鉴别，第三步是对真正有该病的人进行治疗。因此，从筛检到诊断，再到治疗，是一个逐步递进的过程。

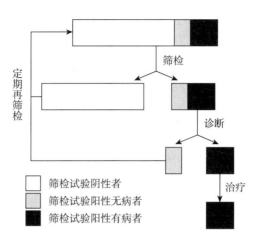

图 8-1　筛检及诊断流程图

二、目的

（一）筛检的目的和用途

1. 用于疾病的二级预防　通过筛检可发现可疑有病的人，以便早诊断、早治疗，实现疾病的二级预防。

2. 用于疾病的一级预防　通过筛检可发现人群中的高危个体，针对危险因素采取预防性措施，降低疾病发生风险，实现疾病的一级预防。

3. 了解疾病自然史　通过筛检可了解疾病在人群中自然发展的演变过程、不同年龄人群的患病情况，对制订正确的筛检和治疗方案有重要参考作用。

4. 疾病监测　定期对人群进行筛检可了解人群中疾病流行现状及发展规律，评价干预措施的效果。

（二）诊断的目的和用途

诊断的目的是判断检查对象是否患病，将患者与可疑有病但实际无病的人鉴别开，准确地对患者的疾病做出临床诊断，以便进一步采取治疗或干预措施。此外，诊断试验还可用于疗效判定、预后评估以及治疗副作用监测等。

在临床实践过程中，有些方法和手段既可作为筛检试验，又可作为诊断试验，但是在实际应用中对筛检试验和诊断试验的要求是不同的。主要表现在以下几个方面（表 8-1）。

表 8-1　筛检试验与诊断试验的区别

	筛检试验	诊断试验
应用对象	表面健康的人	患者或筛检阳性者
目的	区别可疑患者与健康无病者	鉴别患者与可疑有病但实际无病的人
要求	快速、简便、经济、安全、灵敏	准确、权威
处理措施	阳性者需要经过诊断试验加以确诊或排除诊断	阳性者需要及时治疗或者采取必要的干预措施

虽然筛检试验与诊断试验有很多不同点，但是其试验方法和评价方法是相似的，本章介绍的筛检试验评价的原则和方法也适用于诊断试验的评价。

三、类型

筛检有多种分类方法。例如按筛检对象的范围不同可分为人群筛检和目标筛检；按筛检项目的多少可分为单项筛检和多项筛检；按筛检的目的不同可分为治疗性筛检和预防性筛检；按筛检的组织形式不同可分为主动筛检和机会性筛检等。

1. 人群筛检（mass screening） 是指用一定的筛检方法对一般人群进行筛检，找出其中患该病可能性较大的人，然后对其进一步诊断及治疗。

2. 目标筛检（targeted screening） 又称选择性筛检，对有某种暴露的人群、某一特殊职业人群或高危人群等定期进行健康检查，以实现早期发现患者，及时给予治疗。

3. 单项筛检（single screening） 指用一种方法筛检一种疾病。

4. 多项筛检（multiple screening） 同时应用多种方法进行筛检，可以同时筛检多种疾病。

5. 主动筛检（active screening） 是通过有组织的宣传介绍，动员群众主动进行筛检。

6. 机会性筛检（opportunistic screening） 也叫病例搜索（case-finding），是将日常医疗卫生服务与目标疾病患者的筛检有效结合，在患者就医或体验过程中进行目标疾病筛检的一种方式。

四、应用原则与条件

筛检是涉及到较多人的群体性预防医疗活动，要花费大量的人力、物力和财力，因此，不是在所有情况下都可以开展筛检。筛检要有一定的应用条件。首先，要有合适的筛检方法，同时还应考虑被筛检疾病的重要性和人群中病例的比例、开展筛检的设备、条件是否具备、是否有有效的诊断及干预措施等。总之，必须要权衡利弊得失，估计成本效益。

一般来说，筛检的应用原则主要如下。

1. 被筛检疾病已成为重大的公共卫生问题。人群中该病的患病率较高，不及时控制将会造成严重后果。

2. 对该病的自然史有足够的了解。不能盲目筛检，只有对疾病的自然史有足够的了解，才能准确预测筛检可能产生的效益。

3. 要有适宜的筛检方法。筛检试验必须快速、简便易行、价廉、安全、可靠、灵敏、特异、有效、且能被目标人群接受。

4. 对筛检出的疾病有进一步确诊的方法和有效的治疗措施。

5. 应考虑整个筛检、诊断、治疗的成本与收益问题。即权衡筛检所需的经费和所能筛检出的患者数以及不进行筛检的不良后果，收益应该大于成本。

⊕ **知识链接**

"两癌"筛查

宫颈癌和乳腺癌是严重威胁妇女健康的两种恶性肿瘤。2009年，新一轮深化医改以后，我国启动实施了一系列的妇幼重大公共服务专项项目，农村妇女宫颈癌和乳腺癌（以下简称"两癌"）检查是其中之一。由中央和地方共同实施，对农村地区35~64岁的适龄妇女进行"两癌"筛查。据初步统计，到2019年，宫颈癌检查覆盖了全国2118个县，乳腺癌检查覆盖全国1651个县，宫颈癌的检查近1亿人次，乳腺癌的检查超过了3000万人次，检出宫颈癌及癌前病变17.7万例，乳腺癌和癌前病变1.6万例。健康中国行动（2019—2030年）提出以贫困地区为重点，逐步扩大农村妇女两癌筛查项目覆盖面，到2022年和2030年，农村适龄妇女宫颈癌和乳腺癌筛查覆盖率分别达到80%和90%以上。

第二节　筛检试验评价的基本步骤

→ 案例引导

　　案例　术后谵妄是一种常见的急性神经系统综合征。精神病检查（the diagnostic and statistical manual of mental disorders fifth edition，DSM－V）是诊断谵妄的金标准。然而，进行这种评估需要专业的培训，而且非常耗时。因此，对于术后患者的常规谵妄筛查，需要实用且简短的评估测试。4 A 测试（4A's test，4AT）是一项简短的四项谵妄测试，不到 2 分钟的时间就能完成，可以由医疗专业人员进行，无需特殊培训。某研究将4AT用于麻醉后护理病房543 名患者的术后谵妄筛查，以精神病检查（DSM－V）为金标准，得到如下研究结果：4AT 阳性（评分≥3）的25 人中，有21 人有谵妄；而4AT 阴性的518 人中，有4 人谵妄。

　　讨论　4 AT 筛查术后谵妄的效果如何？如何评价4 AT 筛查术后谵妄的价值？

　　怎样知道一个筛检试验或诊断试验好不好？效果如何？不能仅凭临床经验。筛检试验或诊断试验需要运用流行病学的方法对其进行科学客观的研究与评价，以正确认识该试验的筛检或诊断价值，便于人们正确选用该试验，科学合理地解释其结果，从而提高筛检收益或诊断水平。

　　评价筛检试验与诊断试验的基本方法是首先确立一个与之比较的标准——金标准（gold standard）；其次是合理地选择研究对象，包括病例组和对照组；然后用待评价的筛检试验或诊断试验与金标准对这两组人群进行同步盲法试验；最后对数据进行整理分析，计算相应的指标，评价该筛检或诊断方法的真实性、可靠性、收益等。具体步骤如下。

一、确定金标准

　　金标准又称金指标或标准诊断方法，是当前医学界公认的该病的最佳诊断方法，即最真实、最可靠的诊断方法，它能正确地区分研究对象是否患有该病。

　　金标准应根据临床具体情况而定，通常诊断一种疾病有一个金标准，而不同的疾病往往有不同的金标准。病理组织活检、微生物培养、手术发现、尸体解剖、特殊的影像诊断、长期随访得到的肯定诊断等，是常见的金标准方法。例如胆结石诊断的金标准可选手术取出结石，而病理组织学检查常作为肿瘤诊断的金标准。对于目前尚无特异性诊断标准的疾病，专家制订的得到公认的临床诊断标准也可作为金标准。

二、确定研究对象

　　评价筛检试验与诊断试验，需要选择两组研究对象，一组为金标准确诊为"患该病"的患者，称为病例组，另一组为金标准确认为"无该病"的人，称为对照组，但"无该病"的对照组并不是指完全无病的正常人，可以是患其他疾病的人群。研究对象应采用随机化抽样的原则，可选择同期进入研究的连续病例或按比例抽取的样本。

　　（一）病例组选择

　　病例组应包括该病各种临床类型的患者，如不同病程阶段（早、中、晚期）的病例、症状典型和不典型的病例、病情严重程度不同（轻、中、重度）的病例以及有、无治疗史和有、无并发症的病例等，以保证其对该病临床病例的代表性，便于将来的结果能对该病患者广泛适用。

（二）对照组选择

所选择的对照组与病例组尽量具有许多相似的条件（相匹配），如在年龄、性别及某些重要的特征等方面与疾病组具有可比性。对照组应慎用志愿者和健康人群，最好选择需要与研究疾病进行鉴别诊断的其他患者，即临床表现相似，容易与该病相混淆的其他疾病的患者，以便评价该试验的鉴别诊断能力。

三、估计样本含量

筛检试验与诊断试验的评价需要足够的样本量。估计样本量可用公式计算或查相应的样本量表，需提前确定几个因素：待评价试验预期的灵敏度、特异度，第Ⅰ类错误的概率 α，容许误差 δ。当预期的灵敏度或特异度接近50%时，可用式8-1计算样本量。

$$n = \frac{Z_{\alpha/2}^2 \times p(1-p)}{\delta^2}$$ （式8-1）

式中，n 为所需样本量；$Z_{\alpha/2}$ 为标准正态分布曲线下尾部面积为 α 时对应的 Z 值；δ 为容许误差，即样本率和总体率的最大容许误差；p 为待评价试验的灵敏度或特异度的估计值，可以参考以往的资料或进行小规模预调查进行估计。通常用灵敏度计算病例组的样本含量，特异度计算对照组的样本含量。

当灵敏度或特异度 <20% 或 >80% 时，资料呈偏态分布，需要对率进行平方根反正弦变换，可用式8-2估算样本量。

$$n = \left[57.3Z_{\alpha/2}/\sin^{-1}(\delta/\sqrt{p(1-p)}) \right]^2$$ （式8-2）

例8-1 估计某试验诊断某病的灵敏度为80%、特异度为70%，设 α 为0.05，δ 为10%，若评价该试验诊断某病的诊断价值，需要检查多少例研究对象？

在本例中，$\alpha = 0.05$，$Z_{0.05/2} = 1.96$，$\delta = 0.10$，$p = 0.80$ 和 $p = 0.70$，按公式8-1计算样本含量。

病例组的样本含量为：

$$n = \frac{1.96^2 \times 0.80 \times (1-0.80)}{0.10^2} = 61.47 \approx 62$$

对照组的样本含量为：

$$n = \frac{1.96^2 \times 0.70 \times (1-0.70)}{0.10^2} = 80.67 \approx 81$$

因此，评价该诊断试验所需的病例组人数约为62例，对照组约为81例。

四、整理分析资料

（一）筛检试验与诊断试验指标的选择

选择适宜的指标对于评价筛检试验与诊断试验结果非常重要。一般来说指标可分为三类：即主观指标（由主诉确定的指标）、客观指标（能用仪器加以测量的指标）和半客观（或半主观）指标（根据诊断者的感觉而加以判断的指标）。

在这三类指标中，客观指标可靠性最好，主观指标可靠性最差，因此在进行筛检和诊断时，应尽量选择客观指标。

（二）筛检试验与诊断试验界值的确定

界值（cut off point）又称诊断标准、截断点、阈值，是划分筛检试验和诊断试验结果阳性与阴性（或正常与异常）的标准。当筛检或诊断结果是连续性变量时，分界值的选择是否恰当，将对试验结果的真实性产生明显的影响。确定界值的原则见本章第三节。

（三）实施及资料整理分析

待评价的筛检或诊断试验与金标准应在同步、盲法的情况下进行比较。同步是指两种方法需在相同时间、地点及研究对象中进行检测。盲法是指试验操作及结果判断者均不知道研究对象是属于病例组还是对照组，即判断诊断试验结果者不能预先知道金标准划分研究对象的结果，反之亦然。这样可以避免主观因素引起的信息偏倚，使结果更可靠。

经金标准确诊的患者和非患者，再经待评价的筛检或诊断试验检测为阳性或阴性后，两种方法检测结果相对比，可能出现四种情况：真阳性（a）、假阳性（b）、假阴性（c）、真阴性（d），将其整理成表 8 - 2 的格式，而后可用本章第三节的方法计算相关指标评价该筛检或诊断试验。

表 8 - 2 筛检或诊断试验评价四格表

筛检或诊断试验	金标准		合计
	有病	无病	
阳性	a（真阳性）	b（假阳性）	$a + b$
阴性	c（假阴性）	d（真阴性）	$c + d$
合计	$a + c$	$b + d$	N

五、质量控制

要保证筛检和诊断试验评价研究结果的真实和可靠，质量控制十分重要。应在筛检试验和诊断试验评价过程中注意以下几方面。

1. 选择的研究对象应包括适当的疾病谱，要与临床实际情况相似，即研究对象的选择应能代表该诊断试验临床应用的目标人群。

2. 选择恰当的金标准。如果采用不完善的参照试验作为"金标准"，会导致疾病的错误分类，即将患者误判为非患者，将非患者误判为患者，从而影响筛检和诊断试验评价的准确性。

3. 金标准和待评价的试验应尽量盲法、同步、独立进行。如果事先知道金标准或者诊断试验的结果，会影响对另一种试验结果的判断。另外，同一患者进行诊断试验和金标准检测间隔时间不能太长，以免病情变化，影响检测结果。

4. 诊断试验所用的仪器、试剂、试验条件、试验步骤等要统一、标准化。

5. 观察指标要客观、特异，判断结果的标准要明确具体。

6. 参与调查和试验的研究者应经过严格培训。

第三节 筛检试验的评价

筛检试验与诊断试验评价主要包括真实性、可靠性和收益三个方面。

一、真实性

筛检试验或诊断试验的真实性（validity）又称效度（validity）、准确度（accuracy），是指筛检试验或诊断试验所获得的测量值与实际值的符合程度。评价筛检试验或诊断试验的真实性常用的指标有灵敏度、特异度、假阴性率、假阳性率、正确诊断指数和似然比等，其计算可基于四格表（表 8 - 2）。

（一）常用的真实性评价指标

1. 灵敏度（sensitivity，Se） 又称敏感度、真阳性率，是指金标准诊断为"有病"的病例（a +

c）中，经筛检试验或诊断试验检测为阳性者（a）所占的比例，即实际有病而被该筛检试验或诊断试验正确地判定为有病的概率。

$$灵敏度(S_e) = \frac{a}{a + c} \times 100\% \qquad （式8-3）$$

灵敏度只与金标准确诊的病例组有关，它反映了筛检试验或诊断试验发现患者的能力。灵敏度值越大越好，理想的筛检试验或诊断试验灵敏度应为100%。

2. 特异度（specificity，Sp） 又称真阴性率，是指金标准诊断为"无病"的人（$b + d$）中，经筛检试验或诊断试验检测为阴性者（d）所占的比例，即实际无病而被该筛检试验或诊断试验正确地判定为无病的概率。

$$特异度(S_p) = \frac{d}{b + d} \times 100\% \qquad （式8-4）$$

特异度只与对照组（非病例组）有关，它反映了筛检试验或诊断试验鉴别非患者的能力。特异度值越大越好，理想的筛检试验或诊断试验特异度应为100%。

3. 假阴性率（false negative rate，FNR） 又称漏诊率，是指在金标准诊断为"有病"的病例（$a + c$）中，经筛检试验或诊断试验检测为阴性者（c）所占的比例，即实际有病但被筛检试验或诊断试验错误判定为无病的概率。它反映了筛检试验或诊断试验将患者错误诊断为非患者的程度。假阴性率值越小越好。灵敏度越高，假阴性率越低，两者之和等于1。

$$假阴性率(FNR) = \frac{c}{a + c} \times 100\% = 1 - 灵敏度 \qquad （式8-5）$$

4. 假阳性率（false positive rate，FPR） 又称误诊率，是在金标准诊断为"无病"的人（$b + d$）中，经筛检试验或诊断试验检测为阳性者（b）所占的比例，即实际无病但被筛检试验或诊断试验错误判定为有病的概率。它反映了筛检试验或诊断试验将非患者错误诊断为患者的程度。假阳性率值越小越好。特异度越高，假阳性率越低，两者之和等于1。

$$假阳性率(FPR) = \frac{b}{b + d} \times 100\% = 1 - 特异度 \qquad （式8-6）$$

5. 正确诊断指数（correct diagnosis index） 又称约登指数（Youden's index，YI）。它是一个综合评价指标，等于灵敏度和特异度之和减去1。它反映了筛检试验或诊断试验发现患者与非患者的总能力。YI 范围在0~1之间，该值越大越好。约登指数可用于两种诊断方法的比较。

$$YI = （特异度 + 灵敏度） - 1 = 1 - （假阳性率 + 假阴性率） \qquad （式8-7）$$

6. 似然比（likelihood ratio，LR） 指病例组中出现某种检测结果（阳性或阴性）的概率与非患者中出现相应结果的概率之比，它反映的是患者出现该结果的概率是非患者的多少倍。因为筛检试验或诊断试验结果通常分为阳性和阴性，因此似然比也相应地分为阳性似然比（positive likelihood ratio， +LR）和阴性似然比（negative likelihood ratio， −LR）。

阳性似然比是指在患者中筛检试验或诊断试验阳性结果出现的概率（即真阳性率）与在非患者中出现阳性结果的概率（假阳性率）之比，说明该试验正确判断阳性的可能性是错误判断阳性可能性的多少倍。阳性似然比越大，说明该试验的诊断价值越高。

$$+LR = \frac{真阳性率}{假阳性率} = \frac{灵敏度}{1 - 特异度} = \frac{\dfrac{a}{a + c}}{\dfrac{b}{b + d}} \qquad （式8-8）$$

阴性似然比是指在患者中诊断试验阴性结果出现的概率（即假阴性率）与在非患者中诊断试验出现阴性结果的概率（真阴性率）之比，说明错误判断阴性的可能性是正确判断阴性可能性的多少倍。

阴性似然比越小，说明该试验的诊断价值越高。

$$-LR = \frac{假阴性率}{真阴性率} = \frac{1 - 灵敏度}{特异度} = \frac{\dfrac{c}{a+c}}{\dfrac{d}{b+d}} \qquad (式8-9)$$

如正确诊断指数一样，似然比是一个相对稳定的综合性评价指标，它不受患病率的影响，在选择筛检试验或诊断试验时应选择阳性似然比较高、阴性似然比较低的方法。

上述评价真实性的指标均可计算其相应的置信区间，具体计算方法参考相应的统计书籍。

例8-2 以本节4AT筛查术后谵妄的案例为例，试计算评价该试验真实性的指标。

首先将研究结果整理成表8-3。

表8-3 4AT筛查术后谵妄的试验结果

4AT	金标准		合计
	谵妄	无谵妄	
阳性	21 (a)	4 (b)	25
阴性	1 (c)	517 (d)	518
合计	22	521	543

计算如下：

灵敏度 $= 21/22 \times 100\% = 95.5\%$

特异度 $= 517/521 \times 100\% = 99.2\%$

假阴性率 $= 1/22 \times 100\% = 4.5\%$

假阳性率 $= 4/521 \times 100\% = 0.8\%$

约登指数 $= 0.96 + 0.99 - 1 = 0.95$

阳性似然比 $= (21/22) / (4/521) = 124.33$

阴性似然比 $= (1/22) / (517/521) = 0.05$

（二）确定筛检试验或诊断试验界值的原则和方法

1. 确定筛检试验或诊断试验界值的原则 界值是指划分筛检试验或诊断试验结果阳性与阴性（正常与异常）的诊断标准。界值的选择会对筛检试验或诊断试验结果的真实性产生直接影响。当检测指标为连续性变量时，患者和非患者的指标分布通常是重叠的，对同一种疾病应用不同界值进行诊断时，其灵敏度和特异度也会有所不同，如图8-2所示。在AB之间则既有患者又有非患者，成为一个重叠区。如果把患者与非患者的分界点定在A处，虽然不会漏掉患者，但会把一部分非患者诊断为阳性，出现误诊；如果将分界点定在B处，又可能漏诊一部分患者；若将分界定在A与B之间，则既有一部分患者漏诊（c），又有一部分非患者被误诊（b）。因此，在一定范围内，灵敏度与特异度常呈"此消彼长"的特点，可以通过改变诊断水平的分界点，来改变筛检试验或诊断试验的灵敏度和特异度，但是提高特异度度往往需要以降低灵敏度为代价，反之亦然。因此，在实际工作中，应该权衡假阳性或假阴性带来的后果及试验的目的，确定筛检试验或诊断试验的界值。通常的原则如下。

（1）当假阳性及假阴性同等重要时，可把界值定在患者与非患者的分布曲线交界处或正确诊断指数最大处。例如，将界值定在C处。

（2）如疾病的早期诊断有利于患者的治疗和康复，应选灵敏度高的筛检试验或尽量将患者检测出。例如，将界值定在靠近A处。

（3）如果该病治疗效果不理想、或进一步确诊及治疗费用较高的疾病，可选择特异度较高的筛检试验或尽量减少误诊。例如，将界值定在靠近 B 处。

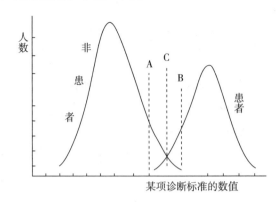

图 8 - 2   患者与非患者诊断指标的分布示意图

2. 确定筛检试验或诊断试验界值的方法   常用的方法包括生物统计学方法、临床判断法和 ROC 曲线法等。

（1）生物统计学方法   常使用百分位数法和正态分布法。详见统计学书籍。

（2）临床判断法   通过大量的临床实践或追踪观察不同诊断标准对健康损害的影响来确定合适的界值，如血糖水平 >7.0mmol/L 为异常，就是在长期的临床实践及预后观察中得出的。

（3）ROC 曲线法   ROC 曲线又称受试者工作特征曲线（receiver operator characteristic curve，ROC），是将诊断指标的连续变量设多个不同的临界值，计算出相对应的灵敏度和特异度，再以真阳性率（灵敏度）为纵坐标，假阳性率（1 - 特异度）为横坐标作图绘制的曲线（图 8 - 3）。

ROC 曲线常用于确定诊断试验的最佳截断值。一般选择曲线上最靠近左上角的分界值作为诊断标准（如图 8 - 3 以 3 为分界点），此时该诊断试验的灵敏度和特异度均较高，而假阳性和假阴性均较低。

ROC 曲线还可以比较两种或多种筛检或诊断试验的诊断价值。可将对同一种疾病的多种诊断试验的 ROC 曲线绘制到同一坐标图中，其中曲线顶点与纵坐标顶点最接近者，即为最好的诊断试验（如图 8 - 4 中 E 曲线最好）。也可通过计算各个试验的 ROC 曲线下面积（the area under the curve，AUC）进行比较，曲线下面积最大的试验的诊断价值最高。AUC 可计算其相应的置信区间，具体计算方法参考相应的统计书籍。

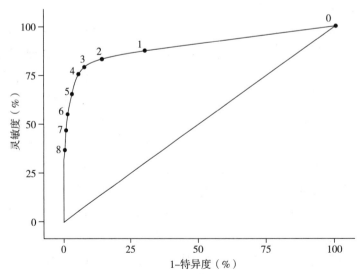

图 8 - 3   4AT 诊断谵妄准确性的 ROC 曲线

4AT 得分范围从 0 到 12。在评分方案中使用 >3 的分界点来表示可能的谵妄

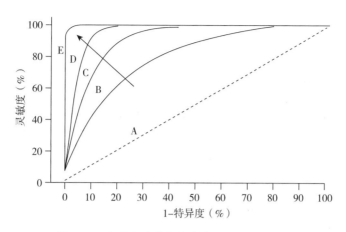

图 8-4　多种方法诊断效能的 ROC 曲线比较

二、可靠性

可靠性（reliability）又称可重复性（repeatability）、信度（reliability）或精确度（precision），是指在相同条件下用同一筛检试验或诊断试验重复检测同一研究对象获得相同结果的稳定程度。可靠性好意味着筛检试验和诊断试验受随机误差的影响小，重复性好，有利于其推广和应用。

（一）影响可靠性的因素

1. 研究对象的生物学变异　人体的各种生理、生化指标的测量值会随测量时间、条件等变化而不断变化，如血压在早晨和晚上是不同的，且随测量体位而变化。因此，要严格规定统一的测量时间和测量条件，以使受试者在相同条件下进行比较。

2. 试验方法与条件的变异　试剂的配制、仪器的校准以及操作者的熟练程度等都可能影响检测结果。因此，应充分了解影响因素的来源，将其控制在最低限度。

3. 观察者的变异　包括观察者内变异（同一观察者在不同时间、条件下重复进行同一试验结果的不一致）和观察者间变异（不同观察者之间对同一试验结果判断不一致）。应严格培训观察者，统一判断标准。

（二）评价可靠性的常用指标

1. 标准差和变异系数　当诊断指标为数值变量时，可利用重复测定的原始数据计算其标准差或变异系数等，来反映筛检试验或诊断试验的可靠性。

2. 符合率和 *kappa* 值　当试验指标为分类变量时，可将重复试验获得的诊断结果，整理成如表 8-4 的四格表形式。常使用符合率和 *kappa* 值，进行可靠性的评价。

表 8-4　筛检试验或诊断试验可靠性评价四格表

第二次试验（筛检或诊断试验结果）	第一次试验（金标准诊断结果）		合计
	阳性	阴性	
阳性	a	b	r_1（$a+b$）
阴性	c	d	r_2（$c+d$）
合计	c_1（$a+c$）	c_2（$b+d$）	N

符合率（agreement rate）又称观察一致率，是指同一批研究对象两次诊断结果均为阳性与均为阴性的人数之和占所有受检人数的比率。符合率可用于对同一组研究对象，两名观察者观察对其观察结果的比较，或同一观察者对其两次观察结果的比较。前者为观察者间观察符合率，后者为观察者内观察符合

率。符合率还可进行调整，即计算调整一致率（adjusted agreement）。

$$符合率 = \frac{a + c}{a + b + c + d} \times 100\% \qquad （式8-10）$$

$$调整一致率 = \frac{1}{4}\left(\frac{a}{a + b} + \frac{a}{a + c} + \frac{d}{c + d} + \frac{d}{b + d}\right) \times 100\% \qquad （式8-11）$$

kappa 值是评价观察一致性程度的常用指标，具体的计算方法如下：

$$kappa = \frac{实际一致率}{非机遇一致率} = \frac{N(a + d) - (r_1c_1 + r_2c_2)}{N^2 - (r_1c_1 + r_2c_2)} \qquad （式8-12）$$

kappa 值的取值范围为 $-1 \sim +1$。一般认为 *kappa* 值在 $0.4 \sim 0.75$ 为中高度一致，*kappa* 值 ≥ 0.75 为极好的一致性，*kappa* 值 ≤ 0.4 表明一致性差。

符合率和 *kappa* 值也可计算其相应的置信区间，具体计算方法参考相应的统计书籍。

例8-3 甲乙两检验师对50份标本进行了检测，结果见表8-5，试计算符合率和 *kappa* 值，分析检测的可靠性。

表8-5 两医师对同一批标本检测结果

乙检验师	甲检验师		合计
	阳性	阴性	
阳性	23 (*a*)	4 (*b*)	27
阴性	6 (*c*)	17 (*d*)	23
合计	29	21	50

采用式8-10、式8-12计算结果如下：

$$符合率 = \frac{23 + 17}{50} \times 100\% = 80\%$$

$$kappa = \frac{50(23 + 17) - (27 \times 29 + 23 \times 21)}{50^2 - (27 \times 29 + 23 \times 21)} = 0.59$$

本例中符合率为80%，*kappa* 值介于 $0.4 \sim 0.75$，结果提示甲乙两检验师判断结果呈中高度一致。

三、收益

（一）预测值

筛检试验或诊断试验的收益主要是指其在人群中应用的效果，如发现新患者的多少、预后如何等。常用的指标有生物学效果评价及卫生经济学效果评价等。在此仅介绍能间接反映筛检收益的指标——预测值。

预测值（predictive value，PV）又称预告值、诊断价值，是根据筛检试验或诊断试验的结果来估计真正患病或无病的可能性大小的指标。预测值包括阳性预测值和阴性预测值。

阳性预测值（positive predictive value，+PV）是指筛检试验或诊断试验结果阳性者真正患病的概率。

$$+PV = \frac{a}{a + b} \times 100\% \qquad （式8-13）$$

阴性预测值（negative predictive value，-PV）是指筛检试验或诊断试验结果阴性者真正无病的概率。

$$-PV = \frac{d}{c + d} \times 100\% \qquad （式8-14）$$

阳性预测值和阴性预测值也可计算其相应的置信区间，具体计算方法参考相应的统计书籍。

以表 8 – 2 为基础，预测值的计算如下：

$$+ PV = \frac{a}{a + b} \times 100\% = \frac{21}{25} \times 100\% = 84.0\%$$

$$- PV = \frac{d}{c + d} \times 100\% = \frac{517}{518} \times 100\% = 99.8\%$$

（二）预测值的影响因素

预测值不是筛检试验和诊断试验本身固有的特性，它受试验的灵敏度、特异度和人群患病率的影响。根据 Bayes 定理，患病率、灵敏度、特异度与预测值的关系可用下列公式表达。

$$+ PV = \frac{\text{灵敏度} \times \text{患病率}}{\text{灵敏度} \times \text{患病率} + （1 - \text{特异度}） \times （1 - \text{患病率}）} \qquad （式 8 – 15）$$

$$- PV = \frac{\text{特异度} \times （1 - \text{患病率}）}{\text{特异度} \times （1 - \text{患病率}） + （1 - \text{灵敏度}） \times \text{患病率}} \qquad （式 8 – 16）$$

在患病率不变的情况下，随着筛检试验或诊断试验的灵敏度升高，阴性预测值上升，阳性预测值下降；反过来，随着筛检试验或诊断试验的特异度升高，阳性预测值上升，阴性预测值下降。当筛检试验或诊断试验的灵敏度和特异度不变时，应用于患病率越高的人群，其阳性预测值随之升高，而阴性预测值会有所降低。

（三）提高筛检或诊断效率的方法

根据预测值的影响因素，可以通过以下手段，提高筛检或诊断效率。

1. 选择高危人群　当筛检试验或诊断试验的灵敏度和特异度一定时，随着患病率的增加，阳性预测值增大，阴性预测值减小。因此，在临床上可通过选择高危人群、有特殊临床表现的人群进行筛检试验或诊断试验，以及通过设立专科门诊、对疑难病例转诊等手段来提高被检查人群的患病率，以获得更多的病例。

2. 联合试验　是指采用多个试验方法来检测一种疾病，以提高筛检试验或诊断试验的灵敏度或特异度，从而提高筛检或诊断的效率。联合试验主要有并联和串联两种方式。

（1）并联试验（parallel test）　又称平行试验，指采用多项试验检测疾病，只要有一项试验结果阳性即诊断为阳性；只有所有试验结果都为阴性，才能诊断为阴性。与单项诊断试验比较，并联试验可提高灵敏度和阴性预测值，但使特异度和阳性预测值下降，即并联试验使漏诊率下降，却使误诊率升高。

在临床工作中，如果需要对患者做出快速诊断，或者漏掉一个患者后果严重，而目前常用的试验方法灵敏度较低时，可采取并联试验，以提高灵敏度。

（2）串联试验（series test）　又称系列试验，指先后采用几项试验检测疾病，只有全部试验都阳性时才判定为阳性，只要有一项试验呈阴性就判定为阴性。串联试验可提高诊断的特异度和阳性预测值，降低误诊率，但是会使灵敏度和阴性预测值降低，漏诊率增加。

串联试验主要用于无需迅速做出诊断，但误诊会造成严重后果，要求诊断准确，但目前尚无特异性很高的单项试验时。串联试验时，建议先用安全、经济的试验，当其结果提示有病时，再进一步做价格昂贵或危险性高的试验。如果几种试验方法的安全性和费用比较接近，应优先做特异度较高的试验，其结果阳性时，再选用灵敏度高的试验，这种策略可减少试验次数，降低检查成本，提高试验的效率。

第四节　筛检效果的评价

一、生物学效果评价

一项好的筛检试验应该能改善筛检人群疾病的预后，降低发病率、死亡率，提高生存率。筛检效果评价理想的方法是比较由筛检发现的患者与因症状而来就医的两组人。但因为参加与未参加筛检的两组人可能存在差别，所以评价筛检效果最好用随机对照试验。常用的生物学效果评价指标有前面介绍过的死亡率、病死率、n 年生存率等，此外还有如下指标。

1. 效果指数（index of effectiveness，IE）　是指未筛检组的事件发生率与筛检组的事件发生率之比。

2. 绝对危险度降低（absolute risk reduction，ARR）　是指未筛检组的事件发生率与筛检组的事件发生率之差。

3. 相对危险度降低（relative risk reduction，RRR）　是指未筛检组的事件发生率与筛检组的事件发生率之差，再除以未筛检组的事件发生率。

4. 需要筛检人数（number needed to be screened，NNBS）　是绝对危险度降低的倒数，即 $NNBS = 1/ARR$，是指欲通过实施该筛检方案，要预防 1 例该事件发生，需要筛检的人数。

二、社会经济效益评价

进行一项筛检试验是要花费人力、物力、财力的，所以筛检的效果应当进行卫生经济学评价。主要包括以下三方面。

1. 成本 - 效果分析　指实施筛检所花费的成本与取得的生物学效果的比较。可计算平均筛检出一个病例的直接和间接成本与在健康改善方面取得的效果（如临床指标的改善和生存期延长等）的比率。

2. 成本 - 效益分析　指实施筛检所花费的成本与取得的经济效益的比值。可用筛检试验所花费的直接和间接成本与通过筛检所取得的经济效益（经过筛检早期发现患者，节省的医疗费用等能用货币计算的效益）进行比较。

3. 成本 - 效用分析　指实施筛检所花费的成本与获得生命质量改善的比较。常用调整生命质量年来衡量生命质量。

三、偏倚及其控制

（一）筛检试验评价中常见的偏倚

1. 领先时间偏倚（lead time bias）　领先时间是指由于筛检导致诊断时间提前的时间，即从筛检发现到临床诊断发现之间所赢得的时间。但是要注意领先时间并不是筛检导致患者延长的生存时间，如果忽略这一点，将筛检诊断时间和临床诊断时间之差解释为因为筛检而延长的生存时间，即容易发生领先时间偏倚。

2. 病程长短偏倚（length bias）　病程短的疾病被筛检出的可能性低于病程长的病，容易产生未筛检者比筛检者生存时间短的假象。因此，在评价筛检试验时应考虑病程长短可能带来的偏倚。

3. 过度诊断偏倚（over diagnosis bias）　指筛检的疾病可逆转或进展缓慢，对受检者寿命影响不大，如果不筛检出来，受检者可能在出现该病临床症状前就死于其他疾病。但是因为筛检而被发现患该病计入患者总体之中，导致经筛检发现的患者有较多的生存者或较长的生存时间，从而高估筛检的效果，导致过度诊断偏倚。它属于病程长短偏倚的一种特殊形式。

4. 志愿者偏倚（volunteer bias）　筛检试验中志愿参加者和不参加者往往在某些特征和行为习惯上有差别，比如受教育程度更高、不良行为生活方式少、更关注自身健康、被诊断为疾病后对治疗的依从性好，因此可能使其死亡风险低于不参加筛检者，使筛检效果被高估，导致志愿者偏倚。志愿者偏倚也属于选择偏倚的一种。

（二）诊断试验评价中常见的偏倚

1. 疾病谱偏倚（spectrum bias）　是指诊断试验纳入的研究对象疾病谱不具有代表性，从而高估或低估了诊断试验的效果。例如病例组没有纳入各种类型的临床病例，而是选择了较典型的病例；对照组没有纳入与该病易混淆的病例而是选择了较多的正常人，就可能高估诊断试验的灵敏度和特异度。

2. 病情检查偏倚（work－up bias）　指根据诊断试验结果决定是否去做金标准试验时容易出现的偏倚。有时，金标准为有创性检查或有一定危险性如血管造影等，如果诊断试验结果为阴性，患者不再接受金标准检查，则造成部分患者未经金标准证实是否患有疾病就认为其无病，从而高估诊断试验的灵敏度。

3. 参考试验偏倚（reference bias）　选择金标准不妥当可造成参考试验偏倚。如果采用不完善的参照试验作为金标准，会导致疾病的错误分类，即将患者和非患者误判，从而影响筛检试验和诊断试验评价的准确性。金标准不能包括诊断试验，否则会夸大诊断试验的准确性。另外，如果患者结果为阴性时采用一种金标准，而为阳性时采用另一种金标准，造成所有患者采用不一致的金标准证实是否患有疾病，可导致偏倚，影响诊断试验的准确性。

4. 评阅偏倚（review bias）　如果事先知道金标准或者诊断试验的结果，会影响对另一种试验结果的判断，由其所产生的偏倚，称为评阅偏倚。因此最好采用盲法判断金标准或者诊断试验的结果。

5. 疾病进展偏倚（disease progression bias）　同一患者进行诊断试验和金标准检测最好同步进行，如果间隔时间太长可能会因病情变化影响检测结果，导致误诊或漏诊，由此引起的偏倚称疾病进展偏倚。

目标检测

答案解析

1. 简述筛检试验和诊断试验的区别。

2. 简述筛检的应用原则。

3. 简述筛检或诊断试验评价的基本步骤。

4. 一般可从哪几方面评价筛检或诊断试验？

5. 评价筛检或诊断试验真实性常用的指标有哪些？

6. 评价筛检或诊断试验可靠性常用的指标有哪些？

7. 简述预测值与患病率、灵敏度、特异度的关系。

8. 简述确定筛检与诊断试验界值的原则。

9. 如何提高筛检的收益？

10. 筛检和诊断试验评价常见的偏倚有哪些？

（高玉敏）

书网融合……

本章小结

题库

第九章　疾病预后研究和临床疗效评价

PPT

📖 学习目标

1. 掌握　疾病预后研究的内容；疾病预后研究常用的设计方案及设计要点；临床疗效评价常用的设计方案及设计要点。

2. 熟悉　描述疾病预后的常用指标；疾病自然史与临床病程；疾病预后因素。

3. 了解　疾病预后研究的生存分析方法；临床疗效评价的资料分析。

4. 学会疾病预后研究和临床疗效评价的设计方案及设计要点，具备采用疾病预后指标分析相关资料的能力。

⇒ 案例引导

案例　为探讨影响肺癌肝转移预后的相关因素，回顾性分析 2009 年至 2019 年某院诊治的 500 例肺癌肝转移患者的临床资料，单因素分析发现年龄、行为状态、肝转移灶数目（单发或多发）、有无肝转移症状、有无其他器官转移和治疗方法等对生存期有影响，多因素分析显示行为状态、年龄及肝转移灶数目和预后有关。

讨论

本案例选用的预后结局是什么？采用的是哪种研究设计方案？研究对象的选择标准是什么？

第一节　疾病预后研究

在临床上，无论患者、家属或临床医师都会关心疾病的发展进程及其结局。临床医师最关心的是疾病可能发生的结局及影响疾病结局的因素。对于简单疾病，临床医师通常能根据自己的临床经验、专业知识并结合患者的病情对患者的预后做出合理判断。然而，对于复杂疾病和大多数慢性疾病的预后及其影响因素，尚缺乏真实可靠的科学证据。因此，有必要开展疾病预后研究。

一、疾病预后的概念

疾病预后（prognosis）是指疾病发生后的转归和结局。疾病预后研究就是关于疾病各种结局（治愈、复发、恶化、功能丧失、发生并发症和死亡等）发生概率的估计及影响预后的各种因素的研究，即疾病预后的评定及疾病预后因素的研究。

疾病预后研究的目的是要明确疾病发生、发展的规律，判断各种结局发生的概率及影响疾病结局的因素，正确评价治疗措施的效果，从而帮助临床医师正确估计疾病可能的发展方向，针对不同患者采取不同的治疗决策，改善疾病预后。

二、描述疾病预后的常用指标及应用注意事项

（一）常用指标

疾病结局具有复杂性及多样性，根据疾病结局的不同，描述疾病预后的指标也有所不同。概括起来有以下几种。

1. 生存率（survival rate） 指某种疾病的患者，从病程某时点（诊断或治疗）开始，经过一段时间（通常为 1 年、3 年、5 年）的随访后，尚存活的病例数占观察病例总数的百分比。适用于病程长、病情严重、致死率高的疾病，如恶性肿瘤等。

$$n \text{ 年生存率} = \frac{\text{随访满 } n \text{ 年尚存活的病例数}}{\text{随访满 } n \text{ 年的病例数}} \times 100\% \qquad (\text{式 } 9-1)$$

2. 病死率（case - fatality rate） 详见第二章。

3. 治愈率（cure rate） 指接受治疗的某病患者中治愈者所占的百分比。多用于病程短不易引起死亡且疗效较为明显的疾病，如多数感染性疾病。

$$\text{治愈率} = \frac{\text{治愈的患者人数}}{\text{患该病接受治疗的患者总数}} \times 100\% \qquad (\text{式 } 9-2)$$

4. 缓解率（remission rate） 指某种疾病患者经过治疗后，病情得到缓解的患者数占治疗总人数的百分比。

$$\text{缓解率} = \frac{\text{治疗后病情得到缓解的患者数}}{\text{接受同种治疗的患者总数}} \times 100\% \qquad (\text{式 } 9-3)$$

5. 复发率（recurrence rate） 疾病经过一定治疗缓解或痊愈后又重复发作的患者数占观察患者总数的百分比。

$$\text{复发率} = \frac{\text{复发的患者例数}}{\text{接受观察的总患者例数}} \times 100\% \qquad (\text{式 } 9-4)$$

6. 功能丧失率（function losing rate） 指发生器官或肢体功能丧失者占观察患者总数的百分比。

$$\text{功能丧失率} = \frac{\text{功能丧失患者数}}{\text{接受观察的患者总数}} \times 100\% \qquad (\text{式 } 9-5)$$

缓解率、复发率、功能丧失率常用于病程长、死亡率低的疾病，多数非传染性慢性疾病属于此类。

（二）应用率指标的注意事项

1. "零时"的规定 "零时"是指进入队列的每个患者被随访的始点，可以是起病日（出现症状的日子）、确诊日、手术日或治疗开始日等。在一项预后研究中，每一例患者都应有相同的零时，否则，难以保证率的准确性和反映其真正预后。

2. 随访期限 对患者的随访期限要足够长，否则不能观察到可能的结局事件（如死亡）的发生，使得观察到的率的真实性降低。

3. 随访结果及随访终止时间 在预后研究过程中，一般并不是每个研究对象都能观察到疾病的结局。以"死亡"作结局为例，随访结果及相应的随访终止时间可能有以下 4 种情况。

（1）死于所研究的疾病，随访终止时间即为"死亡"时间。

（2）生存但中途失访，包括拒绝访问、失去联系或中途退出试验，其随访终止时间为最后一次访问时间。

（3）死于其他与研究疾病无关的原因，如肺癌患者死于急性心肌梗死，其随访终止时间为死亡时间。

（4）研究结束时观察对象仍存活，随访终止时间为研究结束时间。

三、疾病预后因素

（一）预后因素的概念

预后因素（prognostic factors）是指能对疾病结局产生影响的因素。预后因素的存在可能会改变疾病的结局和病程。明确预后因素有助于指导临床医师进行医学干预，从而改善患者的预后。

（二）常见的预后因素

1. 患者的情况

（1）一般情况　如患者的年龄、性别、职业、受教育程度、经济收入水平等。对于大多数疾病，青壮年的预后情况往往比患同种疾病的婴幼儿及老年人要好；男性急性心肌梗死患者的预后比女性差；如果受教育水平高，医疗卫生知识比较多，家庭经济富裕，则对许多疾病预后有好的影响。

（2）机体状况　如患者营养状况、体质强弱、免疫状况等。对于恶性肿瘤患者，如果其营养状况差、体质较弱，对于放射治疗、化学治疗的耐受性较差，则往往预后不良。

（3）心理状态　如心理脆弱、敏感多疑的人，患病后预后较差。

（4）依从性　患者对医嘱的执行程度。对于任何疾病，如果患者遵守医嘱，依从性好，预后则较好。

2. 疾病的特征　主要包括疾病的病期、病情、病程、临床类型、有无并发症等。疾病不同分期，预后明显不同，如Ⅲ期高血压患者发生冠状动脉粥样硬化性心脏病、脑卒中的风险远远大于Ⅰ、Ⅱ期高血压患者；疾病预后与患者的病情密切相关，即病情重者预后较差，如晚期结直肠癌患者的预后远比早期结直肠癌预后差；同一种疾病的不同临床类型，预后也有差异，如肺癌患者，鳞癌的预后好于腺癌；同一种疾病的患者，是否合并基础疾病或有其他并发症，对疾病预后影响很大，如糖尿病患者同时合并有脑卒中，则预后比无并发症者差。此外，还要考虑疾病本身的特征，如恶性肿瘤的生长部位、浸润深度、组织学类型、是否转移及转移部位等；急性心肌梗死患者的梗死部位、梗死范围、有无心律失常等。有些疾病还要考虑致病因素的特征，如感染性疾病，若病原体毒性大、数量多，往往患者病情重，预后较差；又如中毒性疾病，毒物接触量大、时间长、次数多，患者多呈急性、病重，预后也多不佳。

3. 医学干预　是指为改善患者疾病预后所采取的医学措施，包括筛检、诊断、治疗及健康教育等。例如，宫颈癌如能通过筛检早期发现并采取适当的治疗方案，通常能获得较好的预后；若发现较晚，已发展为晚期宫颈癌，则预后很差。有效的健康教育有助于提高非胰岛素依赖型糖尿病（2型糖尿病）患者的依从性，减少急、慢性并发症的发生。

4. 社会因素　包括社会经济水平、社会保障制度、医疗设施的布局、家庭成员之间的关系、家庭经济状况和文化素养等均会影响预后。如同样是2型糖尿病的患者，经济状况好的患者的预后一般要好于经济困难的患者。

四、疾病自然史与临床病程

1. 疾病自然史（natural history）　是指在不施加任何治疗或干预措施的情况下，疾病从发生、发展到结局的整个过程。疾病自然史包括以下4个时期。

（1）生物学发病期（biologic onset）　即病原体或致病因素作用于人体引起有关组织、器官的生物学反应。这种反应有着复杂的病理生理学变化，但很难用一般的临床检查手段发现。

（2）亚临床期（subclinical stage）　指病变的组织、器官损害有所加重，但患者通常没有或只有轻微症状，如果采用某些特异度及灵敏度高的检查手段，则可能被早期诊断。

（3）临床期（clinical stage）　指患者病变组织、器官损害严重，且出现明显的症状、体征和实验室检查的异常，易于做出诊断。

（4）结局（outcome） 指疾病经历了上述过程，发展到终末的结果，如痊愈、功能丧失或死亡等。不同疾病，其自然史差异很大。有的疾病自然史较短，如急性阑尾炎，进展较快，短期内出现症状、体征和实验室检查异常，甚至短期内出现结局。但有的疾病自然史较长，甚至可达数十年之久，如冠心病、糖尿病等疾病的进展较缓慢，结局复杂。研究疾病的自然史有助于早期诊断、早期治疗疾病，改善疾病的预后，还能够帮助判断治疗效果。

2. 临床病程（clinical course） 是指患者从首次出现症状和体征到最后出现结局所经历的全过程。临床医师可通过采取各种医学干预措施改变病程，进而改变预后。一般来讲，在病程早期采取积极的医学干预措施，往往可以改善预后，在病程晚期进行医学干预的效果往往不佳，疾病预后比较差。而患者就诊时不一定都是处于疾病的始发阶段，可能处于中期甚至晚期，这将会给治疗和预后带来影响，因此，临床医师十分重视对患者临床病程的估计。疾病预后研究可以为临床医师正确估计临床病程提供依据。

五、疾病预后研究的设计

（一）疾病预后研究常用的设计方案

1. 疾病预后评定 一方面是对疾病自然史的研究，即在不给研究对象施加干预的情况下，客观描述疾病的预后状况，其基本设计方案是纵向的描述性研究。采用纵向调查的方法，对获得的调查资料进行整理、分析，获得描述疾病结局的有关指标，如治愈率、缓解率、复发率、功能丧失率、生存率等。另一方面是要进行两组患者疾病预后的比较，其基本设计方案是队列研究；如果研究对象采用了随机分组方法，并分别给予不同的干预措施，然后进行随访，再做预后的比较，该设计方案属随机对照临床试验，可用于比较判断两种干预措施优劣。

2. 预后因素的研究 疾病预后因素研究的设计方案与疾病危险因素研究基本相同，最常用的是病例对照研究和前瞻性队列研究。值得注意的是，疾病预后因素研究中的研究对象全部是已患所研究疾病的患者。

（1）病例对照研究 根据疾病的不同结局，将已经出现死亡、恶化、复发或并发症等结局的患者作为"病例组"，未出现结局的同类疾病患者作为"对照组"，对其进行回顾性调查，追溯产生该种结局的有关影响因素。如研究肺癌的预后因素，以发生脑转移作为肺癌结局，收集有脑转移的肺癌患者作为病例组，无脑转移的肺癌患者作为对照组，回顾性调查其可能的影响因素，结果发现有脑转移的患者肺癌细胞分化程度较低，因而认为分化程度低与肺癌患者发生脑转移有关联。病例对照研究因不能计算生存率，故不能进行疾病预后评定，仅能提供预后因素的研究证据，且提供的关联强度指标是比值比。这种设计方案一般适用于不良结局发生少或疾病结局需要较长时间才能出现的慢性疾病，如慢性阻塞性肺疾病发生呼吸衰竭，单纯性心房颤动发生脑栓塞等。病例和对照选择时可能存在选择性偏倚，收集资料时会发生回忆偏倚等，因此，单纯应用病例对照研究方法对预后因素研究结论的论证强度较低。

（2）前瞻性队列研究 用于疾病预后因素研究时，是将符合入选标准的某种疾病患者，按是否具备可疑预后因素分为两个或多个队列，随访观察其结局，计算各队列疾病人群的结局事件发生率，如病死率、治愈率、缓解率、复发率、功能丧失率或生存率等指标，比较各组患者疾病结局的差异，以此评价预后因素与疾病结局的关联性。前瞻性队列研究既能直接计算生存率等预后评定指标，又能提供预后因素的研究证据，论证强度高。但队列研究随访时间要足够长，难以避免失访，若队列中失访人数较多就会影响研究结果的真实性。

队列研究设计时有两点需要特别注意：①必须有明确、统一的起始点，又称零点时间（zero time），即在病程的哪一点开始追踪观察，在各队列中的每一个研究对象都要用相同的起始点；②研究对象在进入队列时，不能已有相关的结局发生。例如，研究急性心肌梗死的预后时，将发生室性心律失常作为预期结局，则研究者应确定患者在进入队列时均不应有室性心律失常或此类并发症的既往史。

疾病预后因素研究的设计要点和疾病危险因素的研究相似，一般可以先通过描述性研究，发现可能对预后有影响的因素并形成预后因素假说，再通过病例对照研究及前瞻性队列研究验证假说，从而确定其是否为疾病的预后因素。

（二）疾病预后研究的设计要点

1. 确定研究对象

（1）疾病预后研究的对象是某种疾病的患者进行疾病预后评定的纵向描述性研究和研究预后因素的前瞻性队列研究中尚未出现预期结局的某种疾病患者；而病例对照研究中的研究对象，病例组是已经出现结局的患者，对照组则是尚未出现结局的患者。如 2 型糖尿病患者的预后评定或其预后因素的前瞻性队列研究，若以发生糖尿病肾病为结局，则研究对象是无糖尿病肾病的 2 型糖尿病患者；若采用病例对照研究方法探讨 2 型糖尿病的预后因素，则病例组是 2 型糖尿病并发肾病的患者，对照组是尚未并发肾病的 2 型糖尿病患者。为保证研究对象的真实性，要有明确的诊断标准、纳入标准和排除标准。如研究急性脑卒中患者从家到急诊室过程中影响脑卒中预后的因素，诊断标准是全国第四届脑血管病学术会议通过的各类脑血管病诊断要点，并经颅脑 CT 或 MRI 确诊；纳入标准是首次发病的新发脑梗死或脑出血患者；排除标准是非首次发病的脑卒中患者。

（2）研究对象的来源和分组 研究对象的来源要具有代表性，如研究急性脑卒中患者从家到急诊室过程中影响其预后的因素，应采用来自某地区各级医院的该病患者作为研究对象，因包括了各种类型的病例，则其代表性就比较好。不同设计方案，研究对象的分组方法不同。随机对照试验采用随机分组的方法，如简单随机分组或分层随机分组。队列研究是按照自然的可疑预后因素的暴露状况分组。实际应用中，队列研究在研究开始时可以暂不分组，到资料分析阶段再对暴露或未暴露于可疑预后因素的病例人群的结局做比较。例如，对初发急性心肌梗死患者的预后因素研究，可以将根据同一诊断标准确诊的急性心肌梗死患者作为研究对象，采取不同的治疗措施，随访观察若干年，最后用生存分析的方法分析各类因素对该病预后因素的影响。

（3）样本含量 不同研究目的和不同的设计方案对样本含量的要求不同，可参照相应的公式进行估算。疾病预后因素的病例对照研究，样本含量取决于研究因素的数量，一般是研究因素的 5 ~ 10 倍。如研究脑卒中的预后因素，根据文献或以往的临床观察，认为收缩压、舒张压、血糖、甘油三酯、低密度脂蛋白胆固醇、高密度脂蛋白胆固醇、吸烟、高盐饮食、性别、年龄、受教育程度等 11 个因素是可能的预后因素，则样本含量可以取 50 ~ 100 例。另外，样本含量的大小与研究因素的类型有关，研究因素是数值变量时，样本含量可以小些；研究因素是分类变量时，样本含量应稍大些。疾病预后因素的前瞻性队列研究中，样本含量的大小与随访观察时间的长短及结局发生率有关，较长期的随访观察、较低的结局发生率需要的样本量较大，在较短时间内能明确判断结局、较高的结局发生率的样本量可以小些。

2. 确定研究因素 根据文献或经验，从专业上确立可能的研究因素。在确定研究因素时，不要将全部可能影响预后的因素都放在一次研究中，研究因素过多将增加样本含量，降低研究效率。对确定的研究因素要有明确的定义和测量标准，定量指标要规定检测仪器、试剂及方法；定性指标要明确规定判定标准。

3. 确定研究结局 通常疾病结局的两个极端（痊愈、死亡）很容易判断，不易发生偏倚，但应注意以死亡作为结局时，患者的直接死亡原因可能是研究疾病以外的其他原因，判断时要加以甄别。两个极端结局之间任何结果（如发生心绞痛、心肌梗死、残疾等）的判断都容易发生偏倚，要求确定统一、公认的判断标准。为避免观察者偏倚，对需要通过一定的临床分析才能判断的疾病结局（如短暂性脑缺血发作、不稳定型心绞痛、心肌梗死）和难以判断的疾病结局（如生活质量、残疾等）需要采用盲法进行判断。

4. 随访 保证随访成功是预后研究成功的关键之一，失访率若能够控制在 10% ~ 20%，产生的偏倚较小；失访率 > 20% 时，则将严重影响研究结果的真实性。为此，需要有严密的组织管理，严格的质量控制和一整套完整且便于执行的调查制度及方法，由经过培训且考核合格的调查员进行随访。

六、疾病预后研究的生存分析方法

在疾病预后的前瞻性研究中，往往需要对研究对象进行较长时间的随访观察。一部分研究对象可以观察到结局，所提供的信息是完全的，称为完全数据（complete data）；但通常有另一部分研究对象，或中途失访，或死于其他疾病，或到研究结束时仍未出现结局，称为不完全数据，又称截尾数据（censored data）。此时，若仍采用前述方法计算评定预后的指标，截尾数据将不能有效地被利用，进而造成许多信息的浪费甚至影响研究结果。因此，对于预后研究资料，需要既充分利用截尾数据的信息，又把与结局紧密关联的时间考虑在内。这种将事件发生的结果与随访时间结合在一起进行分析的统计分析方法称为生存分析（survival analysis）。其特点在于能够充分利用所得到的研究信息，更加准确地评价和比较随访资料。

（一）生存分析的几个概念

1. 失效事件（failure event） 泛指干预措施失效引起的事件，又称失败事件或死亡事件，如心肌梗死患者发生的室性心律失常，急性白血病患者化学治疗缓解后的复发，癌症患者的死亡等。应根据研究目的和疾病特点，在研究设计时对失效事件做出明确规定，在研究过程中要严格遵守。

2. 生存时间（survival time） 指随访观察持续的实足时间，用符号"t"表示。根据疾病特征可以用天、周、月或年作为时间单位。如某胰腺癌患者 2019 年 6 月 2 日进入随访，2019 年 7 月 15 日死于肝癌，该患者的生存时间记作"$t = 43$"天；某胃癌患者手术日开始随访，2 年后死于急性心肌梗死，该患者的随访结果为截尾数据，生存时间记作"$t = 2 +$"年。

3. 生存率（survival rate） 指某个观察对象活过 t 时刻的概率。因为研究目的和研究疾病的不同，规定的失效事件也不同，因此除了生存率外，也可以是缓解率、有效率等。如研究白血病化疗效果的评价指标常用缓解率，失效事件是复发，此时生存率就是缓解率。生存率的符号是 $P(X > t)$，如 $P(X > 6)$ 表示研究对象活过 6 天（或月、年）的概率。样本例数多时，用 $_nP_0$ 表示 n 年生存率，其中 P 为生存率，n 为随访时间长度，0 为观察起点。如病程较短的恶性肿瘤可用 1 年生存率（$_1P_0$）表示预后，一般癌症常用 5 年生存率（$_5P_0$）表示预后。

（二）生存分析的内容

1. 描述生存过程 指通过计算生存率、绘制生存曲线及计算中位生存时间描述生存过程。当随访病例数较少时，常采用 Kaplan - Meier 法直接计算其生存率。当样本含量较大时，随访病例的生存时间常可按年、月或日进行分组，采用寿命表（life table）法计算生存率。单个生存率是某时刻生存率的点估计值，不能反映疾病在某个期间的生存率变化情况，从而会丢失许多信息。如果以生存时间为横轴，生存率为纵轴绘制生存曲线（survival curve），即可获得有关疾病过程任何时刻的生存率，提供的信息远远超过生存率的点估计值。中位生存时间（median survival time）又称生存时间的中位数，表示刚好有 50% 的个体存活期大于该时间点。中位生存时间越长，表示疾病的预后越好；中位生存时间越短，预后越差。

2. 比较生存过程　指对两个样本的生存率进行比较。如比较有、无纵隔淋巴结隐匿性微转移的肺癌患者的生存率，以探讨纵隔淋巴结隐匿性微转移对肺癌预后的影响。各样本的生存率的比较可以采用时序检验（log – rank test）。时序检验的主要原理是运用 χ^2 检验，分析实际死亡数与理论死亡数差值的大小，从而对各组之间的差异做出有无统计学意义的结论。注意：用时序检验对样本生存率进行比较时，要求各组生存曲线不能交叉，生存曲线的交叉提示存在某种混杂因素，此时应采用分层分析或多因素分析来校正混杂因素。

3. 预后影响因素的分析　在疾病预后因素的前瞻性队列研究中，通过不同组间生存率的比较，可以对影响预后的因素做出初步分析。这种分析必须保证暴露组（存在某预后因素）和对照组（不存在该预后因素）的临床特点和其他非研究因素要均衡可比，但在实际工作中很难做到。由于疾病的结局与很多预后因素有关，各种预后因素间可能相互影响，因此，为全面正确地衡量预后因素的作用，可采用多因素分析的方法。在预后因素研究中，以比例风险模型，即 Cox 回归分析方法最为常用，它能有效处理随访开始迟早不一、随访时间长短不一以及失访等疾病预后研究中常遇到的问题，而且可以同时分析众多因素对生存的影响。其特点和优势在于：资料处理过程中不进行数据归组，保存信息多；不要求数据分布的类型，灵活、应用范围广。

生存率的计算、比较及 Cox 回归分析的具体计算方法因篇幅所限，在此不做介绍，请参考有关统计学书籍。

第二节　临床疗效评价

在临床医疗实践中，临床医师的任务就是对患者的疾病做出正确诊断并给予其安全、有效的治疗。治疗措施的临床疗效到底如何，必须以人为研究对象，应用医学科研的基本理论和方法，通过严谨的设计、精确的测量进行科学研究和严格评价。

一、临床疗效评价常用的设计方案

（一）随机对照试验

随机对照试验（randomized controlled trial，RCT）是采用随机分配的方法，将愿意参加且符合纳入标准的病例分为实验组与对照组，再分别施加不同的干预措施，同步随访观察并比较各组的结局。RCT体现了实验性研究中随机、对照的基本原则。为避免由患者和医师因心理因素影响所带来的误差，RCT研究通常引入盲法，因此将这种试验称为随机对照双盲试验。

（二）交叉试验

交叉试验（cross – over trial）是分阶段进行的。首先将研究对象随机分成两组，第一阶段两组分别接受不同的干预措施并同步随访至其各自的结局；之后，经过一个充分的洗脱期，将第一阶段两组的干预措施互换，开始第二阶段的试验；最后，统一评价干预措施的效果。交叉试验分两阶段进行，试验过程较长，且要求观察对象在两阶段之间要有可比性。因此，交叉试验只适用于病程较长、病情波动不大、需要维持治疗的慢性病。如观察某药物对稳定性高血压的降压效果或研究某药物对类风湿关节炎的镇痛效果等，可以采用两阶段交叉试验。

（三）非随机对照试验

非随机对照试验（non – randomized controlled trial）是指研究对象的分组不是随机的，而是由研究者或根据患者或其家属的意愿决定研究对象分组的临床试验。非随机对照试验一般只在病例数较少，不便进行随机分组时采用。

（四）历史对照试验

历史对照试验（historical controlled trial）是指用新的治疗方法治疗某病患者，并与过去接受标准治疗的同类患者进行比较。这种研究未设置平行的对照组，因而节省时间与经费。但历史对照与实验组的可比性差，易使研究结论发生偏倚。除一些疾病自然史清楚或病死率很高的疾病外，一般不宜采用。

（五）序贯试验

序贯试验（sequential trial）是指不需要预先确定样本含量，而是每获得一个研究对象的结局就进行一次统计分析，一旦可以做出拒绝或不拒绝检验假设的判断时，即可终止试验。序贯试验可以避免盲目加大样本，且通常比固定样本量的试验用时短。该试验适用于病程短、见效快的疾病如大叶性肺炎等的疗效研究，且观察指标应为单一指标，若为多指标，应综合成单指标。

二、临床疗效评价的设计要点

以 RCT 而言，其研究设计要点主要包括以下 5 个内容。

（一）确定研究对象

用于评价临床疗效的研究对象应是某种疾病的患者。因此，首先要确定公认的诊断标准，同时进一步拟定纳入和排除标准，以保证研究对象具有较高的同质性，有利于减少选择性偏倚，获得较为准确的研究结果。为保证研究结果的推广应用价值，纳入标准不宜设置过多的限定条件。在制订排除标准时应考虑不宜使用该药物的人群（如年龄过大，病情过重或患有严重心、肺、肝、肾疾病者），已知对该类药物过敏者，以及小儿、孕妇、哺乳期妇女等。此外，在确定研究对象时，还应该确定病例的来源，包括病例来自哪一级医院，是门诊患者还是住院患者。凡是纳入的研究对象均应是自愿参加试验并签署知情同意书。

例如，某种药物治疗原发性骨质疏松慢性腰背痛的疗效评价中，诊断标准依据《临床诊疗指南——骨科分册》，纳入标准包括患者症状、体征和双能 X 线（DXA）骨密度仪测定结果符合原发性骨质疏松的诊断标准，性别不限，年龄 40～85 岁，慢性腰背痛病程在 6 个月以上，血、尿常规及肝、肾功能检测结果正常，自愿参加并签署知情同意书者。排除标准包括有可致继发性骨质疏松的内分泌、代谢性疾病史，以及急性创伤、结核、肿瘤、发热、合并严重的心脑血管疾病、肝肾功能不全及精神病患者，近期服用过激素类药物者。

（二）研究对象的随机化分组及盲法

为实现实验组与对照组的组间均衡可比，应制订随机分组方案。可选择的随机化分组方法包括简单随机、区组随机、分层随机等。将符合诊断标准、纳入标准或排除标准的合格受试者，按照随机分配方案进行随机分组。为避免人为因素的影响，应对随机分配方案设盲，即随机分配方案的保密，使研究参与者无法知晓某个患者所接受的是何种干预措施。此外，为避免研究实施中的测量偏倚，也应设立盲法。盲法具体内容在第六章（流行病学实验研究）已有详细介绍，此处不再赘述。

（三）对照组的处理方法

1. 标准对照 又称阳性对照。标准对照是临床试验中较为常用的一种对照形式，适用于已经有肯定疗效的治疗方法的疾病。作为对照的标准疗法，必须是当前公认的、疗效最好的治疗方法。

2. 安慰剂对照 安慰剂不含有任何有效成分，通常以淀粉、乳糖、生理盐水等制成，其剂型、大小、外观、颜色、重量、口味等均与试验药物极为相似。安慰剂对照只适用于那些当前尚无有效治疗方法的疾病或安慰剂的使用对该病病情、临床经过及预后基本没有影响。安慰剂对照一般与盲法观察结合使用。

3. 相互对照 当比较几种疗法对某种疾病的疗效差别时，可将入选的病例随机分为几个比较组，各组间互为对照。

（四）选择疗效评价指标

1. 选择与研究的疾病有本质联系的指标 例如，在有关降压药疗效评价的临床试验中，选择舒张压和收缩压作为效应指标；在有关 2 型糖尿病的临床疗效评价中，糖化血红蛋白、特定时间点上的血糖水平等均为有本质关联的指标。

2. 选用恰当的终点指标 临床疗效评价因其研究对象的特殊性，特别是近年来随着循证医学的快速发展和应用，在评价试验结果时，更加注重疾病的最终结局（如痊愈、死亡、伤残、复发、并发症等），反映这些结局的指标称为终点指标。多数情况下，这些结局是指某个或多个指标达到某一水平时的定义，为保证结果的准确性及方便他人参照研究结果，结局的判定应该采用公认的标准。当可选择的终点指标较多时，要根据现有研究经费、观察手段、随访时间等具体条件，选择最重要的、切实可行的指标。如依那普利叶酸片固定复方与依那普利和叶酸自由联合治疗 H 型高血压的疗效比较，如果观察时间较短，以降低同型半胱氨酸为结局，则终点指标可以是有效率；如果观察时间较长，以发生不良心血管事件为结局，则终点指标为不良心血管事件发生率。

3. 远期效应指标 对于某些慢性病的疗效评价，除近期疗效外，还要追踪观察远期效果，这样更有利于临床决策。例如，高血压患者不仅要观察用药后血压的控制水平，更要观察高血压所致的心、脑血管不良事件的发生情况。

4. 指标设置要全面 在对药物进行临床疗效评价时，还需要同时评价药物的安全性，主要是一些药物所引起的一些不良反应的症状、体征及实验室检查指标。

（五）确定干预实施方法及随访观察期

详细说明试验干预方法和实施要求，建立试验药物的包装、分发、转运、供应档案。采用盲法时，要有保证盲法实施的措施，以及当患者病情恶化或突发严重不良反应时，有紧急破盲的操作规范。同时，要建立避免沾染和干扰以及保证患者依从性的制度与措施等。任何治疗方法产生预期的效果都需要一定的时间，因此，临床疗效评价需要确立明确的随访观察期。观察期的确立应以研究目的、前期基础研究结果以及临床达到最佳治疗效果所需的时间等为基础。

三、资料分析

由于临床疗效评价最常采用的设计方案是 RCT，该设计方案在研究设计阶段通过随机分组的方法大多能均衡试验组与对照组的非处理因素，所以临床疗效评价资料以单因素分析为主。生存分析在临床疗效评价中也经常被用到，因为这是一种专门用于分析随访资料的统计分析方法，可有效处理临床试验中的失访资料。

（一）描述研究对象的基本特征

要详细描述和比较进入试验组和对照组的研究对象的基线特征，包括研究对象的年龄、性别、病情、病型等；同时要介绍失访、退出和脱落研究对象的情况。

（二）分析疗效指标

如果疗效评价指标是痊愈、有效、死亡、生存等分类变量资料，描述指标一般用率，临床试验中常用的率有治愈率、病死率、有效率、生存率等，其计算方法见本章第一节。

如果疗效评价指标是血压、血糖、血红蛋白等数值变量指标，可根据资料的分布类型用均数±标准差或中位数（四分位数间距）进行描述；也可以按照某些标准将其转换成痊愈、有效等分类变量资料进行处理。

在描述性分析的基础上，再根据资料的性质、设计方案及推断目的选择不同的统计推断方法，如 t 检验、方差分析、卡方检验、秩和检验、生存分析等。具体方法请参考医学统计学相关内容。

⊕ **知识链接**

真实世界研究

真实世界研究（real–world research/study，RWR/RWS）指针对预设的临床问题，在真实世界环境下收集与研究对象健康状况和/或诊疗及保健有关的数据（真实世界数据）或基于这些数据衍生的汇总数据，通过分析，获得药物的使用情况及潜在获益–风险的临床证据（真实世界证据）的研究过程（图9–1）。真实世界研究的类型大致分为非干预性（观察性）研究和干预性研究。前者包括不施予任何干预措施的回顾性和前瞻性观察性研究，患者的诊疗、疾病的管理、信息的收集等完全依赖于日常医疗实践；后者与前者最大的不同是主动施予某些干预措施，如实用临床试验（pragmatic clinical trial，PCT）等。

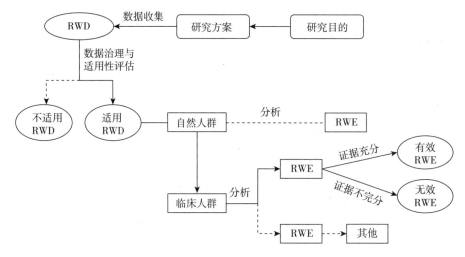

图9–1　支持药物监管决策的真实世界研究路径（实线所示）

真实世界研究的特点：①研究的实施地点以及干预条件为真实的临床实践环境；②受试者的选择一般不加特别的限制条件；③干预措施和临床实际一样，并可由患者和医师进行交流而改变干预方法。

真实世界研究的不足：①RWS 一般不是以药品为中心，而是以患者为中心；②RWS 需要大量的研究样本，甚至多中心事件，收集数据难度高，工作量庞大；③RWS 的数据异质性强，对统计方法的要求比传统研究更高；④RWS 多属于回顾性分析或事后分析，研究证据等级受到挑战；⑤需要良好设计的数据库，并记录患者（相对）长期随访结果。

由于真实世界研究的多样性、设计的复杂性、分析方法的高要求和对结果解释的不确定性，对药物的安全性和有效性的评价以及监管决策提出了更高的要求。

四、真实世界与 RCT 之间的区别和联系

真实世界研究起源于实用性临床试验，属于药物流行病学范畴，是指在较大的样本量（覆盖具有代表性的更广大受试人群）的基础上，根据患者的实际病情和意愿非随机选择治疗措施，开展长期评价，并注重有意义的结局治疗，以进一步评价干预措施的外部有效性和安全性。真实世界研究涵盖的范围较 RCT 更宽，除治疗性研究之外，还可用于诊断、预后、病因等方面的研究。真实世界研究的目的旨在获得更符合临床实际的证据，使研究结果更易转化到临床实践中。RCT 与 RWR 不是对同一个问题的平行论证，也不是替代关系，而是承启关系。

在新治疗措施面市前，RCT 提供基础的安全性及有效性方面信息，从而使具有临床效力且相对安全的治疗措施及时面市；在新治疗措施获准面市后，精心设计的 RWR 反映实际用药的真实效果，作为 RCT 研究的补充。RCT 是临床上任何干预措施效果评价的基础，没有 RCT 结果作为前提，任何外部有效性结果都会受到质疑。但 RCT 的结果需要 RWR 的进一步验证及拓展补充，二者综合考虑才是最佳选择。RCT 与 RWR 的区别见表 9 - 1。

表 9 - 1 RWR 与 RCT 的区别

项目	RWR	RCT
研究性质	效果研究；外部有效性强	效力研究；内部有效性强
研究时间	较长	较短
研究对象	无特殊要求	年龄范围较窄，一般排除特殊人群
设计方案	观察分析结果为主	试验性
纳入/排除标准	宽泛	严格
样本量	大样本量，尽量覆盖广泛的患者人群	有限
病情	复杂	简单
随机分配	不采用	研究的前提
用药情况	复杂，根据患者病情及意愿选择	限制合并用药，用药条件控制严格
干预情况	不干预，只观察和记录	干预
盲法、安慰剂	不使用	使用
结局测量	有广泛临床意义的指标	以一个特定症状或特征为评价目标
混杂因素	只对已知的混杂因素进行调整	对已知、未知或未观察到的混杂因素进行调整
偏倚	观察者偏倚	选择性偏倚
制约	成本；编码错误和数据丢失	结论的外推
伦理	重点考虑，但易满足	多方面重点考虑

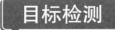

答案解析

1. 何为疾病预后、预后因素？影响疾病预后的因素有哪些？
2. 疾病预后研究常用的设计方案有哪些？
3. 临床疗效评价常用的设计方案有哪些？
4. 简述疾病预后研究的意义。

5. 请分析比较临床疗效研究和疾病预后研究两者间异同点及内在联系。

6. 临床试验选择研究对象的原则是什么？

（余艳琴　郝金奇）

书网融合……

本章小结　　　　题库

第十章　传染病流行病学

PPT

📝 学习目标

1. **掌握**　传染病流行病学的相关概念；传染病的流行过程及疫源地。
2. **熟悉**　传染病的传染过程及感染谱；传染病的预防和控制；免疫规划的基本概念与内容。
3. **了解**　国内外传染病流行的现状和特点；传染病流行过程的影响因素。
4. 学会常见传染病流行和控制知识，具备预防和控制传染病的基本能力。

流行病学的发展和人类与传染病的斗争密不可分，早期的流行病学实际上就是传染病流行病学。1854 年，英国医生 John Snow 对伦敦霍乱流行的分析被认为是现代流行病学的开端。虽然当今传染病已不再是引起死亡的首要疾病，但是，作为当今人类生命与健康的重大威胁，传染病仍是流行病学的主要研究对象之一。

第一节　概　述

一、基本概念

传染病（infectious disease）是由传染性病原体（如细菌、病毒、寄生虫等）或其毒性产物引起的，能在人与人、动物与动物以及人与动物之间相互传播的多种疾病的总称。

传染病流行病学（infectious disease epidemiology）是研究传染病在人群中的发生、流行过程和传播规律，探讨影响传染病流行的因素，制订预防和控制传染病流行的措施和策略，有效地控制和消灭传染病的一门学科。

二、传染病流行病学的发展

19 世纪以来，随着微生物学的创立、流行病学的发展、公共卫生体系的逐渐完善，历史上许多曾经猖獗一时的传染病得到了很好的控制。1980 年，肆虐全球几千年的天花被宣告消灭，目前正在努力实现消灭脊髓灰质炎的目标。自世界卫生组织（WHO）推行扩大免疫规划（EPI）以来，麻疹、白喉、百日咳等的发病率也出现了明显下降。

然而，目前传染病仍然是危害人类健康，特别是发展中国家人们健康的主要疾病。据统计，2017年，全球约有 5590 多万人死亡，其中近五分之一死于各类传染病。一些已经得到控制的传染病，如结核病等，又死灰复燃，重新对人类健康构成威胁。此外，不少新发传染病不断出现。20 世纪 70 年代以来，全球约有 40 多种新发传染病。近年出现的新发传染病有艾滋病、军团病、莱姆病、埃博拉出血热、O139 霍乱、戊型肝炎、出血性结肠炎、克 – 雅病、严重急性呼吸综合征、人感染高致病性禽流感、人感染 H7N9 禽流感、中东呼吸综合征、新型冠状病毒肺炎等。WHO 报道，新型冠状病毒肺炎自 2019 年底发生后，在不到 3 年的时间内已造成全球超过 600 万人死亡。总的来说，人类正在面临新老传染病的双重威胁。

⊕ **知识链接**

天花的消灭

天花（smallpox）是由天花病毒引起的烈性传染病，主要经空气飞沫传播，曾在全球广为流行。自 1796 年琴纳发现并推广接种牛痘后，天花的发病率显著下降。1960 年，中国即实现了消灭天花。1967 年，全球开展了大规模的消灭天花运动，在全球范围内采取了强化疫苗接种、加强病例监测、实施针对密切接触者的防控等策略和措施。1977 年，全球最后一名天花患者发生在索马里。1980 年 5 月 8 日，世界卫生组织在肯尼亚首都内罗毕宣布，危害人类数千年的天花已经在全世界范围内被消灭，这是人类消灭的第一个传染病。这表明，在一定条件下，疾病的消灭是可能的。

三、我国传染病流行病学的发展与现状

1949 年以前，我国寄生虫病流行猖獗，烈性传染病经常发生，许多传染病广泛流行，严重威胁着广大劳动人民的健康。1949 年以后，我国大力开展了日本血吸虫病、疟疾等危害严重的寄生虫病及急性、烈性传染病的防治，开展了爱国卫生运动，短期内控制了鼠疫和霍乱疫情的蔓延。经过几十年的努力，传染病防治工作取得了显著成绩。一些长期肆虐的传染病在上世纪得到有效控制，传染病总的发病率和死亡水平大幅下降后长期维持在较低水平，死亡率也明显低于世界平均水平。从 20 世纪 50 年代初期到 21 世纪初，我国传染病发病率从约 2000/10 万下降到约 200/10 万，传染病死因构成比从约 20% 下降到不足 1%，死因顺位由第 1 或第 2 位降到第 10 位以后。

但是，我国是一个人口众多的发展中国家，传染病依然是严重危害人民健康的主要病因之一，而且有些传染病的流行有逐渐扩大的趋势，因此传染病的防治在相当长一段时间内仍是我国疾病控制工作的重点。2003 年在我国发生的 SARS 流行，以其传染性强、传播速度快、流行范围广、影响大等特点，引起全世界的高度关注。国家卫生健康委员会发布的 2021 年度全国法定传染病疫情概况中，共报告法定传染病发病 6233537 例，死亡 22198 人，报告发病率为 442.16/10 万，报告死亡率为 1.57/10 万。

目前，我国的传染病流行主要有以下特点：①一些曾经严重危害人民健康的疾病得到基本控制，个别传染病（如脊髓灰质炎、疟疾）将被消灭，血吸虫病和黑热病等寄生虫病也得到了初步控制；②一些曾经销声匿迹的传染病（如性传播疾病）又卷土重来，结核病的患病率一直居高不下；③新的传染病陆续出现，对于这些传染病，人群缺乏免疫力，尚无有效的预防、治疗和控制的方法；④对抗生素耐药的病原性细菌、病毒和寄生虫逐渐增多；⑤影响传染病发生、流行的因素发生了很大变化。

第二节 传染病的流行过程

一、传染过程

（一）概念

传染过程（infection process）是指病原体侵入机体，并与机体相互作用、相互斗争的过程，即传染发生、发展、结束的整个过程。传染过程是在个体中发生的纯生物学现象。

（二）构成传染过程的基本条件

病原体和宿主是构成传染过程的两个基本条件，两者的一些生物特性直接影响传染过程。

1. 病原体（pathogen） 是指能够引起宿主致病的各类生物，主要包括细菌、病毒、立克次体、支原体、衣原体、螺旋体、真菌和寄生虫等。病原体侵入宿主机体后能否致病，取决于病原体的特征、数量、侵入的门户以及在机体内的定位。

2. 宿主（host） 是指能够供给病原体以营养和场所的生物统称。病原体的宿主除了人类以外，还有动物，主要包括脊椎动物和少数变温动物。宿主不仅能受到损害，还能抵御、中和外来侵入。

（三）感染谱

宿主对病原体传染过程反应轻重程度的频率谱称作感染谱（infection spectrum）。不同的病原体引起的感染谱有所不同，根据传染结局，一般可以概括为以下 3 类。

1. 以隐性感染为主 此类传染病隐性感染者所占的比例很大，只有一小部分感染者有明显的临床表现，而危重和致死病例极为罕见。以隐性感染为主的传染病有甲型肝炎、流行性脑脊髓膜炎、脊髓灰质炎等。

2. 以显性感染为主 这类传染病的结局中，绝大部分呈显性感染，隐性感染只占一小部分，危重和致死病例极为少见，例如麻疹、水痘等。

3. 大部分以死亡为结局 这类传染病的绝大部分感染者呈现严重的临床症状和体征，多数以死亡为结局。此类传染病较少，主要有狂犬病、埃博拉出血热等。

二、流行过程

传染病的流行过程（epidemic process）是传染病在人群中发生、蔓延的过程，即病原体从受感染的宿主体内排出，经过一定的传播途径，侵入到易感者机体而形成新的感染，并不断发生、发展的过程。传染源、传播途径和易感人群构成了流行过程的三个基本条件，即流行过程的三个基本环节。只有这三个环节同时存在并相互联系才能形成传染病的流行过程。

（一）传染源

传染源（source of infection）是指体内有病原体生长、繁殖并能排出病原体的人和动物，主要包括患者、病原携带者和受感染的动物。

1. 患者 体内存在大量病原体，又常具有利于病原体排出的临床症状，如咳嗽、腹泻等，有利于病原体的扩散。因此，患者是最重要的传染源，特别是那些感染即可引起发病的传染病，如麻疹、天花、水痘等，患者是其唯一的传染源。传染病的病程一般可分为三个阶段：潜伏期、临床症状期和恢复期。患者在各期作为传染源的意义不同，取决于是否排出病原体、排出量和频度。

（1）潜伏期（incubation period） 指病原体侵入机体到最早出现临床症状的这一段时间。潜伏期的长短因不同的病种而异，还受到病原体数量、毒力、侵入途径、繁殖能力和机体状态的影响。短者只有数小时，长者可达数年甚至数十年。

潜伏期的流行病学意义在于：①用于判断患者受感染的时间，以追踪传染源、确定传播途径；②用于确定接触者的留验、检疫或医学观察期限，一般为平均潜伏期加 1~2 天，危害严重的传染病按该病的最长潜伏期予以留验或检疫；③用于确定接触者的应急免疫接种时间；④用于评价预防措施效果，实施一项预防措施后，经过一个最长潜伏期，如果发现患者数明显下降，可以认为与该措施有关；⑤潜伏期的长短还可以影响疾病的流行特征。一般潜伏期短的传染病来势较猛，病例成簇出现，常呈现暴发。

（2）临床症状期（clinical stage） 指出现临床特异症状和体征的时期。由于此期患者体内病原体数量多，临床症状又有利于病原体排出和传播，故此期患者作为传染源的意义最大。

（3）恢复期（convalescent period） 指患者的主要临床症状和体征消失，机体遭受的各种损害逐渐恢复到正常状态的时期。此时患者开始产生免疫力，体内病原体被清除，一般不再具有传染性，如麻疹、水痘等。但有些传染病如白喉、伤寒、痢疾、乙型肝炎等，在恢复期仍可排出病原体。

患者排出病原体的整个时期称为传染期（communicable period）。传染期是决定传染病患者隔离期限的重要依据，并在一定程度上可影响疾病的流行特征。传染期短的疾病，继发病例常成簇出现，持续时间较短；传染期长的疾病，继发病例陆续出现，持续时间可能较长。

2. 病原携带者（carrier） 指没有任何临床症状但能排出病原体的人，是带菌者、带毒者和带虫者的统称。按其携带状态和临床分期的关系，一般可将病原携带者分为三类。

（1）潜伏期病原携带者（incubatory carrier） 指在潜伏期内携带病原体者。仅有少数传染病存在这种病原携带者，如白喉、麻疹、痢疾、霍乱、甲型肝炎等。这类携带者多数在潜伏期末排出病原体。

（2）恢复期病原携带者（convalescent carrier） 指临床症状消失后继续排出病原体的人。部分传染病可有这种病原携带现象，如痢疾、伤寒、霍乱、白喉、流行性脑脊髓膜炎、乙型肝炎等。

（3）健康病原携带者（healthy carrier） 指没有任何症状、体征及病史，却能排出病原体者，如脊髓灰质炎、流行性脑脊髓膜炎、白喉等。有些疾病的健康病原携带者为数众多，可成为重要传染源。

病原携带者作为传染源的意义大小，不仅取决于携带者的类型、排出病原体的数量、携带病原体的时间长短，还取决于携带者的职业、生活行为、活动范围，以及环境卫生状况、生活条件及卫生防疫措施等。在饮食服务行业、供水企业、托幼机构等单位工作的病原携带者对人群的威胁非常严重。

3. 受感染的动物 人类罹患以动物为传染源的疾病，统称为动物性传染病（zoonosis），又称人畜共患病。作为传染源的动物包括家畜、野生哺乳动物、家禽及野禽等，受感染的动物可以通过多种途径和方式将病原体传染给人。

若干种动物性传染病如鼠疫、森林脑炎等，经常存在于某个地区，这是由于该地区具有该病的动物传染源、传播媒介及病原体在动物间生存传播的自然条件。当人类进入这种地区时就可以被感染得病，这些疾病称为自然疫源性疾病。

动物作为传染源的意义，取决于受感染动物的种类和数量、人与受感染动物接触的机会和密切程度、是否存在该病传播的适宜条件及人们的卫生知识水平和生活习惯等。

（二）传播途径

病原体从一个宿主转移到另一个宿主的过程，即病原体更换宿主的过程，称为传播机制（mechanism of transmission）。病原体从传染源体内排出后，侵入新的易感宿主前，在外界环境中停留和转移所经历的全部过程称为传播途径（route of transmission）。在外界的病原体必须借助各种生物或非生物媒介物才能进入易感宿主体内，这些媒介物称为传播因素或传播媒介，如水、食物、空气和日常用品等。传染病可通过一种或多种途径传播，常见的传播途径如下。

1. 经空气传播（air-borne transmission） 是呼吸系统传染病的主要传播途径，其传播方式包括下列3种。

（1）经飞沫传播（droplet transmission） 患者喷出含有病原体的黏液飞沫直接被他人吸入而引起感染。由于飞沫在空气中悬浮时间很短，且局限于传染源周围，主要累及患者或病原携带者周围的密切接触者。对环境抵抗力较弱的病原体，如脑膜炎双球菌、流行性感冒病毒、百日咳杆菌等引起的疾病，通常经此方式传播。经呼吸道飞沫传播也是新型冠状病毒肺炎的主要传播途径之一。

（2）经飞沫核传播（droplet nucleus transmission） 飞沫在空气悬浮过程中失去水分而剩下的蛋白质和病原体组成的核称为飞沫核。飞沫核可以气溶胶的形式漂浮至远处，在空气中悬浮时间较长，易感者吸入带病原体的飞沫核可引起感染。在外界抵抗力较强且耐干燥的病原体如白喉、结核等可以通过飞沫核传播。

（3）经尘埃传播（dust transmission） 含有病原体的飞沫或分泌物以及排泄物落在地面，干燥后随尘埃重新飞扬悬浮于空气中，易感者吸入后即可感染。凡对外界抵抗力较强的病原体，如结核分枝杆菌和炭疽杆菌芽孢，均可通过尘埃传播。

经空气传播的传染病的流行特征为：①传播途径易实现，因此传播广泛，发病率高；②一般以冬、春季多见；③儿童和老年人多见；④流行强度与居住条件、人口密度、易感人口在人群中所占的比例及卫生条件等因素密切相关。

2. 经水传播（water-borne transmission） 传染病经水传播的方式主要包括2种。

（1）经饮水传播 是肠道传染病最常见的传播途径之一。这些传染病的发生与流行一般由饮用水水源、输水管道和储水装置被污染所致。

经饮水传播传染病的流行特征为：①病例分布与供水范围一致，有饮用同一水源的历史；②除哺乳婴儿外，发病无年龄、性别及职业的差异；③在水源经常受到污染处病例终年不断，发病呈地方性；④停止使用污染水源或采取净化、消毒措施后，暴发或流行即可平息。

（2）经疫水传播 经疫水传播的传染病通常是由于人们接触疫水时，病原体经过皮肤、黏膜侵入机体，如血吸虫病、钩端螺旋体病等。

经疫水传播传染病的流行特征有：①患者均有接触疫水的历史，如抢险救灾、收割水稻、游泳等；②发病有季节、地区及职业分布特点；③大量易感人群进入疫区与疫水接触后，可引起暴发或流行；④对疫水处理和加强个人防护，可控制疾病传播。

3. 经食物传播（food-borne transmission） 当食物携带病原体时，可引起传染病的传播。多数肠道传染病、某些寄生虫病及少数呼吸道传染病（如结核病、白喉）可经食物传播。引起食物传播的情况有两种：一种是食物本身含有病原体，另一种是食物在某种条件下被污染。

经食物传播的传染病的流行病学特征主要有：①患者有进食某一食物史；②一次大量污染可引起暴发，潜伏期较短，流行的持续时间也较短；③停止供应污染食物后，暴发即可很快平息；④如果食物多次被污染，暴发和流行可持续较长的时间。

4. 经接触传播（contact transmission） 常分为直接接触传播（direct contact transmission）和间接接触传播（indirect contact transmission）。

（1）直接接触传播 是指在没有外界因素参与下，传染源直接与易感者接触的一种传播途径，如性病、狂犬病、鼠咬热等。直接接触一般只形成个别病例，以散发为特点。

（2）间接接触传播 又称日常生活接触传播，是指易感者接触了被传染源的排出物或分泌物污染的日常生活用品（公共食具、公用玩具、衣物、被褥、毛巾、门把手、便器等）所造成的传播。常见于肠道传染病、体表传染病及某些人畜共患病。

经间接接触传播的传染病流行特征有：①病例一般呈散发，很少造成流行，可形成家庭及同住者之间的传播；②流行过程缓慢，无明显的季节性；③在卫生条件较差的地方及卫生习惯不良的人群中发病较多；④加强对传染源的管理，严格消毒制度，注意个人卫生，可减少病例的发生。

5. 经媒介节肢动物传播（arthropod-borne transmission） 又称虫媒传播（vector transmission）。经媒介节肢动物传播是指经苍蝇、蚊子、虱子、跳蚤、蜱及螨等节肢动物所造成的传播。其传播方式有以下2种。

（1）机械性传播 苍蝇、蟑螂等节肢动物可起到机械携带病原体的作用，在其觅食时通过接触、反吐或随粪便排出病原体，污染食物或食具。人们可因食入被污染食物或使用不洁食具而被感染。

（2）生物性传播 病原体进入节肢动物体内后，在其肠道或体腔内经过发育、繁殖，经过一段时间的增殖或完成其生活周期中的某阶段后，节肢动物才具有传染性，再通过叮咬感染易感者。如疟原虫只能在按蚊体内进行有性生殖，森林脑炎病毒仅能在蜱体内繁殖，并进入其卵巢，经卵传给下一代。

经虫媒传播传染病的流行特征为：①病例的分布通常与节肢动物的分布一致；②发病率常在节肢动物活动的季节升高；③有明显的职业特点，如森林脑炎多见于伐木工等野外作业人员；④发病有年龄差别，老疫区发病者多集中在儿童，新迁入疫区的易感者不分老幼均易发病；⑤一般没有人直接传染人的情况。

6. 经土壤传播（soil - borne transmission） 是指易感者接触被病原体污染的土壤所致的传播。传染源的排泄物、分泌物、传染病患者的尸体以及病畜尸体都可以直接或间接的方式污染土壤。经土壤传播的疾病以寄生虫病为多，如蛔虫病、钩虫病、鞭虫病等，一些细菌性疾病如炭疽、气性坏疽、破伤风、肉毒素中毒以及结核也可以经土壤传播。

经土壤传播疾病的意义主要取决于病原体在土壤中的存活时间、易感者与土壤接触的机会和个人卫生条件等，如赤脚下地劳动易发生钩虫病，皮肤破损易发生破伤风等。有些寄生虫的卵从宿主排出后，需要在土壤中发育一定阶段，才具有感染新易感者的能力。此外，一些能形成芽孢的病原体如炭疽、破伤风、气性坏疽杆菌污染土壤后，其传染性可保持数十年之久。

7. 医源性传播（iatrogenic transmission） 是指在医疗和预防工作中，由于未能严格执行规章制度和操作规程，人为造成的传染病的传播。其传播大体分为两种类型：一类是易感者在接受治疗、检查或预防措施时由于所用器械受污染或消毒不严而引起的传播；另一类是由于输血或生物制品和药物受污染引起的传播，如艾滋病、乙型肝炎和丙型肝炎等。

上述传播途径均是病原体在外环境中借助于传播媒介而实现人与人之间相互传播，故又统称为水平传播（horizontal transmission）。

8. 垂直传播（vertical transmission） 指病原体通过母体直接传给子代。这种传播主要发生在怀孕期间，所以又称为围生期传播或母婴传播。垂直传播主要有 3 种传播方式。

（1）经胎盘传播 是指受感染的孕妇经胎盘血液将病原体传给胎儿。常见的疾病有风疹、乙型肝炎、流行性腮腺炎、麻疹、水痘、巨细胞病毒感染及虫媒病毒感染、梅毒、艾滋病等。

（2）上行性传播 病原体从孕妇阴道通过子宫颈口到达绒毛膜或胎盘引起胎儿感染。常见的病原体有葡萄球菌、链球菌、大肠埃希菌、肺炎球菌、白念珠菌等。

（3）分娩时传播 指分娩过程中胎儿在通过严重感染的孕妇产道时所致的感染。如淋病奈瑟菌、人乳头瘤病毒、HIV、沙眼衣原体、解脲支原体、梅毒螺旋体等均可经此方式实现传播。

（三）人群易感性

易感人群（susceptible population）是指有可能发生传染病感染的人群。人群作为一个整体对传染病的易感程度称为人群易感性（herd susceptibility）。某人群的易感性取决于构成该人群的每个个体的易感状态：如果该人群中有免疫力的人数多，则人群易感性低，反之亦然。一般情况下，人群易感性以人群非免疫人口占全部人口的百分比表示。当人群中免疫人口达到足够比例时，传染病的流行即可终止。

1. 可引起人群易感性升高的主要因素

（1）新生儿增加 出生后 6 个月以上的婴儿，其源自母体的抗体逐渐消失，获得性免疫尚未形成，缺乏特异性免疫，因此对许多传染病易感。

（2）易感人口的迁入 流行区的居民因隐性或显性感染而获得免疫力。但一旦大量缺乏相应免疫力的非流行区居民进入，会使流行区人群的易感性增高。

（3）免疫人口免疫力自然消退 一般传染病的人群免疫力会随着时间的推移而逐渐降低，使人群的易感性升高。

（4）免疫人口死亡 当人群中免疫人口的死亡比例增加时，可相对地使人群易感性增高。

（5）病原体发生变异 病原体的基因发生突变可引起病原体的抗原性变异。由于人群普遍对该病原体缺乏免疫力，可致人群易感性升高，从而使疾病容易发生暴发性流行，如流感病毒；病原体的毒力变异可使其毒力增强，从而使致病力增强。

（6）耐药性变异　指原来对某种抗菌药物敏感的细菌变成对该种药物不敏感或耐受菌株（耐药性变异），这是多种传染病流行不能控制或复燃的重要原因。

2. 可引起人群易感性降低的主要因素

（1）计划免疫　按免疫程序对易感儿童进行预防接种或对其他易感人员进行预防接种，使之获得特异性免疫力，可使人群的易感性降低。

（2）传染病流行　一次传染病流行后，有相当一部分人因发病或隐性感染而获得免疫，从而使人群的易感性降低。

（3）隐性感染　易感者获得隐性感染后，也可产生特异性免疫力，使人群的易感性随之降低。但一般认为这种免疫不甚牢固。

（四）疫源地与流行过程

疫源地（epidemic focus）是指传染源及其排出的病原体向周围所能波及的地区。每个传染源可单独构成一个疫源地，在一个疫源地内可同时存在一个以上的传染源。通常把范围较小的疫源地或单个传染源所构成的疫源地称为疫点，数个疫源地连成片且范围较大时称为疫区，如一个村或几个村、居委会或街道。

形成疫源地的条件是有传染源、传播途径和易感人群的存在。疫源地范围的大小可因病而异，主要由传染源活动的范围、传播途径的特点及疫源地的条件来决定，如：麻疹只能经飞沫传播，疫源地的范围就小，仅限于患儿居室。

疫源地消灭必须具备以下 3 个条件：①传染源已被移走（住院或死亡）或消除了排出病原体的状态（治愈）；②通过各种措施消灭了传染源排于外环境的病原体；③所有的易感接触者中，从可能受到感染的最后时间起，经过该病的一个最长潜伏期而再无新病例或新感染者出现。

疫源地是构成传染病流行过程的基本单位。每一个新的疫源地都源于前一个疫源地，同时又是发生新疫源地的基础。一系列相互联系的新旧疫源地相继发生的过程即为传染病的流行过程。如果疫源地被消灭，流行过程即告中断。

三、传染病流行过程的影响因素

传染源、传播途径和易感者是传染病流行的三个基本环节，任何一个环节的变化都可能影响传染病的流行和消长。三个环节中的每一个环节本身以及它们之间的连接都受到自然因素和社会因素的影响和制约。

（一）自然因素

影响传染病流行过程的自然因素很多，包括地理、气候、土壤、动植物等，其中以地理因素和气候因素对传染病流行过程的影响较为显著。

1. 对传染源的影响　自然因素对动物传染源的影响较大。许多传染病所呈现的地区分布与时间分布特点，主要与气候、地理因素对传染源的影响有关。如草原、耕地等土质疏松地带和植物种类丰富的地区适于啮齿动物繁殖，有利于鼠疫等鼠源疾病的传播。

2. 对传播途径的影响　经虫媒传播的传染病受自然因素的影响最为明显。气候、地理等因素可影响媒介昆虫分布、季节消长和活动能力以及病原体在媒介昆虫体内的发育、繁殖，从而影响媒介昆虫传播传染病的流行特征。

3. 对易感人群的影响　气候地理条件的变化可影响人体受感染的机会及机体抵抗力，使传染病在时间分布上呈现一定的特点。

（二）社会因素

社会因素包括生产和生活条件、生活方式、风俗习惯、经济、文化、宗教信仰、职业、医疗卫生状况、人口密度、人口移动、社会动荡和社会制度等。

1. 生产环境和生产方式　对传染病的发生与流行均有一定的影响。如农民下水田插秧、收割、捕鱼、摸虾或打湖草时容易感染血吸虫病；菜农在用未经处理的人粪施肥的菜地里赤手、赤脚劳动可感染钩虫病。

2. 生活条件　居民区或公共场所的垃圾处理不当或不及时是蝇类孳生的良好条件，可促进肠道传染病的传播；居住拥挤、室内通风不好等可导致呼吸道传染病如流感、麻疹、结核病的传播。

3. 生活方式　我国有些地区居民喜欢吃生的或半生的水产食品，如蝲蛄、鱼、肉、蟹、毛蚶等，而引起肺吸虫病、华支睾吸虫病、绦虫病、甲型肝炎等疾病的发生。

4. 医疗卫生条件和相关措施与制度　医疗卫生条件的恶化或改善，特别是卫生防疫措施对促进或抑制传染病的传播起着重要作用。例如，在计划免疫工作推行较好的地区，脊髓灰质炎、麻疹的发病率与死亡率就会下降。

5. 社会动荡和社会制度　经济贫困、战争或内乱、人口过剩或人口大规模迁移、城市衰败、全球旅游业的兴起、大量的人口流动等均可导致传染病的流行。

第三节　传染病的预防

近年来，全球传染病发病率大幅度回升，一些被认为早已得到控制的传染病卷土重来，一系列新发现的传染病相继出现。因此，在相当长的时期内，传染病的预防和控制仍然是各国乃至全球卫生工作的重点。

一、预防与控制传染病的策略

（一）预防为主

预防为主是我国一贯的卫生工作方针。在此方针指导下，国家采取坚持防治结合、分类管理、依靠科学、依靠群众、因地制宜、发展三级保健网和综合性防治的策略。

（二）加强监测与管理，建立预警制度

传染病监测主要是对传染病的发生、流行以及影响因素进行监测，同时也对国外发生、国内尚未发生的传染病或者国内新发传染病进行监测。我国的传染病监测包括法定传染病病例报告和重点传染病的主动监测。此外，要制定严格的标准和管理规范，对病原生物实验室、传染病菌种和毒种库等进行监督管理；加强血液及血液制品、生物制品、病原生物有关的生物标本等的管理；加强对从事传染病相关工作人员的培训。

（三）全球化控制

传染病的传播与流行是不分省界和国界的。历史上鼠疫、霍乱、天花和流行性感冒曾多次发生世界性流行。如今，传染病的全球化流行趋势日趋明显，发达的交通和人群的频繁流动促进了传染病快速向全球传播，传染病全球化控制势在必行。

二、传染病的经常性预防措施

传染病的经常性预防措施是指在尚未出现疫情之前，针对各种传染病的非特异性措施。

（一）健康教育

通过开展预防传染病的卫生健康教育，可以普及人民群众的传染病防制知识，促进人们改变不良的卫生习惯、行为与生活方式，减少感染机会。

（二）改善卫生条件

改善人们的居住条件，加强粪便、垃圾、污物的管理和无害化处理，保护水源和提供安全饮用水，防止食品污染和保证食品安全等措施，有助于减少或消除存在于各种传播媒介上的病原体以阻断其传播。

（三）制定法律法规、完善各项制度

我国相继颁布了《传染病防治法》《食品安全法》等相关法律法规。各单位也制定了一些相应的规章制度，如医疗机构制定的消毒隔离制度、托幼机构制定的预防传染病传播的卫生保健制度等。这些制度是做好卫生监督、维护人民群众生命健康的法律保障。

（四）预防接种

预防接种（vaccination）是将人工制备的抗原或抗体（疫苗）注入人体，使人体产生对某种传染病的特异性免疫力，从而提高个体或群体的免疫水平，预防传染病的发生。

1. 预防接种的种类

（1）人工自动免疫（artificial active immunization） 指用病原微生物或其代谢产物制成的生物制品，接种（口服或注射）后机体产生特异性免疫。相关免疫制品有灭活疫苗、减毒活疫苗、亚单位疫苗、重组疫苗、DNA 疫苗、类毒素等。

（2）人工被动免疫（artificial passive immunization） 将含有抗体的血清或其制剂注入体内，使机体立即获得现成的抗体而受到保护。人工被动免疫在体内维持时间较短，主要用于紧急预防和免疫治疗。常用的免疫制品有免疫血清、丙种球蛋白等。

（3）被动自动免疫（passive and active immunization） 是指将含有抗体的血清或其制剂接种到人体的同时，将免疫原物质也接种到人体，使人体在迅速获得特异性抗体的同时，产生持久的免疫力。例如，HBsAg 和 HBeAg 双阳性产妇所生的新生儿，在出生时同时注射乙型肝炎免疫球蛋白和乙型肝炎疫苗以阻断乙肝病毒的母婴传播。

2. 免疫规划 是指根据国家传染病防治规划，使用有效的疫苗对易感人群进行预防接种所制定的规划、计划和策略，以预防和控制特定传染病的发生和流行。

（1）免疫规划的主要内容 我国 20 世纪 70 年代中期制定的《全国计划免疫工作条例》主要内容是为 7 周岁以下儿童开展"四苗"（即卡介苗、脊髓灰质炎三价糖丸疫苗、百白破混合制剂和麻疹疫苗）的基础免疫和以后适时的加强免疫，使儿童获得对结核、脊髓灰质炎、百日咳、白喉、破伤风和麻疹的免疫力。2001 年 12 月将乙型肝炎疫苗纳入儿童计划免疫。2007 年 12 月，原卫生部规定在上述 5 种国家免疫规划疫苗的基础上，将甲肝疫苗、流脑疫苗、乙脑疫苗、麻腮风联合疫苗、无细胞百白破疫苗纳入国家免疫规划，对适龄儿童实行预防接种。根据传染病流行趋势，在流行地区对重点人群进行流行性出血热疫苗、炭疽疫苗和钩端螺旋体疫苗接种。

（2）免疫程序 是指需要接种疫苗的种类及接种的先后顺序与要求，主要包括儿童基础免疫和成人或特殊职业人群、特殊地区需要接种疫苗的程序。

我国现行的扩大国家免疫规划疫苗免疫程序见表 10 - 1。

（3）预防接种的效果评价 预防接种的免疫学效果可以通过测定接种后人群抗体阳转率、抗体平均滴度和抗体持续时间来评价。

流行病学效果则可采用随机对照双盲现场试验进行评价，计算疫苗保护率和效果指数。

$$疫苗保护率 = \frac{对照组发病率 - 接种组发病率}{对照组发病率} \times 100\% \qquad (式 10 - 1)$$

$$疫苗效果指数 = \frac{对照组发病率}{接种组发病率} \qquad (式 10 - 2)$$

表 10 - 1　国家免疫规划疫苗儿童免疫程序表（2021 年版）

可预防疾病	疫苗种类	接种途径	剂量	接种年龄
乙型病毒性肝炎	乙肝疫苗	肌内注射	10 或 20μg	出生时、1 月龄和 6 月龄
结核病[1]	卡介苗	皮内注射	0.1ml	出生时
脊髓灰质炎	脊灰灭活疫苗	肌内注射	0.5ml	2 月龄和 3 月龄接种第 1、2 次
	脊灰减毒活疫苗	口服	1 粒或 2 滴	4 月龄和 4 岁接种第 3、4 次
百日咳、白喉、破伤风	百白破疫苗	肌内注射	0.5ml	3 月龄、4 月龄、5 月龄和 18 月龄接种第 1 至 4 次
	白破疫苗	肌内注射	0.5ml	6 岁接种第 5 次
麻疹、风疹、流行性腮腺炎	麻腮风疫苗	皮下注射	0.5ml	8 月龄和 18 月龄
流行性乙型脑炎[2]	乙脑减毒活疫苗	皮下注射	0.5ml	8 月龄和 2 岁
	乙脑灭活疫苗	肌内注射	0.5ml	8 月龄接种 2 次，2 岁接种第 3 次，6 岁接种第 4 次
流行性脑脊髓膜炎	A 群流脑多糖疫苗	皮下注射	0.5ml	6 月龄和 9 月龄接种第 1、2 次
	A 群 C 群流脑多糖疫苗	皮下注射	0.5ml	3 岁和 6 岁接种第 3、4 次
甲型病毒性肝炎[3]	甲肝减毒活疫苗	皮下注射	0.5 或 1.0ml	18 月龄
	甲肝灭活疫苗	肌内注射	0.5ml	18 月龄和 2 岁

注：1. 主要指结核性脑膜炎、粟粒性肺结核等。

　　　2. 选择乙脑减毒活疫苗接种时，采用两剂次接种程序。选择乙脑灭活疫苗接种时，采用四剂次接种程序；乙脑灭活疫苗第 1、2
剂间隔 7 ~ 10 天。

　　　3. 选择甲肝减毒活疫苗接种时，采用一剂次接种程序。选择甲肝灭活疫苗接种时，采用两剂次接种程序。

3. 加强国境卫生检疫　为了防止传染病由国外传入和从国内传出，在国际通航的港口、机场、陆地边境和国界江河口岸设立国境卫生检疫机关，对进出国境人员、交通工具、货物、行李和邮件等实施医学检查和必要的卫生处理。应依照我国对外政策及《中华人民共和国国境卫生检疫法》和《中华人民共和国国境卫生检疫法实施细则》所规定的各项办法实施国境卫生检疫。

第四节　传染病的控制措施

传染病的控制措施是指传染病发生后为限制其流行强度和范围采取的措施，主要包括消除或减少传染源的传播作用、切断传播途径、保护易感人群。

一、针对传染源的措施

（一）患者

要做到早发现、早诊断、早报告、早隔离、早治疗。

1. 早发现、早诊断　向大众进行健康宣传教育，普及医学知识，提高医务人员的业务水平，建立敏感特异的检测方法，及早发现和诊断传染病患者。

2. 传染病报告　依据《中华人民共和国传染病防治法》，应严格按要求进行传染病疫情报告管理，确保疫情报告的及时性、准确性、完整性。

（1）报告病种类别 2004年8月28日修订通过的《中华人民共和国传染病防治法》规定，法定报告病种分为甲类、乙类和丙类，共37种。卫生部2008年将手足口病列入丙类传染病，2009年将甲型H1N1流感列入乙类传染病，但采取甲类传染病的防制措施。2013年将人感染H7N9禽流感纳入乙类传染病，同时将甲型H1N1流感从乙类调整为丙类，纳入现有流行性感冒进行管理。2015年10月，原国家卫生计生委制定了《传染病信息报告管理规范（2015年版）》，自2016年1月1日起执行。2020年10月，将新型冠状病毒肺炎纳入乙类传染病。目前，我国现有法定传染病40种。

甲类传染病（2种）：鼠疫、霍乱。

乙类传染病（27种）：传染性非典型肺炎、艾滋病（艾滋病病毒感染者）、病毒性肝炎、脊髓灰质炎、人感染高致病性禽流感、麻疹、流行性出血热、狂犬病、流行性乙型脑炎、登革热、炭疽、细菌性和阿米巴性痢疾、肺结核、伤寒和副伤寒、流行性脑脊髓膜炎、百日咳、白喉、新生儿破伤风、猩红热、布鲁氏菌病、淋病、梅毒、钩端螺旋体病、血吸虫病、疟疾、人感染H7N9禽流感、新型冠状病毒肺炎。

丙类传染病（11种）：流行性感冒、流行性腮腺炎、风疹、急性出血性结膜炎、麻风病、流行性和地方性斑疹伤寒、黑热病、包虫病、丝虫病，除霍乱、细菌性和阿米巴性痢疾、伤寒和副伤寒以外的感染性腹泻病、手足口病。

此外，法定传染病还包括国家卫生健康委员会决定列入乙类、丙类传染病管理的其他传染病和按照甲类管理开展应急监测报告的其他传染病。

《中华人民共和国传染病防治法》还规定，对炭疽、病毒性肝炎、梅毒、疟疾、肺结核要做分型（分期）报告。对乙类传染病中传染性非典型肺炎、炭疽中的肺炭疽、人感染高致病性禽流感和新型冠状病毒肺炎，采取本法所称甲类传染病的预防、控制措施。其他乙类传染病和突发原因不明的传染病需要采取本法所称甲类传染病的预防、控制措施的，由国务院卫生行政部门及时报经国务院批准后予以公布、实施。上述规定以外的其他传染病，根据其暴发、流行情况和危害程度，需要列入乙类、丙类传染病的，由国务院卫生行政部门决定并予以公布。

（2）责任报告人 各级各类医疗卫生机构为责任报告单位，其执行职务的人员和乡村医生、个体开业医生均为责任疫情报告人。责任报告人、责任报告单位发现法定的传染病疫情或者发现其他传染病暴发、流行以及突发原因不明的传染病时，应当遵循疫情报告属地管理原则，按照国务院或者国务院卫生行政部门规定的内容、程序、方式和时限报告。

（3）报告时限 责任报告单位和责任疫情报告人发现甲类传染病和乙类传染病中的肺炭疽、传染性非典型肺炎等按照甲类管理的传染患者或疑似患者时，或发现其他传染病和不明原因疾病暴发时，应于2小时内将传染病报告卡通过网络报告；对其他乙、丙类传染病患者、疑似患者和规定报告的传染病病原携带者在诊断后，应于24小时内进行网络报告。不具备网络直报条件的医疗机构及时向属地乡镇卫生院、城市社区卫生服务中心或县级疾病预防控制机构报告，并于24小时内寄送出传染病报告卡至代报单位。

3. 早隔离、早治疗 甲类传染病患者和乙类传染病中传染性非典型肺炎、炭疽中的肺炭疽、人感染高致病性禽流感患者应实施隔离治疗，必要时可提请公安部门协助采取强制隔离治疗措施。乙类传染病患者根据病情可在医院或家中隔离，隔离至患者痊愈为止。对传染作用不大的传染病患者可不必隔离。丙类传染病中的瘤型麻风病患者必须经临床和微生物学检查证实痊愈才可恢复工作、学习。甲类传染病疑似患者必须在指定场所进行隔离观察和治疗。乙类传染病疑似患者可在医疗机构指导下治疗或隔离治疗。

（二）针对病原携带者的措施

应作好登记并进行管理，指导他们养成良好的卫生习惯，定期随访，经 2～3 次病原检查阴性时，方可解除管理；在饮食行业、服务行业及托幼机构工作的病原携带者须暂时调离工作岗位，久治不愈的伤寒或乙型病毒性肝炎携带者不得再从事威胁性职业。艾滋病、乙型肝炎和疟疾的病原携带者严禁做献血员。

（三）针对接触者的措施

曾接触传染源且有可能受感染者，都应接受检疫。检疫期限为从最后接触之日起相当于该病的最长潜伏期。根据病种及接触者的免疫状态采取不同的检疫措施。

1. 留验　即隔离观察。甲类传染病接触者应留验，即在指定场所进行观察，限制活动范围，实施诊察、检验和治疗。

2. 医学观察　对乙类和丙类传染病接触者应施行医学观察，即在正常工作、学习的情况下，接受体检、病原学检查和必要的卫生处理。

3. 应急接种　对潜伏期较长的传染病，如脊髓灰质炎、麻疹、白喉等，可对接触者施行预防接种。应急接种时间越早效果越好。

4. 药物预防　某些有特效预防药物的传染病，必要时可采用药物预防。如用青霉素或磺胺药物预防猩红热、乙胺嘧啶或氯喹预防疟疾等。

（四）针对动物传染源的措施

对人类危害大且无经济价值的动物应予以消灭，如灭鼠；危害性较大的病畜或野生动物，应予以捕杀、焚烧、深埋，如患疯牛病和炭疽病的家畜、患狂犬病的狗等；危害不大且有经济价值的病畜，应予以隔离治疗。此外，还要做好家禽、家畜和宠物的预防接种和检疫工作。

二、针对传播途径的措施

对于不同的传染病，要针对其传播途径的特点采取不同的措施，去除和杀灭病原体，切断其传播途径。针对肠道传染病的重点措施是加强粪便管理、对患者的排泄物及污染的饮水、物品、环境进行消毒；对呼吸系统传染病，应加强通风、空气消毒及个人防护；对性传播和血源传播的疾病，要大力推荐使用安全套，杜绝吸毒和共用注射器以及严格血液制品的检验；防制虫媒传染病的有效措施是杀虫。对大部分传染病的传播途径所采取的措施主要是消毒和杀虫。

消毒（disinfection）是指用化学、物理、生物等方法杀灭或消除外界环境中的致病性微生物的一种措施。杀虫（disinsection）是使用杀虫剂杀灭有害昆虫，特别是传播病原体的媒介节肢动物。常用的杀虫方法有物理杀虫、化学杀虫、生物杀虫及环境防制。一般来讲，消毒和杀虫可分为预防性消毒与杀虫和疫源地消毒与杀虫。

（一）预防性消毒与杀虫

预防性消毒与杀虫是在怀疑曾有传染源存在、外环境可能被污染，或在外环境中有传播病原体的媒介生物存在的情况下所施行的消毒（杀虫）措施，如乳制品消毒、饮水消毒等。

（二）疫源地消毒与杀虫

疫源地消毒与杀虫是对存在或曾经存在传染源的场所和物品等的消毒（杀虫）措施，又分为随时消毒（杀虫）和终末消毒（杀虫）。

1. 随时消毒（杀虫）　是当传染源还存在于疫源地时，对其排泄物、分泌物、污染的物品及传播病原体的媒介生物进行的消毒和杀虫，以迅速杀灭致病微生物和其媒介生物。

2. 终末消毒（杀虫）　是当传染源痊愈、死亡或离开后，对疫源地进行的一次彻底消毒（杀虫），其目的是完全消除传染源播散在外环境中的致病微生物及其传播媒介。

三、针对易感者的措施

（一）免疫预防

当传染病流行时，被动免疫可以为易感者提供及时的保护抗体，如注射胎盘球蛋白和丙种球蛋白预防麻疹、流行性腮腺炎、甲型肝炎等。当脊髓灰质炎、麻疹、白喉等传染病发生局部流行时，应立即对一定范围的易感人群进行应急接种，以提高群体免疫力，防止大面积流行。

（二）药物预防

药物预防即给传染病易感人群服用某种药物，防止传染病在该人群中发生和传播，是传染病发生暴发流行时的一种应急预防措施。药物预防有其局限性，如预防作用时间短、效果不巩固、易产生耐药性等。

（三）个人防护

在某些传染病的流行季节，对易感者可采取一定的防护措施，例如对呼吸道传染病，尽量避免到人群密集的场所，工作和居住场所保持良好的通风，与患者接触时使用必要的个人防护用品如口罩等。

⇒ 案例引导

案例　2012年8月25日，某建筑工地工人中有7人发生腹泻。大便呈黄水样，无里急后重，多无腹痛，仅个别有低热、呕吐。至31日共有40人发病。同期工地外无类似患者发现。该建筑工地共有民工287人，均居住于临时搭建的宿舍中。工地没有供工人用餐的食堂，工人主要饮用附近工厂自备的水源井自来水，多有饮用生水习惯。以往工地每月偶尔发生1~2例腹泻患者。近期无集体聚餐活动。当地疾控部门接到疫情报告后，迅速派员到现场查明原因，从患者的粪便中找到了霍乱弧菌（O1）。

讨论　请判断该事件可能是什么传染病，如何确认传染源、传播途径和易感人群并分别采取哪些措施？

四、传染病暴发流行的应急措施

根据传染病防治法规定，当传染病发生暴发流行时，县级以上地方人民政府应当立即组织力量，按照预防、控制预案进行防制，切断传染病的传播途径。必要时，报经上一级人民政府决定，可以采取下列紧急措施并予以公告。

1. 限制或者停止集市、影剧院演出或者其他人群聚集的活动。

2. 停工、停业、停课。

3. 临时征用房屋、交通工具。

4. 封闭或者封存被传染病病原体污染的公共饮用水源、食品以及相关物品。

5. 控制或者扑杀染疫野生动物、家畜家禽。

6. 封闭可能造成传染病扩散的场所。

目标检测

答案解析

1. 目前我国传染病流行的特点是什么？
2. 简述潜伏期的流行病学意义及其应用。
3. 简述影响人群易感性高低的因素。
4. 经空气、食物、饮水传播的传染病的流行特征分别是什么？
5. 疫源地消灭必须具备的条件有哪些？
6. 预防与控制传染病的策略有哪些？
7. 目前我国免疫规划的主要内容是什么？
8. 传染病发生后针对传染源的措施有哪些？
9. 传染病发生后针对传播途径的措施有哪些？
10. 简述传染病暴发流行的应急控制措施。

（马　伟）

书网融合……

本章小结

题库

第十一章 非传染性慢性疾病流行病学

PPT

📖 学习目标

1. **掌握** 非传染性慢性疾病的概念、流行特征及其预防策略与措施。

2. **熟悉** 影响非传染性慢性疾病流行的主要危险因素。

3. **了解** 非传染性慢性疾病的流行概况。

4. 学会非传染性慢性疾病的概念、流行特征、主要危险因素和预防策略与措施，具备非传染性慢性疾病的防控能力。

以心脑血管疾病、恶性肿瘤、糖尿病和慢性呼吸系统疾病等为代表的非传染性慢性疾病，是全球面临的最主要公共卫生问题，其致死人数比所有其他病因致死人数的总和还要多，而在全球罹患这种疾病的人群中，低收入和中等收入人群所占比例最大。2011 年 9 月，第 66 届联合国大会预防和控制非传染性疾病问题的高级别会议在纽约举行，会议通过了《关于预防和控制非传染性疾病的政治宣言》，全球领导人首次对攻克心脏病、脑卒中、恶性肿瘤、糖尿病和慢性呼吸系统疾病等慢性病所采取的具体行动达成共识。2018 年 9 月 27 日在纽约举行的联合国大会第三次非传染性疾病高级别会议期间，各国领导人"加强其承诺，为预防和治疗非传染性疾病提供战略领导"。

⇨ 案例引导

案例 心脑血管疾病具有高患病率、高致残率、高复发率和高死亡率的特点，带来了沉重的社会及经济负担。目前全国现有高血压患者 2.7 亿、脑卒中患者 1300 万、冠心病患者 1100 万。高血压、血脂异常、糖尿病，以及肥胖、吸烟、缺乏体力活动、不健康饮食习惯等是心脑血管疾病主要的且可以改变的危险因素。中国 18 岁及以上居民高血压患病率为 25.2%，血脂异常达到 40.4%，均呈现上升趋势。对这些危险因素采取干预措施不仅能够预防或推迟心脑血管疾病的发生，还能够和药物治疗协同作用预防心脑血管疾病的复发。

讨论 心脑血管疾病的主要危险因素有哪些？如何防控心脑血管疾病？

第一节 概 述

一、概念

非传染性慢性疾病（non – communicable chronic diseases，NCD）简称慢性病，指主要由生活方式和环境因素造成、起病隐匿、病程长且病情迁延不愈、缺乏确切的传染性生物病因证据的一组疾病。慢性病的范围很广，不同国家和不同时期的重点疾病会有所不同，我国现阶段主要的慢性病范围除了心脑血管疾病、肿瘤、慢性阻塞性肺疾病和糖尿病这四大主要致死疾病外，还包括精神疾病、口腔疾病等。

慢性病流行病学是研究慢性病在人群中的分布及其影响因素，并研究其防治策略和措施的科学。慢性病流行病学在慢性病防治和促进健康的实践中快速发展，从 20 世纪 40 年代英国著名的 Doll 和 Hill 有关吸烟与肺癌关系研究、美国的 Framingham 心血管病队列研究开始，在慢性病因学、统计分析方法等方面取得了长足的进展。特别是近年来，多学科的交叉融合，生态流行病学、分子流行病学、循证医学、循证保健学的兴起，使得慢性病流行病学的发展有了更大的空间和前景。我国对慢性病流行特征、病因学、预防控制策略和措施、相关公共政策、卫生监测及干预效果评价等进行了广泛的研究，在高血压、糖尿病、高发恶性肿瘤流行病学等方面积累了大量的基础数据，为开展慢性病防治提供了依据。2017 年，我国为加强慢性病防治工作，降低疾病负担，提高居民健康期望寿命，努力全方位、全周期保障人民健康，依据《"健康中国 2030"规划纲要》，制定了《中国防治慢性病中长期规划（2017—2025 年）》。

二、流行概况

迄今为止，非传染性疾病是全球死亡的主要原因。据《非传染性疾病国家概况 2018》报告显示，2016 年全球约有 5700 万人死亡，其中非传染性疾病占了 71%（4100 万人），是全球人口的主要死因。造成这些死亡的主要非传染性疾病包括心血管疾病（1790 万人死亡，占所有非传染性疾病死亡人数的 44% 和全球所有死亡人数的 31%）、癌症（900 万人死亡，占所有非传染性疾病死亡人数的 22%，占全球死亡人数的 16%）、慢性呼吸道疾病（380 万人死亡，占所有非传染性疾病死亡人数的 9%，占全球死亡人数的 7%）、糖尿病（160 万人死亡，占所有非传染性疾病死亡人数的 4%，占全球所有死亡人数的 3%）。根据 WHO 预计，到 2030 年，将有 5300 万人死于慢性病，占总死亡人数的 75% 以上。由于慢性病具有病程长、进展缓慢的特点，伤残调整寿命年（disability adjusted life year，DALY）更能充分说明其危害程度。慢性病是影响全球发展和危害最重的疾病之一，既导致患者承受痛苦，也危害各国社会经济，特别是中、低收入国家，没有哪国政府能够负担得起忽视慢性病负担上升的后果。非传染性疾病过早死亡率与国家收入水平之间存在明显的相关性。2016 年，78% 的非传染性疾病死亡和 85% 的成人非传染性疾病过早死亡发生在中、低收入国家。中、低收入国家的成年人死于非传染性疾病的风险最高（分别为 21% 和 23%），几乎是高收入国家成年人死亡率的两倍（12%）。同样，在高收入国家，所有非传染性疾病过早死亡的比例几乎是低收入（43%）和中低收入（47%）国家的一半（25%）。

据《世界卫生统计 2022》数据显示，在不同收入国家中疾病负担继续表现出明显的分布差异。2019 年高收入国家中 87.8% 的死亡是由非传染性疾病引起的，其中心脏病、痴呆和中风是主要病因。在低收入国家，传染病以及孕产妇、围产期和营养状况造成了近一半的死亡，而下呼吸道感染、腹泻病、疟疾、结核病和艾滋病毒是导致死亡的主要原因。中、低收入国家疾病负担是以传染病为主，包括结核病、艾滋病毒、疟疾、被忽视的热带病和乙型肝炎，但是慢性病已呈现逐年上升的趋势。

第二节　流行特征

一、流行趋势

从世界范围来看，由于人口增长和寿命延长，非传染性疾病导致的死亡总数有所上升。2019 年，癌症、心血管疾病、糖尿病和慢性呼吸系统疾病在全球造成约 3320 万人死亡，比 2000 年增加了 28%，其中超过 2000 万人发生在中等收入国家，以西太平洋区域受影响最严重。非传染性疾病是影响全球健康的主要原因，并且 COVID - 19 大流行有可能加剧这一趋势，患有非传染性疾病的人因 COVID - 19 感染患重病和死亡的风险增加。COVID - 19 大流行也可能影响了许多非传染性疾病服务，导致非传染性疾病死亡人数增加。

《中国卫生健康统计年鉴（2021）》报告，我国2008年、2013年、2018年三次全国卫生服务调查数据显示，高血压患病率分别为54.9‰、142.5‰和181.4‰；糖尿病患病率为10.7‰、35.1‰和53.1‰，均呈明显上升趋势。2008年以来进行的近3次全国卫生服务调查数据显示，近10年来常见慢性病的患病率不断上升（图11-1）。

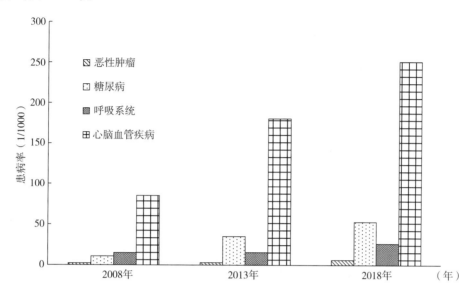

图 11-1　2008 年、2013 年、2018 年全国卫生服务调查结果比较

（资料来源：《中国卫生健康统计年鉴（2021）》）

二、地区分布

2004—2005年中国恶性肿瘤死亡抽样回顾调查显示，肺癌为城市居民恶性肿瘤死亡率第一顺位，死亡率为40.98/10万，肝癌为农村居民恶性肿瘤死亡率第一顺位，死亡率为26.93/10万。据《中国卫生健康统计年鉴（2021）》数据显示，2018年城乡居民慢性病患病率也存在差异，城市居民慢性病患病率为334.9‰，而农村居民达到352.1‰。非传染性慢性疾病也是我国城乡居民死亡的主要原因，无论是城市还是农村，恶性肿瘤、心脏病、脑血管疾病均占据死因顺位的前3名，城市居民慢性病的负担高于农村居民（表11-1）。

表 11-1　2020 年中国城市和农村居民前 5 位死因顺位和死亡率

疾病名称	城市			农村		
	死亡率（1/10万）	构成（%）	顺位	死亡率（1/10万）	构成（%）	顺位
恶性肿瘤	161.40	25.43	1	161.85	23.00	3
心脏病	155.86	24.56	2	171.36	24.47	1
脑血管病	135.18	21.30	3	164.77	23.53	2
呼吸系统疾病	55.36	8.72	4	63.64	9.09	4
损伤和中毒外部原因	35.87	5.65	5	50.93	7.27	5

资料来源：《中国卫生健康统计年鉴（2021）》。

三、人群分布

非传染性慢性疾病的发病率、死亡率存在年龄、性别差异。心血管病的发病率随着年龄增加而增高，儿童期以先天性心脏病常见，青壮年以风湿性心脏病常见，而老年人以冠状动脉粥样硬化性心脏病、高血压、脑卒中常见。恶性肿瘤发病率和死亡率也是随着年龄增加而增高，但不同年龄高发肿瘤类型不同。儿童期发病最高的是白血病、脑瘤和恶性淋巴瘤，青壮年则以肝癌、白血病最为常见，老年最常见的是肺癌、胃癌、食管癌等。目前，肿瘤、心血管病等慢性病存在发病年轻化趋势。从性别上看，除女性特有的肿瘤和甲状腺癌等肿瘤外，男性恶性肿瘤发病率高于女性。50 岁之前，男性糖尿病、高血压患病率高于女性，50 岁之后女性高于男性。

不同职业人群，恶性肿瘤发病率和死亡率有所不同。接触苯的职业人员易患白血病，接触石棉、砷、镉和煤焦油等相关行业的工人易患肺癌，脑力工作者心血管疾病患病率高于体力劳动者。

第三节　流行因素

慢性病具有病因复杂、多基因致病、多阶段、长期性等特点。病因研究是慢性病流行病学研究的重要内容，包括运用流行病学的方法从宏观上研究目标人群的慢性病发病危险因素，运用遗传学、分子生物学、病理学和病理生理学等相关学科的技术手段从微观上研究相关危险因素的作用机制。

一般认为，慢性病不是由单个危险因素引起的，而是多种因素共同作用的结果，主要的因素有吸烟、饮酒、缺乏体力活动、不合理膳食、职业环境污染暴露等，其他因素有病原体感染、精神心理因素等。慢性病的致病因素不是单纯的生物病原微生物，传统的生物医学模式不能很好地解释这些疾病的发生和发展，而要用现代的生物－心理－社会医学模式从多维的角度去理解，它要求整合生物医学、行为科学和社会医学等方面的研究成果去观察和解决人类健康问题。

慢性病的危险因素大致分为机体因素、行为因素、社会心理因素等，并且存在多种因素的综合作用。

一、机体因素

（一）年龄

年龄是慢性病发病的重要影响因素。除了少数发病年龄较早的慢性病，如胰岛素依赖型糖尿病（1型糖尿病）患者多为青少年，发病年龄多在 20 岁以下，多数慢性病都在中、老年期发病，而且发病率与死亡率随年龄增大而升高，提示了慢性病发病过程中环境与遗传因素的累积效应。部分肿瘤在不同年龄段发病率有所波动，如乳腺癌在绝经前、后分别有两个高峰，提示激素、内分泌因素改变与乳腺癌关系密切，且绝经前、后可能有不同的致病因子。但随着社会发展和生活方式变化，近年来慢性病发病有年轻化的趋势，与该人群不健康的生活方式密切相关。

（二）性别

多数慢性病存在性别上的差异。除女性特有的某些肿瘤如乳腺癌、宫颈癌、卵巢癌等，大多数慢性病则是男性较女性多发，造成这种性别差异的原因主要是男、女性的性激素差异。女性在绝经期前由于有雌激素的保护作用，动脉粥样硬化的发病率低于同年龄组男性，但在绝经期后这种差异消失。男性慢性病多发的原因与社会、工作压力较大、吸烟、饮酒等不健康行为较多有关。

（三）遗传因素

几乎所有的慢性病都有遗传因素参与。家系研究和双生子研究均证实了遗传因素在肿瘤、心血管疾病、高血压、糖尿病等慢性病中的发病作用。随着分子流行病学与遗传流行病学的发展以及人类基因组学的建立，很多慢性病的遗传机制均得到了深入研究。

二、行为因素

（一）吸烟

在烟草烟雾中有 4000 多种化学品，其中至少有 250 种已知有害物质，有 50 多种已知可致癌物质，以尼古丁和一氧化碳为甚。国家卫生健康委发布的《中国吸烟危害健康报告 2020》里提到，自世界卫生组织《烟草控制框架公约》生效以来，越来越多的国家采用有效的措施进行控烟，2007—2017 年全球 15 岁以上人群吸烟率降至 19.2%。但我国人口基数大，吸烟人数超过 3 亿，2018 年中国 15 岁以上人群吸烟率为 26.6%，其中男性吸烟率为 50.5%。我国每年 100 多万人因烟草失去生命，如果不采取有效行动，预计到 2030 年将增至每年 200 万人，到 2050 年增至每年 300 万人。烟草使用是导致慢性病的首要因素，也是联合国公认的对公共卫生和国民经济的重大威胁。吸烟可以引起多种慢性病，包括呼吸系统疾病、心血管疾病、恶性肿瘤、新生儿低出生体重等。吸烟对呼吸系统的危害远高于其他因素，是慢性支气管炎、肺气肿、慢性阻塞性肺疾病等慢性呼吸系统疾病的诱因之一。

大量研究证实了吸烟是肺癌的首要危险因素，也是心血管疾病的主要危险因素之一，很多国家和地区的实践都证明了戒烟不但可以减轻个体的临床症状，缓解病情，还可使降低人群中与吸烟相关疾病的发病率和死亡率。

吸烟与很多疾病呈多方面的剂量 - 反应关系，疾病发生和病情严重程度与每天吸烟量、吸烟年数、吸烟方式、开始吸烟的年龄等有关。吸烟与很多危险因素存在交互作用和协同作用。吸烟不仅在疾病早期启动阶段起作用，而且在疾病致病全过程中都有显著影响。

（二）饮酒

有害性饮酒是某些慢性病最常见，但可改变且可预防的危险因素之一。大量饮酒或酗酒对人体大脑、神经、心脏和肝等器官的损害，可引起精神异常、心血管疾病、恶性肿瘤以及意外伤害和各种事故。2010 年至 2019 年间，全球平均酒精消费量略有下降，但男性的饮酒量仍然是女性的三倍左右。2016 年全球 15 岁以上人群人均饮酒量达 6.4 升，每年约有 330 万人的死亡与有害性饮酒有关，占全球总亡人数的 5.9%。长期大量饮酒是高血压的重要危险因素，研究资料表明，男性持续饮酒者与不饮酒者相比，4 年内发生高血压的危险增高 40%。大量饮酒的人群中，肝癌死亡率可增加 50%。有研究表明，饮酒与冠状动脉粥样硬化性心脏病成 U 形剂量 - 反应关系，即少量饮酒时冠状动脉粥样硬化性心脏病死亡率有所下降，而大量饮酒时则使冠状动脉粥样硬化性心脏病死亡率呈上升趋势。

（三）缺乏体力活动

缺乏体力活动是心脑血管疾病、癌症（如结肠癌、乳腺癌等）、糖尿病、肥胖、肌肉骨骼功能性障碍以及抑郁症等疾病的重要危险因素。随着工作和生活条件的改善，人们进行体力活动的机会越来越少，缺乏体力活动相当普遍，其在高收入国家人群发生率最高，但在某些中等收入国家人群尤其是女性人群的发生率也非常高。2016 年，全球 18 岁及以上的所有成年人中有 28% 的身体活动不足，不符合世界卫生组织关于每周至少进行 150 分钟中等强度身体活动或同等活动的建议。在三分之一的国家（168 个国家中的 55 个），超过三分之一的人口身体活动不足。32% 的女性和 23% 的男性没有达到推荐的体育锻炼水平。

体力活动在体重、血压、血脂、葡萄糖耐量、内分泌调节等多方面都可产生有益作用，可以减少发病风险。定期运动可降低包括高血压在内的心血管疾病、糖尿病、乳腺癌、结肠癌和抑郁症的患病风险。

（四）不合理膳食

不合理膳食包括高钠低钾饮食、低钙饮食、高脂肪饮食、高胆固醇饮食，水果、蔬菜摄入不足等，是心血管疾病、癌症、糖尿病等一系列慢性病以及其他与肥胖相关问题的主要危险因素。

高钠低钾饮食、低钙饮食与高血压密切相关。盐（氯化钠）的摄入量与血压水平呈显著正相关，而钾和钙的摄入量与血压水平呈负相关。日本北部的居民每日摄盐量高达28g，该地区有38%的人口患有高血压。相反，美国阿拉斯加州的居民每日摄盐量仅4g，则居民中极少罹患高血压。蔬菜、水果以及奶类等含钙丰富的食品摄入量低，也是高血压的危险因素之一。蔬菜、水果还含有丰富的膳食纤维，具有重要的生理作用，如促进肠蠕动、排除有害物质、预防便秘；可以减少胆酸和中性胆固醇的肝肠循环，降低胆固醇；还可以影响肠道菌群，减少肠癌发生。因此，摄入足量的果蔬可以降低罹患心血管疾病、胃癌和结肠癌（或直肠癌）的风险。

高脂肪、高胆固醇膳食引起的高脂血症（主要是血清总胆固醇和低密度脂蛋白胆固醇的升高）是动脉粥样硬化和冠状动脉粥样硬化性心脏病、缺血性脑卒中的主要危险因素，还会增加胃肠道肿瘤、乳腺癌和前列腺癌的患病风险，而采用富含多不饱和脂肪酸的植物油代替饱和脂肪酸的摄入，则可以降低冠状动脉粥样硬化性心脏病和2型糖尿病等疾病的发病风险。维生素摄入不足与某些恶性肿瘤有关。有研究报道，饮食缺乏维生素C、叶酸会增加胃癌和食管癌等上消化道恶性肿瘤的发病率，血浆中维生素A和胡萝卜素水平低与上皮系统恶性肿瘤如皮肤癌、胃癌等有关。

三、社会心理因素

社会因素包括社会制度、社会经济发展水平、生活状态、风俗习惯、医疗卫生条件、宗教、文化、教育水平等。大多数慢性病在不同经济水平的国家和地区间、不同文化水平和职业人群中的分布存在差异，表明社会因素对慢性病的发病和转归存在影响。据《世界卫生统计2022》数据显示，2019年就慢性病引起的死亡比例而言，高收入国家的比例最高，所有死亡中87%是由慢性病引起，随后是中高收入国家（81%）、低收入国家（37%）和中低收入国家（57%）所占比例较低。研究社会因素在慢性病发病中的作用，一个重要的启发在于个体是属于社会的，促进个体行为改变最有效的办法是促使整个人群的行为规范和社会人文环境发生一致的改变。

除社会因素的影响外，长期处于精神紧张、工作压力大等状态下被认为是高血压、恶性肿瘤等慢性病发病的重要心理因素。情绪与生活事件既可以直接致病，也可以作为诱发或促发因素。个体的性格特征也与慢性病的发病有一定关联，有学者认为A型人格冠状动脉粥样硬化性心脏病发病率、复发率与死亡率均较高。此外，职业紧张、心理压力也会使冠状动脉粥样硬化性心脏病发病率和死亡率增加。

⊕ 知识链接

心理健康服务

各级各类医疗机构和专业心理健康服务机构对发现存在心理行为问题的个体，提供规范的诊疗服务，减轻患者心理痛苦，促进患者康复。医务人员应对身体疾病，特别是癌症、心脑血管疾病、糖尿病、消化系统疾病等患者及其家属适当辅以心理调整。鼓励医疗机构开展睡眠相关诊疗服务，提供科学睡眠指导，减少成年人睡眠问题的发生。专业人员可指导使用运动方案辅助治疗抑郁、焦虑等常见心理行为问题。鼓励相关社会组织、高等院校、科研院所、医疗机构对心理健康从业人员开展服务技能和伦理道德的培训，提升服务能力。

值得注意的是，由于精神心理因素与政治、经济、文化等社会因素紧密相关，其与慢性病的关系十分复杂，更多是一种关联，研究时不宜直接说明因果关系。

四、危险因素的聚集交互作用

慢性病的发生与流行是多种危险因素综合作用的结果，而且多种因素的作用通常不是单个因素的简单相加，它们之间作用的模式比较复杂，在不同疾病、不同群体中有所差异。交互作用是多种危险因素相互作用的一种表现，尤其是协同作用，对慢性病的发生有重要意义。协同作用分析不仅能确切了解疾病的危险因素及其相互作用，而且能为制订正确的疾病预防策略和措施提供依据。

大量流行病学调查中都发现肥胖、高血压、高脂血症、冠状动脉粥样硬化性心脏病等多种慢性病同时存在于单个个体的现象，这提示多种慢性病可能互为危险因素。高血压是最常见的心血管疾病、脑卒中、冠状动脉粥样硬化性心脏病的重要危险因素；胰岛素抵抗与糖尿病和心血管疾病等可以互为危险因素；高血压患者多伴有高胰岛素血症及胰岛素抗性，发生糖尿病的危险性比正常血压者高得多，糖尿病患者多因伴发高血压加重病情。此外，多种慢性病可有共同的危险因素。超重或肥胖可以引起多种疾病，如冠状动脉粥样硬化性心脏病、高血压、脑卒中、糖尿病等，以及停经后的乳腺癌、子宫内膜癌等。因此，针对某一种危险因素实施干预，可以对多种疾病的预防与控制起到积极作用。

慢性病病因与危险因素研究的一个重要意义是为慢性病防治提供科学依据。遗传易感性、年龄、性别等机体因素，通常难以干预，但行为、环境等因素则可通过有针对性的干预措施予以改变，控烟、减盐、改善膳食和增加体力活动以及减少有害性饮酒是有效的优先干预措施。

五、其他环境因素

一些环境因素，包括环境污染物、职业暴露和电离辐射等与慢性病的发生有关。电离辐射可以增加某些癌症的发病风险，能诱发白血病和多种实体肿瘤。过度暴露紫外线辐射可以导致多种皮肤慢性病变，如皮肤恶性黑色素瘤、鳞状细胞癌和基底细胞癌等。氡是造成肺癌的第二大原因，仅次于吸烟。间皮瘤的发生很大程度与工作相关的石棉暴露有关。

第四节　预防与控制

一、预防策略

国际社会日益关注慢性病的全球防治工作，对慢性病的预防和控制已经成为全球的战略行为。WHO 提出全球预防与控制非传染性疾病战略目标：建立全球性的预防与控制慢性病的公共卫生方法，发展多种国际的预防活动，使多数会员国采取行动，将慢性病的预防与控制作为卫生工作的重点领域，发展综合防治措施和多部门参与的活动计划，共同推进慢性病的预防与控制，改变全人群健康状况。西方发达国家的经验证明，先进的临床医疗技术仅能降低部分死亡，无法减少发病、残疾和高昂的疾病负担，积极开发公共卫生策略和群体预防措施才是慢性病防治的根本出路。

在充分总结国内外慢性病防治实践与经验的基础上，我国提出的慢性病防治策略和原则有效指导着我国的慢性病防治实践。当前，我国慢性病防治重点领域包括政策开发，创建支持性环境，建立慢性病基础信息系统，健全慢性病防治机构及网络，提高综合防治能力，开展慢性病社区综合防治，改善慢性病医疗服务，开展健康教育和健康促进。

（一）全人群策略

全人群策略是以公共卫生思维为导向实现一级预防的策略。全人群策略不需要确定哪些个体未来发生疾病的风险高，哪些风险低，而是通过改变人群广泛的暴露状况，实现整个人群暴露分布向着疾病低风险的方向平移。对于多数慢性病来说，大多数患者来源于数量庞大的低危人群，而不是少数的高危人群。全人群策略使每个人因预防而获得的收益微不足道，但它可以使大多数人群受益，给整个人群带来的累积收益非常可观。与此同时，整体分布的平移也将高危个体移出了危险带，这必然会使异常值的发生率相应下降。全人群策略主要关注的是病因链远端的环节，涉及的因素通常是很多疾病共同的根本原因，覆盖的人群范围广，成本低廉，可大幅降低慢性病负担，具有显著的成本效益。烟草使用、高血压、静坐生活方式、高脂饮食、高盐饮食、超重和肥胖等是主要慢性病的共同危险因素。针对这些危险因素，慢性病的一级预防策略是：降低烟草使用，强调合理营养，提倡多吃蔬菜、水果，低盐低脂肪膳食，避免肥胖，增加体力活动，强化乙肝疫苗接种等。

一级预防策略主要是在个人和组织行为的层次上改变人们不健康的生活方式和行为。需采取健康促进策略，包括建立促进健康的公共政策、创造健康的支持环境、增强社区能力、发展个人技能和调整卫生服务的方向。目前我国已经有许多成功的项目表明这些策略在技术上的有效性。由于个人行为和生活习惯的改变是与整个社会的经济文化背景相关联，必须意识到在一个人口众多、文化素质相对较低的人群中，普及健康的生活方式所面临的巨大挑战。

1. 健康促进 是增强人们控制影响健康的因素，改善自身健康的能力过程。它是一个综合的社会和政治活动过程，不仅包括直接加强个体行为和生活技能的健康教育，使人们知道如何保持健康，还包括通过政策、立法、经济手段和其他形式的环境工程，改善社会、经济和环境条件，从而营造社会支持性的环境，促使人们实施维护和改善健康的行为，让健康的选择成为更容易的选择。健康不再只是个体的责任，它也是全社会的责任。这个过程已经远远超出了卫生部门的职能和涉及的范畴，需要政府领导，各级政府部门、社会各界、民众的共同努力。

2. 健康保护 是采取有针对性的措施保护个体或人群免受来自外界环境的危险因素对健康的侵害，在预防和消除病因上起主要作用。如增加饮水中的氟含量来预防儿童龋齿的发生；长期供应碘盐来预防地方性甲状腺肿；改进工艺流程，减少有害粉尘的产生，以减少肺癌和肺尘埃沉着病的发生；通过孕妇保健咨询及禁止近亲婚配来预防先天性畸形及部分遗传性疾病等。

（二）高危人群策略

高危人群策略是以临床医学思维为导向实现一级预防的策略。高危策略是对未来有较高发病风险的一小部分个体，在疾病的亚临床期，阻止或减缓其疾病的发生而采取的措施。重点是发现具有慢性病危险因素的高暴露人群，改变与健康有关的不良行为及其动因，降低危险因素的暴露率及其发病的风险。例如，定期对成年人进行心血管疾病危险因素评估，对未来 10 年发病风险较高的个体进行有针对性的危险因素干预，如戒烟限酒、控制食盐的摄入、营养均衡、适量体育锻炼等。医疗资源的有限性意味着医疗卫生是一个实行限量供应的系统，需要优先考虑最可能收益或可能受益最多的群体。如果每个人需要承受的费用和风险是相同的，那对高危个体实施干预的收益较大，收益－风险比较高，高危策略对资源的利用可能更符合成本效益原则。但是，膳食、吸烟、运动等多数生活方式很大程度上受到我们所在社会的行为规范以及周围人行为的影响和限制。而高危策略在本质上就是要求少数人在行为上必须与众不同，这无疑限制了这种策略的效果。

（三）患者管理策略

改善卫生保健、早期发现和及时治疗是降低慢性病影响的另一项有效措施。充分利用健康体检、临床诊疗、职业体检、重点人群服务等方式进行疾病的筛查和早期诊断。对患者进行规范化管理，提高治疗效果，减少疾病的不良结局，预防并发症和伤残。在疾病的后期，促进患者疾病后的生理、心理和社会功能的恢复。对于一些晚期患者，尽可能缓解疾病的痛苦，提高患者的生活质量。

二、预防措施

国内外大量研究和长期实践经验证明，慢性病防治必须以公共卫生系统为主导，坚持一级预防为主，一级预防、二级预防、三级预防相结合的原则。即按照 WHO 提出的人类健康四大基石"合理膳食、适量运动、戒烟限酒、心理平衡"预防慢性病发生，这是第一级预防措施；一旦发病，及时诊断和治疗，稳定病情，防止或减缓疾病的发展，这是第二级预防措施；坚持长期、规范治疗，控制病情，改善生活质量，防止伤残和促进功能恢复，这是第三级预防措施。

在疾病从发生到结局的任何一个阶段都可以采取措施达到预防的目的。根据在疾病自然史各个阶段实施预防措施的不同，可将疾病预防分为三级。在疾病的易感期针对病因或危险因素开展的预防活动为一级预防，可以降低疾病在人群中的发病率；在临床症状出现前开展的早发现、早诊断、早治疗等预防活动为二级预防；在临床疾病期开展的缓解症状、预防残疾、促进康复、提高生活质量等预防活动为三级预防。例如，妇女孕前服用叶酸预防胎儿神经管畸形，属于一级预防，减少发病。产前超声检查早期发现胎儿神经管畸形，终止妊娠，属于二级预防，减少患病。通过手术治疗小儿神经管畸形，配合肢体功能康复训练和社会康复，属于三级预防，提高患儿的生活能力和社会适应能力，减轻患者及其家庭的负担。

1. **一级预防（primary prevention）** 又称病因预防，是在疾病（伤害）尚未发生时针对致病因素（或危险因素）采取的措施，降低有害暴露的水平，增强个体对抗有害暴露的能力，预防疾病（或伤害）的发生或至少推迟疾病的发生。一级预防是预防疾病和消灭或消除疾病（伤害）的根本措施。研究显示，通过改变生活方式可以预防 80% 的冠心病和 90% 的 2 型糖尿病；通过合理膳食、坚持体育锻炼和保持正常体重可以预防三分之一的癌症。

2. **二级预防（secondary prevention）** 又称"三早"预防，即早发现、早诊断、早治疗。它是疾病早期，症状与体征尚未表现出来，为了防止或减缓疾病的发展而采取的措施。慢性病大多病因不完全清楚，因此，要完全做到一级预防是不可能的。但由于慢性病的发生大都是致病因素长期作用的结果，因此做到早发现、早诊断并给予早治疗是可行的。例如，通过乳房自检早期发现乳腺癌。产前检查发现染色体异常和隐性致病基因携带者而早期做出诊断，进而终止妊娠，避免有遗传病的患儿出生，属于遗传病的二级预防措施。

3. **三级预防（tertiary prevention）** 又称临床预防。三级预防可以防止伤残和促进功能恢复，提高生存质量，延长寿命，降低病死率。主要是对症治疗和康复治疗措施。对症治疗可以改善症状、减少疾病的不良反应，防止复发转移，预防并发症和伤残等。对已丧失劳动力或伤残者通过康复治疗，促进其身心方面早日康复，使其恢复劳动力。三级预防旨在降低疾病和残疾给个体、家庭和社会带来的负担。

很多情况下，疾病自然史的各个阶段间很难划出明确的界限，所以这 3 级预防截然区分开来也存在一定的困难，三者在概念上或实践中有时会有一定的重叠。另外，同类措施会因预防的目标疾病不同而属于不同级的预防。例如，治疗高血压以控制血压水平到正常范围，对于预防心血管疾病来说属于第一级预防，即危险因素的干预，而对于高血压的预防来说，则属于二级预防和三级预防。

三、社区综合防治

社区综合防治在西方国家已得到普遍开展并取得显著成效。澳大利亚、加拿大、英国和美国等发达国家开展以降低危险因素水平、生活方式干预为主要措施的社区防治，有效降低心血管疾病的危险因素、发病率和死亡率，取得了显著成效。韩国、芬兰、波兰等中等收入国家通过综合防治，心血管疾病死亡情况得到持续改善。我国在 2010 年推出国家级慢性病防控示范区创建活动，进一步推动了社区综合防治工作，取得了一定的成绩。慢性病社区综合防治是充分利用社区资源和有效可行办法，在社区范围内开展疾病防治和健康促进活动，由卫生部门协调有关部门向社区居民提供促进健康的环境和对慢性病提供预防、治疗、康复和健康指导等一系列卫生保健活动的综合防治。示范区工作旨在通过政府主导、全社会参与、多部门行动综合控制慢性病的社会和个体风险，开展健康教育和健康促进、早诊早治、疾病规范化管理减少慢性病负担，总结示范区经验，推广有效管理模式，全面推动我国慢性病预防控制工作。

（一）社区诊断

社区诊断（community diagnosis）又称需求评估，通过一定的方式、方法和手段，收集必要的资料，通过科学、客观的分析，确定并得到社区人群认可的该社区主要的公共卫生问题及其影响因素的一种调查、诊断的手段和方法。

慢性病社区诊断一般采用定性与定量的调查研究方法，摸清本社区的慢性病的分布情况，找出影响本社区人群的主要健康问题，确定本社区综合防治重点和健康优先问题，同时了解社区环境支持、卫生资源和服务的提供与利用情况，为慢性病综合防治规划的制订和实施干预等提供科学依据。

（二）社区综合干预

慢性病社区综合干预是在社区内针对不同目标人群，有组织有计划地开展一系列活动，以创造有利于健康的环境，改变人们的行为和生活方式，降低危险因素流行水平，预防疾病，促进健康，提高生活质量。主要的干预内容包括以下几个方面。

1. 政策和环境改变　指制定有利于干预的政策、法规等。例如，公共场所禁止吸烟的法规，限制向青少年售烟，增加烟草附加税，从整体上来营造有利于健康的环境。

2. 健康教育　通过公共信息、传媒、人际交流等进行传播，提高人群的知识，促进人们态度和行为的改变。

3. 个人行为和技能的改变　通过提供信息、示范、咨询等，帮助人们进行健康生活方式的选择，提供改变行为的必要技能，促进不良行为的改变和保持良好的生活方式。如戒烟技巧、平衡膳食的知识和技能、体育运动的技能等。

4. 多方位服务　要做好干预活动，必须有相应的服务，如提供信息，倡导戒烟、营养咨询，保健服务，医务人员对患者进行行为指导等。

⊕ **知识链接**

共建共享、全民健康

"共建共享、全民健康"，是建设健康中国的战略主题。针对生活行为方式、生产生活环境以及医疗卫生服务等健康影响因素，坚持政府主导与调动社会、个人的积极性相结合，推动人人参与、人人尽力、人人享有，落实预防为主，中西医并重，推行健康生活方式，减少疾病发生，强化早诊断、早治疗、早康复，立足全人群和全生命周期两个着力点，提供公平可及、系统连续的健康服务，实现更高水平的全民健康。实施慢性病综合防控战略，加强国家慢性病综合防控示范区建设。强化慢性病筛查和早期发现，针对高发地区重点癌症开展早诊早治工作，推动癌症、脑卒中、冠心病等慢性病的机会性筛查。加强学生近视、肥胖等常见病防治。到 2030 年，实现全人群、全生命周期的慢性病健康管理，总体癌症 5 年生存率提高 15%。加强口腔卫生，12 岁儿童患龋率控制在 25% 以内。

（三）优先干预措施

2011 年 9 月，联合国召开了有各国政府首脑参加的针对非传染性慢性疾病的高峰会议，世界卫生组织相关专家联合发表了关于防治非传染性慢性疾病的五项优先行动和五项优先干预措施。五项优先行动包括领导、预防、治疗、国际合作以及监测报告和评估。五项优先干预措施如下。

1. 加快烟草控制 2040 年实现无烟世界，全世界吸烟率控制到 5% 以下，全面实现 WHO 的控烟框架公约。

2. 减盐 2025 年全世界全人群每日食盐摄入量控制在 5g（相当于钠摄入 2000mg）以下。

3. 健康饮食和适宜的体力活动 用公共卫生政策促进全民体力活动和减少饮食摄入的饱和脂肪或反式脂肪、盐和糖（尤其是含糖饮料），预防超重或肥胖，预防心血管疾病、糖尿病和某些癌症，改善口腔和牙周健康。

4. 减少有害饮酒 推行影响酒类的价格、促销和获取的公共卫生政策，有益于减少饮酒的危害。

5. 基本药物与技术的广泛普及 对于所有国家，尤其低、中等收入国家，实现用于慢性病的价廉、高质药品广覆盖至关重要。

2015 年，世界领导人承诺到 2030 年将非传染性疾病导致的过早死亡人数减少三分之一。《非传染性疾病进展监测 2020》中提到，近年来世界卫生组织已经制定了"最佳购买"——一套 16 种实用且具有成本效益的干预措施。这些措施着重强调促进健康和预防疾病，包括增加烟草税、限制酒类广告、用更少的盐、糖和脂肪重新配制食品、为女孩接种宫颈癌疫苗、治疗高血压和糖尿病等。

⊕ 知识链接

合理膳食

高盐、高糖、高脂等不健康饮食是引起肥胖、心脑血管疾病、糖尿病及其他代谢性疾病和肿瘤的危险因素。2016 年全球疾病负担研究结果显示，饮食因素导致的疾病负担占到 15.9%，已成为影响人群健康的重要危险因素。2022 年 4 月，国家颁布了新版《中国居民膳食指南（2022）》，这份指南基于专家委员会对全国居民营养健康状况进行了调查与研究。报告显示，当前超过 50% 的我国成年居民已存在肥胖或超重现象。膳食指南是健康教育和公共政策的基础性文件，是国家实施《健康中国行动（2019—2030 年）》和《国民营养计划（2017—2030 年）》的一个重要技术支撑。合理膳食以及减少每日食用油、盐、糖摄入量，有助于降低肥胖、糖尿病、高血压、脑卒中、冠心病等疾病的患病风险。

目标检测

答案解析

1. 什么是非传染性慢性疾病？
2. 简述非传染性慢性疾病的主要危险因素。
3. 简述非传染性慢性疾病的主要行为危险因素。
4. 简述非传染性慢性疾病的预防策略。
5. 简述非传染性慢性疾病的三级预防措施。
6. 三级预防的内容是什么？

7. 什么是社区诊断？

8. 针对慢性病的五项优先行动与五项优先干预措施各是什么？

9. 简述慢性病社区综合干预的主要内容。

（何保昌）

书网融合……

本章小结

题库

第十二章　医院感染

PPT

随着医疗技术的迅猛发展，新的介入性诊断、治疗仪器和抗菌药物的应用越来越广泛，加之新的病原体不断出现，使得医院感染成为影响影响医院人群健康的全球性问题。医院感染可导致住院患者病情加重、治疗费用增加以及并发症的发生率和病死率增高，不仅威胁患者的良好预后，还会对社会、个人造成严重的经济负担。大量资料证明，只要护理管理严格、预防措施落实，医院感染的发生就会减少。因此，我们必须加强医院感染的规范化管理，预防和控制医院感染的发生，保证医疗环境，提高医疗质量。

⇨ 案例引导

案例　2021年4月，在某市一家三甲综合医院新生儿科，在院11名新生儿中先后有9例陆续出现发热、感染性休克等症状，其中3例经救治无效死亡；1例转至其他医院救治，病情稳定；5例在本院救治，其中3例病情较重但趋于好转。经专家组调查，本次事件中感染病例均为新生儿，局限于新生儿科ICU病房，存在着时间和空间上的聚集性，并且从环境物体表面样本和患儿肛拭子、血液标本中均检出大肠埃希菌，表明此次事件是由于病原菌在新生儿科ICU病房水平传播导致的医疗机构内感染暴发事件。

讨论　该案例是否为医院感染？如果是，该如何判断、控制和预防？

第一节　概　述

一、医院感染的概念

医院感染（nosocomial infection）又称医院获得性感染（hospital acquired infection），是指住院患者在医院内获得的感染，包括在住院期间发生的感染和在医院内获得出院后发生的感染，但不包括入院前已开始或入院时已处于潜伏期的感染。医院工作人员在医院内获得的感染也属于医院感染。发病在医院内还是医院外，取决于所感染疾病的潜伏期与住院时间的长短，如乙型肝炎，潜伏期较长，如住院期间发生感染，其发病往往在出院以后。广义地讲，医院感染的对象包括住院患者、医院工作人员、门诊就诊患者、探视者和陪护家属，这些人在医院的区域里获得感染性疾病均可以称为医院感染，但由于就诊患者、探视者和陪护家属在医院的时间短暂，获得感染的因素多而复杂，常难以确定感染是否来自医院，故实际上医院感染的对象主要是住院患者和医院工作人员。

二、医院感染的历史沿革

医院感染与医院的建立相依并存，但是，从科学上来认识医院感染以及减少医院感染发生的必要性，是在近代科学发展过程中逐步认识、逐步深入和解决的。医院感染的历史可概括为以下三个阶段。

（一）细菌学时代以前

19 世纪以前，由于当时人们还没有认识到自然界中的致病微生物，没有消毒、隔离措施，所以外科手术感染率几乎为 100%，死亡率高达 70%。如霍姆斯于 1843 年发现产褥热，当时在欧洲是人所共知的一种极其危险的疾病。医院曾因它而被称为"死亡场所"。1771 年，英国的 Manchester 医院规定，每个患者要使用干净的床单，至少每 3 周清洗一次，2 个患者不能同时使用一张病床，此后医院感染发生率显著下降。

（二）细菌学时代以后

19 世纪以后，人们逐步认识了致病微生物。英国外科医师约瑟夫·李斯特是外科消毒法的创始人之一，他首先阐明了细菌与感染之间的关系，并提出消毒的概念。法国微生物学家巴斯德在显微镜下发现了空气中的微生物，并采用加热消毒等方法来减少其数量，从而控制感染。不久后产生了无菌技术，以后又开始了蒸汽消毒器灭菌时代。

（三）抗生素时代

1928 年，英国的弗莱明发现了青霉素，并于 20 世纪 40 年代制造成功，从此进入了抗生素时代，青霉素在预防和治疗感染上起到了特殊效果，引起医务人员极大的反响，但同时也削弱了医院对灭菌技术的重视，医院感染的发生较前更为严重。直到 20 世纪 70 年代，医务人员又把注意力转向无菌技术上来，并且与抗生素应用相结合，有效地解决了感染与医院感染问题。

⊕ **知识链接**

产褥热

1843 年，维也纳一所医院的产科主任 Semmelweiss 发现，在培养临床医学生的病房里，有一些产妇患产褥热后死亡，而在相邻的培养助产士的病房里，很少发生产褥热。Semmelweiss 发现，临床医学生为学习病理学课程，经常到尸体解剖室解剖因产褥热而死亡的产妇，之后回到病房管理产妇，从而引起疾病传播。助产士不去解剖室，没有接触传染源的机会，因此其管理的产妇死亡率低。Semmelweiss 认为，产褥热传播的原因是与尸体解剖室难闻的"气味"有关，因而规定凡去过解剖室的人，都要用漂白粉溶液洗手，之后，产褥热流行就大为减少。

这是世界上首例报道的医院感染。

三、医院感染的判定标准

如何判断患者受感染的时间是在入院前还是入院后，不同的疾病判断方法亦有所不同。

（一）属于医院感染的情况

1. 对于有明确潜伏期的疾病，自入院第 1 天算起，超过平均潜伏期后所发生的感染；无明确潜伏期的疾病，发生在入院 48 小时后的感染。

2. 患者发生与上次住院直接有关的感染。

3. 在原有感染的基础上，出现新的与原有感染无关的不同部位的感染（除外脓毒血症迁徙灶），或者在原感染部位已知病原体的基础上，又分离出新的病原体（排除污染和原来的混合污染），包括菌株的新种、属、型等。

4. 新生儿在经产道时发生的感染，或发生于分娩48小时后的感染。

5. 由于诊疗措施激活的潜在性感染，如疱疹病毒、结核分枝杆菌等的感染。

6. 医务人员在医院工作期间获得的感染。

（二）不属于医院感染的情况

1. 皮肤、黏膜开放性伤口只有细菌定植而无炎症表现。

2. 由于创伤或非生物性因子刺激而产生的炎症表现。

3. 新生儿经胎盘获得（出生后48小时内发病）的感染，如单纯疱疹、弓形虫体病、水痘等。

4. 患者原有的慢性感染在医院内急性发作。

四、医院感染的分类

医院感染可按病原体来源、感染部位、感染的微生物种类等进行分类。

（一）按病原体来源分类

1. 外源性感染（exogenous infection）　又称交叉感染（cross infection），是指病原体来自患者体外，即来自其他住院患者、医务人员、陪护家属、医疗器械、医院环境等。医务人员和陪护家属中的慢性或暂时病原携带者可以直接或通过污染环境间接引起外源性感染；诊疗器材和制剂的污染造成的医源性感染也属于外源性感染。外源性感染可以通过加强消毒、灭菌、隔离措施和健康教育工作得到有效的预防和控制。

2. 内源性感染（endogenous infection）　又称自身感染（autogenous infection），是指引起医院感染的病原体来自患者自身的储菌库（皮肤、口腔、呼吸道、泌尿生殖道、肠道）的正常菌群或外来的已定植菌。一般情况下这些菌群对人体无感染力且不致病，但在一定条件下，如患者自身免疫力下降、体内生态环境失衡或发生细菌移位时，原来不致病或在特定条件下才致病的条件致病菌占优势，从而造成各种内源性感染。如外科手术后患者伤口感染的葡萄球菌来自自身皮肤，气性坏疽及破伤风梭菌来自肠道。随着侵入性医疗器械和抗菌药物的广泛应用，内源性感染的比例不断增加，尽管医院采用了严格的消毒隔离措施，但这类感染仍难免发生。

（二）按感染部位分类

全身各器官、各部位都可能发生医院感染，可分为皮肤软组织医院感染、呼吸系统医院感染、泌尿系统医院感染、血液系统医院感染和手术部位医院感染等。

（三）按病原体类型分类

医院感染可分为细菌感染、真菌感染、病毒感染、支原体和（或）衣原体感染以及原虫感染等。目前导致医院感染的病原体绝大多数为细菌，其中革兰阴性杆菌占首位。每一类感染又可根据病原体的具体名称分类，如金黄色葡萄球菌感染、铜绿假单胞菌感染和柯萨奇病毒感染等。

第二节　医院感染的流行病学特征

一、医院感染的流行过程

医院感染的类别不同，其传播过程也有所不同。对于外源性感染而言，医院感染的流行过程包括三个环节，即感染源、传播途径和易感人群，缺少或中断任一环节，将不会发生医院感染。而对于内源性感染而言，其传播过程则与上述不同，它包括感染源（患者自身）、病原体易位途径和易感微生态环境，需从微生态学角度进行描述。

（一）感染源

1. 患者　是医院感染的重要传染源。患者体内有大量的病原体生长繁殖，且其临床症状（咳嗽、打喷嚏等）和行为利于病原体的排出。患者排出的分泌物、脓液中的病原体，其致病力较强，常具有耐药性，并容易在易感者体内存留，这些都是患者成为医院感染传染源的重要条件。

2. 病原携带者　本身无临床症状但却能向外界排出病原体，故其是医院感染的重要传染源。按其携带状态和临床分期可分为潜伏期病原携带者、恢复期病原携带者和健康病原携带者。其作为传染源的意义取决于其排出病原体的量、携带病原体的时间长短、职业、活动范围、个人卫生习惯等。临床上由患者或医院内人员作为慢性病原携带者所引起的医院感染事件屡见不鲜。

3. 环境污染物　一些革兰阴性杆菌，如铜绿假单胞菌、克雷伯菌、肠杆菌、沙雷菌、不动杆菌等，在医院的潮湿环境或液体中（如气体过滤瓶、空调器、注射器械、血液、血液制品、食物、饮用水等）可存活数日，且在营养物质贫乏的条件下也能繁殖，称为"环境储源"，由它们引起的医院感染又称环境感染。美国的资料表明，估计有45%的医院感染是由医疗器械引起，如针尖、导尿管、药物、制剂、血液及其制品等。

4. 动物　动物传染源在医院感染中主要是鼠类。由鼠类污染食品，导致医院内鼠伤寒沙门菌感染暴发，已多次报道。此外，变形杆菌、梭状芽孢杆菌、流行性出血热病毒等也均可由鼠传播。

（二）传播途径

医院感染的传播途径呈多种形式，且同一种疾病也可通过不同的途径传播感染。

1. 经接触传播

（1）直接接触传播　病原体从传染源直接传播给易感者，无需外界环境中的传播因素（如医疗器械、患者的日常用品等）的参与。患者之间、医护人员与患者之间、医护人员之间，均可通过手的直接接触而感染病原体，如金黄色葡萄球菌、巨细胞病毒感染等。患者的自身感染也可认为是自身直接接触传播，如病原体从已感染的切口传递至身体的其他部位，肠道中的革兰阴性菌（大肠埃希菌、志贺菌等）传递至鼻咽部等。

（2）间接接触传播　这是目前医院感染的主要方式，主要是经医务人员的手、患者的生活用具等传播。由于工作关系，手可能经常接触患者的污染物及其污染的物品，很容易再将病原体传给其他患者或医护人员，如链球菌、金黄色葡萄球菌、铜绿假单胞菌、沙眼衣原体、真菌等病原体。

2. 经空气飞沫传播　国内外调查表明，病原体经空气传播是医院感染的主要途径之一，该传播方式在结核分枝杆菌感染等呼吸道传播疾病和手术切口部位感染中起重要作用。此外，气管插管、心肺复苏、支气管镜检、咽拭子采样、吸痰、尸检以及采用高速设备如钻、锯、离心等操作可产生微生物气溶胶，可引起某些呼吸道传染病的医院感染。

3. 经水或食物传播　医院供水系统的水源或医院中供给患者的食物因各种原因受病原体污染后，可导致医院感染的暴发，如经水传播而致伤寒、细菌性痢疾、病毒性腹泻等；经食物传播而致鼠伤寒沙门菌病、细菌性痢疾和甲型肝炎等。

4. 医源性传播　是医院感染传播的特点之一。指在医疗、预防工作中，可能人为地造成某些传染病传播。常见的传播方式有以下几种。

（1）医疗器械和设备　诊疗活动中，常需借助各种诊疗器械如各种纤维内镜、麻醉机、呼吸治疗装置、血液透析装置及各种插管、导管等，这些器械设备多结构复杂、消毒难度大，加之一些介入性操作常损伤人体皮肤、黏膜等防御屏障，故可增加患者感染的机会。

（2）血液及血液制品　乙型肝炎病毒、丙型肝炎病毒及艾滋病病毒常通过此途径感染。流行病学研究表明，输血（血液制品）是丙型病毒性肝炎和艾滋病病毒感染的重要途径。

（3）药品及药液　输液制品在生产和使用过程中受病原体污染而引起传播。在口服药物或一些外用药液中常可检出铜绿假单胞菌、克雷伯菌、沙雷菌等条件致病菌。近年来因静脉高能营养液的广泛使用，常引起患者发生菌血症、败血症而导致医院感染的发生。

5. 生物媒介传播　在医院感染中虽不常见，但在一些虫媒传染病流行区内，医院若无灭虫灭鼠等措施时，则一些疾病也可在病房中传播，如流行性乙型脑炎、流行性出血热、流行性斑疹伤寒及疟疾等，蝇及蟑螂在病房中可传播肠道传染病。

（三）易感人群

病原体侵入机体后能否引起感染性疾病主要取决于病原体的数量、致病性及宿主的易感性。不同的患者，其易感性也不同，受年龄、性别、免疫力及机体的健康状况等多种因素的影响。医院感染中常见的易感人群有以下几种。

1. 接受各种侵袭性操作的患者　侵袭性操作可破坏皮肤、黏膜等机体天然屏障，为病原体的侵入提供有利条件。常见的侵袭性操作有气管切开或插管、静脉导管、腰椎穿刺、血液透析、器官移植、人工心脏瓣膜植入等。

2. 机体免疫功能严重受损患者　某些患者由于疾病、治疗、年龄及营养状况使得自身非特异性免疫功能极大下降，对病原体较易感。如患有恶性肿瘤、糖尿病、慢性肾病、血液系统疾病、肝病等疾病患者；烧伤或创伤产生组织坏死者；接受各种免疫抑制剂治疗的患者；婴幼儿、老年人和营养不良者。不同类型的免疫缺陷患者对不同病原微生物的敏感性也不相同，体液免疫水平低的患者易感染葡萄球菌、链球菌和革兰阴性杆菌，细胞免疫缺陷患者易感染放线菌、真菌、病毒等。

3. 广谱抗生素的长期使用者　长期使用广谱抗生素可使患者体内菌群失调、细菌产生耐药性，可增加消化道及泌尿道耐药性细菌、真菌感染的易感性。

4. 住院时间或手术时间长的患者　医院感染的发生与患者的住院时间长短密切相关，住院时间越长，病原体在体内定植的机会就越大，发生医院感染的危险性就越高。手术时间长短与手术部位感染的危险性成正比，手术时间越长，创口组织受损越重，患者抵抗力越差，对病原体的易感性越高。

二、医院感染的流行特征

（一）地区分布

1. 地区不同，医院感染的发病率不同　这与当地的经济发展水平、医疗卫生水平以及对医院感染的重视程度有关。根据有关监测显示，我国2014年以来报告的医院感染现患率为2.3%~2.7%，而相关文献报道，美国同期现患率为3.2%~4%，欧洲为5.9%。从数据上看，我国医院感染的发生水平与欧美国家大体相当，甚至略低一些。

2. 不同级别、性质及床位数的医院感染发病率也不同　级别越高，医院感染发病率越高；大医院高于小医院；教学医院高于非教学医院，主要是因为前者收治的患者病情重，有较多的危险因素和侵入性操作。

3. 不同科室的医院感染发病情况差异较大 我国医院感染发病率以内科最高，其次为外科和儿科，五官科发病率最低；内科以血液和肾病科最高，外科以神经外科和心胸外科最高。医院感染的高危部门有 ICU 室、新生儿病房、危重症患者抢救室、神经外科、烧伤科、心胸外科、呼吸科、血液科、肾病科等。

（二）时间分布

医院感染发病率无明显的周期性，可常年发病，其季节性分布与病原体的季节性相关。如流感暴发时，院内人群呼吸系统疾病与院外人群的冬春季节一致；克雷伯菌、肠杆菌及铜绿假单胞菌等医院感染多发病于夏秋季节；而大肠埃希菌、厌氧性细菌、化脓性链球菌及金黄色葡萄球菌等医院感染并无明显的季节性发病特点。

医院感染的长期趋势包括发病率、病原体及其耐药性等方面的变化。近些年耐药菌的感染比例不断增加，尤其是近年来国家比较关注的"超级"耐药菌如碳青霉烯耐药肺炎克雷伯菌检出率的增加。

（三）人群分布

1. 年龄 医院感染与患者的年龄有关，婴幼儿和老年人感染率高，主要与婴幼儿和老年人抵抗力低有关。

2. 性别 医院感染的发生与性别多无关，但某些部位的感染存在性别差异，如泌尿道感染病例中女性多于男性。

3. 科别 不同科别的住院患者其医院感染的发病率存在较大差异。2014 年全国医院感染横断面调查结果显示各科室中综合重症监护病房医院感染现患率最高，达 26.25%；感染部位以下呼吸道为主，占 47.53%，其次为泌尿道 11.56%、手术部位 10.41%。

4. 是否存在危险因素 具有危险因素者其医院感染发生率较高，如人工血管移植术患者入院时低血红蛋白水平为医院感染的危险因素，患者发生医院感染的危险性是血红蛋白正常者的 4.39 倍。

5. 医务人员感染率高 如在流感流行期间，医务人员是患者的密切接触者，对医院感染的发生具有重要贡献。

三、医院感染的流行类型

（一）散发

散发（sporadic）即在医疗机构或科室患者中医院感染病例的发生呈历年一般水平，各病例间在发病时间和地点方面无明显联系的散在发生。该类型是医院感染长年不断的主要流行类型，其多由病原携带者及媒介物污染所引起，主要危害受感染个体。

（二）暴发

在医疗机构或科室的患者中，短时间内发生 3 例以上同种同源感染病例的现象称为医院感染暴发（outbreak）。暴发发生突然，且危害较大，多由一次同源暴露引起，流行曲线常表现为单峰型，若及时采取有效措施感染可迅速平息；如果医院感染为同一来源但多次暴露则流行曲线可呈多峰型。确定是否为暴发还应排除因实验室检测方法或医院感染监测系统监测方法等的改变而造成的医院感染假暴发现象。

（三）医院感染聚集

在医疗机构或其科室的患者中，短时间内发生医院感染病例明显增多，并超过历年散发水平称为医院感染聚集。

⊕ **知识链接**

医院感染与传染病的区别

项目	医院感染	传染病学
传染源	内源性为主	外源性
病原体	条件致病菌、"非致病菌"、耐药菌	典型的致病菌
宿主	免疫力低下的患者	无免疫力的健康人群
结局	机会性感染	传染病
传播方式	常为特殊方式感染（侵入性诊疗操作）	固有途径
传染性	较弱	强
隔离意义	保护性隔离，保护患者	传染源隔离，保护易感人群
临床表现	复杂，不典型	单纯，典型
诊断	定性、定量、定位分析	可确诊
治疗	较难	较易

第三节 医院感染的预防与控制

医院是一个特殊的环境，担负着防病治病的特殊使命，而医院感染又贯穿于疾病诊治的全过程。医院感染问题是世界各地各级医院面临的突出的公共卫生问题，已引起各级医院的共同关注。医院感染管理部门具体负责医院感染预防与控制方面的管理和业务工作。医院感染控制不仅关系着医院的存亡，还关系着患者的生命安危，要提高医疗质量和保障医疗安全，必须对医院感染进行积极的预防与控制。

一、医院感染的危险因素

促使医院感染发生风险增高的因素有很多，归纳如下。

（一）医务人员对医院感染的严重性认识不足

医院管理者重视医疗而轻消毒、轻监测，普遍存在消毒观念淡薄，专业人员素质较差，有些护士打针不戴口罩，操作前后不洗手，手术消毒不彻底，造成患者术后感染的现象时有发生。有调查显示，25%的护士说不出常用消毒液的使用浓度。

（二）医院内交叉感染

医院内存在容易实现的感染源、感染途径和易感人群感染链，交叉感染容易发生。如传染病患者被误诊或入院初期患者处于某传染病潜伏期，加之病室内病种区分不严格，陪护人员增多，空气流动差，患者由于抵抗力弱，相互接触或室内飞沫间的传播，往往不易控制，医院又因为要减少消耗，增加收入，不愿投入大量的消毒药品而造成交叉感染。

（三）血源性感染

输血是现代临床医学中不可缺少的治疗手段，随着用血量增加，输血相关感染的机会也大大增加，如献血者携带有感染病原体，受血者通过输血而引起感染（如丙型病毒性肝炎）等。

（四）不能严格执行手卫生规范

医护人员不能严格执行无菌操作规程，医护人员及患者的手污染是造成院内感染的重要传播途径。

直接或间接经手传播病原菌而造成的感染占医院感染的30%以上。

（五）侵入性操作

各种介入性导管、血液与腹膜透析、内镜检查监护仪等无菌操作不严格，大大增加院内感染的机会，使患者皮肤、黏膜屏障受到不同程度的破坏，从而使患者易感性升高。如呼吸机相关肺炎、气管插管前无菌的气管，在插管72小时后，气管内70%出现菌丛。其次是泌尿系统感染，日本广岛大学医学院附属医院报道561例医院感染中83%是尿路感染，其中93%由留置尿管引起。

（六）药物的不合理应用

大量抗菌药物的不合理应用也是造成院内感染的重要因素，不但使细菌产生耐药性，而且破坏正常菌群内部各种微生物之间相互制约关系，造成菌群失调，使正常情况下不致病的条件致病菌得以大量繁殖，从而引起条件致病菌和真菌的双重感染。

（七）消毒隔离操作不严格

输液过程中，很容易因输入不溶性的外源物质造成输液反应。静脉输液相关的菌血症常由克雷伯菌属、肠杆菌属引起。同时，这些菌属很容易在输注的液体中生长。采血、输液等操作时，由于操作不规范，造成操作者被感染，如被采血针头等锐器扎伤而被感染。

（八）人口老龄化

老年人口的增加使得人群慢性病的患病率增加，慢性患者群大多抵抗力下降、频繁就医，可增加发生医院感染的危险性。

二、医院感染的监测

医院感染监测（nosocomial infection surveillance）是指长期、系统、连续地收集、分析医院感染在一定人群中的发生、分布及其影响因素，并将监测结果报送和反馈给有关部门和科室，为医院感染的预防、控制和管理提供科学依据。

（一）医院感染监测任务

1. 根据日常监测结果，评价现行的医院感染预防措施的效果，并优化预防方案，防止发生相关医院感染事件。

2. 对已发生的医院感染，快速查明原因，采取有针对性的紧急措施，尽快控制传播。

3. 判断采取的经常性或特殊性措施是否适宜，并评价其效果。

（二）医院感染监测常用指标

1. 医院感染发生率 指一定时期内，在所有入院患者中发生医院感染新病例或例次的频率。计算公式为：

$$医院感染发生率 = \frac{同期住院患者发生医院感染新病例数（例次）}{观察期内住院患者总数} \times 100\% \qquad （式12-1）$$

医院感染发生率反映了医院感染总体发病情况，是国家卫生与计划生育委员会2015年发布的《医院感染管理质量控制指标》中的重要指标之一。

2. 医院感染患病率 观察期内医院感染的总病例数占同期住院患者总数的比例。计算公式为：

$$医院感染患病率 = \frac{同期住院患者发生医院感染总例数}{观察期内住院患者总数} \times 100\% \qquad （式12-2）$$

3. 医院感染续发率 指与原发病例有效接触后一个最长潜伏期内，在接触者中续发病例数与接触者总数的比值。计算公式为：

$$医院感染续发率 = \frac{续发病例数}{原发病例接触者人数} \times 100\% \qquad (式12-3)$$

在医院感染的调查中,医院感染续发率可用来分析传染源、流行因素和评价防治措施的效果。

4. 医院感染漏报率 指应当报告而未报告的医院感染病例数占同期应报告医院感染病例总数的比例。计算公式为:

$$医院感染漏报率 = \frac{应当报告而未报告的医院感染病例数}{同期应报告医院感染病例总数} \times 100\% \qquad (式12-4)$$

医院感染漏报率的高低是评价一所医院感染监测质量好坏的重要指标。一般要求漏报率不超10%。

三、医院感染的预防及控制

(一)经常性预防措施

由于医院感染具有其特殊性和复杂性,因此要预防和控制医院感染的发生,必须注意做好以下方面工作。

1. 建立健全医院感染管理组织 要依法开展医院感染的管理工作,建立健全各级医院的医院感染管理体系,建立健全有关的规章制度和技术规范。

2. 加强医务人员关于医院感染知识及技能的培训 定期培训,讲授有关医院感染的防治知识,提高医务工作者对医院感染的防治意识和能力。

3. 建立医院感染监测系统 加强医院感染监测,通过综合性监测(对医院所有患者和工作人员及其有关因素进行全面监测)和目标性监测(针对高危人群、高感染部位等开展的医院感染及其危险因素的监测),主动观察医院感染的发生、分布及影响因素,及时发现医院感染散发病例、医院感染聚集性病例和医院感染暴发。

4. 医院结构合理布局 在医院建筑设计时应考虑防止院内交叉感染的问题。如传染病科应设在单独建筑内,医院的出入口走廊、楼梯、电梯等公用通道均应注意有效防止交叉感染,病室中两排床之间最小间距应为1m,每床占用横宽最好为2m,传染病房污水应有消毒处理设施等。候诊室最易发生交叉感染,应分科设立,尤其是儿科,应设检诊室,怀疑为传染病患儿时,应送隔离诊断室诊察,并有专用出入口。

5. 加强临床对抗生素应用的管理 临床对抗生素的大量应用甚至滥用,不仅可使病原体产生耐药性,同时也易导致患者机体发生微生态失调而引起内源性感染的发生。因此,必须加强临床医生对抗菌药物知识的学习,认真遵守抗菌药物的应用原则,严格掌握其适应证,及时进行病原学检测并按药敏试验合理选用抗菌药物。

6. 加强医疗机构消毒灭菌的监督、监测 各级各类医疗机构在开展医疗服务的同时,必须严格执行消毒、灭菌等规章制度,遵循《医疗机构消毒技术规范》,及时杀灭或消除医院环境中医疗用品上的病原体,切断传播途径,有效防止医院感染的发生。

7. 制订特殊病原体感染控制流程 对SARS等特殊感染病例,制订感染控制流程。一旦发现特殊病原体医院感染病例。及时召开现场会,分析原因,根据致病微生物的生物学特点指导病区有针对性地做好消毒隔离工作。

（二）医院感染发生时控制措施

当医疗机构发现医院感染暴发时应遵循"边救治、边调查、边控制、妥善处理"的原则，积极实施医疗救治，开展或协助相关部门开展现场流行病学调查和环境卫生学检测，分析感染源、感染途径，并及时采集有关标本进行病原学检测。

1. 积极救治感染患者，对其他可能发生医院感染的患者要做到早发现、早诊断、早隔离、早治疗，并按相关规范进行消毒隔离工作。

2. 密切接触的其他人员，如患者、医务人员、陪护及探视人员等要进行医学观察，直至该病的最长潜伏期或无新发感染病例出现为止。

3. 根据发生医院感染暴发的特点，切断传播途径。停止使用可疑污染的物品，或经严格消毒与灭菌处理及检测合格后方能使用。

4. 对高危人群采取保护性隔离措施，如免疫功能低下、有严重疾病或有多种基础性疾病的患者，必要时可采取特异性免疫接种。

5. 开展暴发调查，通过流行病学调查，综合分析临床、实验室及流行病学特征，查找感染源及感染途径，采取针对性防控措施。

6. 若医院感染时新发感染病例持续上升，要考虑所采取的控制措施无效的原因，再次评估可能的其他危险因素，并调整控制措施，如暂时关闭相关部门或区域，停止接收新入院患者。

7. 做好医院感染散发和暴发的上报。散发病例由经治医师及时向本科室医院感染监控小组负责人报告，并于24小时内报告医院感染管理部门，分析感染源、感染途径，实施控制措施。若为传染病，按照《传染病防治法》相关规定上报和控制。当发生5例以上医院感染病例、医院感染暴发直接导致患者死亡或发生3人以上人身损害后果严重事件，应于12小时内向卫生行政部门报告，并根据时限逐级上报至国家卫生健康委员会。

医院感染防控贯穿于医疗机构、医务人员执业活动的全过程。医院感染病例或事件的发现、诊断（判定）、报告、处置和防范等综合应对措施的采取和落实，不仅需要医疗机构、医疗卫生行业及其广大医务人员的支持，也离不开患者、相关社会组织和行业，乃至全社会公众的参与，从一定意义来说，医院感染防控是一项做好了全社会利益共享、做不好全社会风险共担的公共管理事务。因此，实施医院感染质量管理与控制工作必须恪守维护全民健康的宗旨，秉持以患者为中心，以保障医疗质量和社会安全为已任的理念，坚持贴近患者、贴近临床、贴近社会的"三贴近"原则，建立基于激励相容的共同目标价值引领、基于信息效率的有效沟通协调和基于多重目标均衡的实施评价体系是必要的基础和必备的前提，率先在医疗卫生机构内部、医疗卫生行业内部形成医院感染防控"人人有责、人人有为"的思想与行动共识。

目标检测

答案解析

1. 医院感染的概念是什么？医院感染的种类有哪些？
2. 医院感染流行病学三大要素是什么？
3. 促使医院感染发生的危险因素有哪些？

4. 预防医院感染的对策有哪些?

5. 医院感染监测常用指标有哪些?

6. 传染病学与医院感染的区别有哪些?

（李海玲）

书网融合……

本章小结

题库

第十三章 突发公共卫生事件流行病学

PPT

📝 学习目标

1. **掌握** 突发公共卫生事件的定义、分类与分级。
2. **熟悉** 突发公共卫生事件的主要特征、流行病学调查方法。
3. **了解** 应急反应机制及应遵循的原则。
4. 学会突发公共卫生事件特点、分类及分级，具备突发公共卫生事件发生时应急调查能力。

⇒ **案例引导**

　　案例　2016 年 11 月，某市疾病预防控制中心接到某医院报告一起学校可疑食物中毒事件。该市某区某学校小学部近百名学生及老师陆续出现呕吐、腹泻和腹痛症状。接到疫情报告后，该市疾控中心立即派出专业人员赶赴学校和患者救治医院进行现场调查处置，开展病例访谈、现场流行病学调查和实验室采样，共采集粪便及肛拭子标本 134 份，检出病例诺如病毒阳性 7 份，扎如病毒阳性 1 份，餐饮从业人员扎如病毒阳性 5 份。

　　讨论　请判断该事件是否属于突发公共卫生事件？如何开展食物中毒暴发调查？

第一节　概　述

一、概念

（一）突发公共卫生事件的概念

　　突发公共卫生事件（emergency public health events）是指突然发生，造成或可能造成社会公众健康严重损害的重大传染病疫情、群体性不明原因疾病、重大食物和职业中毒以及其他严重影响公众健康的事件。近年来，随着城市化、现代化、全球一体化进程的不断加快，全球各类突发公共卫生事件频繁发生。2009 年，甲型 H1N1 流感在全球范围内大规模流行；2014 年，西非多国暴发埃博拉出血热疫情；2015 年，沙特和韩国暴发中东呼吸综合征疫情；2016 年南美出现寨卡病毒疫情；2019 年刚果民主共和国境内暴发埃博拉疫情；2020 年新型冠状病毒肺炎全球大流行；2022 年猴痘疫情在欧美等多国暴发。上述这些突发公共卫生事件均严重危害人类健康和生命安全，对社会经济的发展造成重大影响。因此，做好突发公共卫生事件应对工作，提升各国政府应急管理水平和能力已成为国际社会日益关注的重大课题。

（二）主要特征

　　1. 突发性　突发公共卫生事件能否发生，于什么时间、什么地点、什么人群、以什么样的方式发生，以及发生的程度等都是始料未及，难以准确把握。其起因、规模、事态的变化、发展趋势以及影响程度等，也不能事先描述和确定。人们对突发公共卫生事件的突发性感知来源于 3 个方面：第一，有些是由人们难以控制的客观因素引发的，如地震、洪水、海啸等自然灾害的突然暴发；第二，有些事件暴发于人们的知觉盲区，如食物被人为投毒、误把亚硝酸钠当作食盐而造成食物中毒事件；第三，有些事件暴发于人们熟视无睹的细微之处，如2015年造成人员重大伤亡的天津港爆炸事件就是因为危险化学物品存放不当而引起的。

2. 紧迫性　突发公共卫生事件发生突然、情况紧急、危害严重，如不迅速采取处置措施则可能发展为更大级别的事件。对突发公共卫生事件要在尽可能短的时间内做出决策，采取针对性措施，并将其落到实处，最终将事件危害控制在最低限度。

3. 群体性　突发公共卫生事件针对的不是特定的人，而是不特定的社会群体，往往同时波及多人。有的突发公共卫生事件虽然不一定直接涉及公众领域，但可能因事件迅速传播而引起公众的关注，成为公共热点并造成公共损失、公众心理恐慌和社会秩序混乱。同时，随着国际交流人员往来频繁，一些突发公共卫生事件波及的范围越来越广，往往跨多个国家和地区，如2022年的猴痘疫情就波及多个国家和地区。

4. 处置和结局的复杂性　突发公共卫生事件表现形式多种多样，即使同类事件的表现形式也千差万别，各项措施的开展、控制以及善后涉及多个领域、部门，处理起来严峻复杂；加之当今时代处于全球化、移动媒体时代，人人都可能成为信息源，真假信息难辨，在信息不对称不透明的情况下，引发的恐慌难以遏制，带来潜在社会危害不可估量，更加剧了事件的复杂性。

5. 危害严重　突发公共卫生事件在短时间内造成大量人员伤亡，给公共卫生和医疗资源带来巨大压力，往往会对公众健康造成严重损害，甚至影响国家形象。

（三）分期

1. 间期　指突发公共卫生事件发生前的平常期。这是突发公共卫生事件的预防与应急准备的关键时期，此期应积极制订预案，建立健全各种突发公共卫生事件的预防策略和措施，防止可避免的事件发生；建立与维护预警系统和紧急处理系统，训练救援人员，为应对突发公共卫生事件做好充分的准备。

2. 前期　指事件的酝酿期和前兆期。此期应立刻采取紧急应变措施，将可能受到影响的居民疏散到安全地方，保护即将受波及的设施，动员紧急救援人员待命，并实时发布预警消息，协助群众做好应对准备。

3. 打击期　指事件的作用和危害期。不同性质的突发公共卫生事件，其打击期长短不一，如地震和建筑物爆炸可能只有数秒，旋风和球场暴乱可能会持续几小时，而传染病暴发和洪涝灾害则能连续达数月之久。

4. 处理期　指灾害救援或暴发控制期。依据突发公共卫生事件不同的性质采取不同的处理措施，自然灾害的主要处理措施有：救治伤病人员，展开紧急公共卫生监测，预防或处理次生灾害。疾病暴发的主要处理工作包括：隔离患者，宰杀病畜，封锁疫源地，取消公共活动，对可能被污染的物品和场所进行消毒，封闭被污染的饮用水源，禁止销售受污染的食物，紧急开展疫苗接种和个人防护。发生人为事故时要完成的任务有：调查事故原因，终止危害的扩大，清除环境中残存的隐患，稳定社会情绪等。

5. 恢复期　指事件的平息期。这个时期的工作重点是尽快让事发或受灾地区恢复正常秩序，包括做好受害人群躯体伤害的康复工作，评估受害人群的心理健康状况；针对可能产生的"创伤后应激障碍"进行预防和处理；修建和复原卫生设施，提供正常的卫生医疗服务。

二、分类与分级

（一）分类

突发公共卫生事件分类是一个比较复杂的问题，尚无一个公认的分类。根据事件的成因和性质，将其分为重大传染病疫情、群体性不明原因疾病、重大食物和职业中毒以及其他严重影响公众健康的事件4类。

1. 重大传染病疫情　指某种传染病在短时间内发生、波及范围广泛，出现大量的患者或死亡病例，其发病率远远超过常年的发病率水平。比如，2020年的新型冠状病毒肺炎疫情、2022年的猴痘疫情等。

2. 群体性不明原因疾病　指在短时间内、某个相对集中的区域内同时或相继出现具有共同临床表现的患者，且病例不断增加，范围不断扩大，又暂时不能明确诊断的疾病。如1972年上海某地不明原因的皮炎流行，近10万人受累，历时约3个月，正是不明原因疾病流行的典型案例。

3. 重大食物和职业中毒事件　指由于食品污染和职业危害的原因，从而造成人数众多或伤亡较重的中毒事件。如2002年9月14日，南京市汤山镇发生一起特大投毒案，造成395人因食用有毒食品而中毒，其中死亡42人。

4. 其他严重影响公众健康事件　指具有突发公共卫生事件的特征，针对不特定社会群体，造成或可能造成社会公众健康严重损害，但又不能归到前面三类中的事件。包括以下几种。

（1）群体性预防接种反应和群体性药物反应　是指在实施疾病预防措施时，出现免疫接种人群或预防性服药人群的异常反应。这类反应的原因较为复杂，可以是心因性的，也可以是其他异常反应。

（2）重大环境污染事故　是指在化学品的生产、运输、储存、使用和废弃处置过程中，由于各种原因引起化学品从其包装容器、运送管道、生产和使用环节中泄漏，造成空气、水源和土壤等周围环境的污染，严重危害或影响公众健康的事件。如2010年大连新港一艘利比里亚籍30万吨级油轮在卸油附加添加剂时，导致陆地输油管线发生爆炸，并引起旁边5个同样为10万立方米的油罐泄漏，造成附近50平方公里的海域受到污染，影响范围达100平方公里。

（3）核事故和放射事故　是指由于放射性物质或其他放射源造成或可能造成公众健康严重影响或严重损害的突发事件。如2011年日本福岛第一核电站发生事故后，福岛县未成年人甲状腺癌发病率显著高于日本全国平均水平。

（4）人为恐怖事件　是指恐怖组织或恐怖分子为了达到其政治、经济或其他目的，通过实际使用或威胁使用放射性物质、化学毒剂或生物战剂，或通过袭击或威胁袭击化工（核）设施而引起有毒有害物质或致病性微生物释放，导致人员伤亡或造成公众心理恐慌的事件。如1995年，发生在日本东京地铁的沙林毒气事件，造成5510人中毒，12人死亡。

（5）自然灾害　是指自然因素，如水灾、旱灾、地震、火灾引起的设施破坏、经济严重损失和人员伤亡等的状况。如2008年汶川地震造成约7万人死亡。

（二）分级

《国家突发公共卫生事件应急预案》将突发公共卫生事件分为4级（表13-1）。特别重大、重大、较大和一般依次分别使用红色、橙色、黄色、蓝色进行预警。国家对突发公共卫生事件一级响应的启动，是基于当前疫情的发展及疾病的特点，最大限度保护社会成员安全的一种举措。

表 13 – 1　突发公共卫生事件分级标准

分级	分级标准
特别重大突发公共卫生事件（Ⅰ级）	（1）肺鼠疫、肺炭疽在大、中城市发生并有扩散趋势，或肺鼠疫、肺炭疽疫情波及 2 个以上的省份，并有进一步扩散的趋势 （2）发生传染性非典型肺炎、人感染高致病性禽流感病例，并有扩散趋势 （3）涉及多个省份的群体性不明原因疾病，并有扩散趋势 （4）发生新传染病或我国尚未发现的传染病发生或传入，并有扩散趋势，或发现我国已消灭的传染病重新流行 （5）发生烈性病菌株、毒株、致病因子等丢失事件 （6）周边以及与我国通航的国家和地区发生特大传染病疫情，并出现输入性病例，严重危及我国公共卫生安全的事件 （7）国务院卫生行政部门认定的其他特别重大突发公共卫生事件
重大突发公共卫生事件（Ⅱ级）	（1）在一个县（市）行政区域内，一个平均潜伏期内（6 天）发生 5 例以上肺鼠疫、肺炭疽病例，或者相关联的疫情波及 2 个以上的县（市） （2）发生传染性非典型肺炎、人感染高致病性禽流感疑似病 （3）腺鼠疫发生流行，在一个市（地）行政区域内，一个平均潜伏期内多点连续发病 20 例以上或流行范围波及 2 个以上市（地） （4）霍乱在一个市（地）行政区域内流行，1 周内发病 30 例以上或波及 2 个以上市（地），有扩散趋势 （5）乙类、丙类传染病波及 2 个以上县（市），1 周内发病水平超过前 5 年同期平均发病水平 2 倍以上 （6）我国尚未发现的传染病发生或传入，尚未造成扩散 （7）发生群体性不明原因疾病，扩散到县（市）以外的地区 （8）发生重大医源性感染事件 （9）预防接种或群体预防性服药出现人员死亡 （10）一次食物中毒人数超过 100 人并出现死亡病例，或出现 10 例以上死亡病例 （11）一次发生急性职业中毒 50 人以上或死亡 5 人以上 （12）境内外隐匿运输、邮寄烈性生物病原体、生物毒素夹，造成我境内人员感染或死亡的 （13）省级以上人民政府卫生行政部门认定的其他重大突发公共卫生事件
较大突发公共卫生事件（Ⅲ级）	（1）发生肺鼠疫、肺炭疽病例，一个平均潜伏期内病例数未超过 5 例，流行范围在一个县（市）行政区域以内 （2）腺鼠疫发生流行，在一个县（市）行政区域内，一个平均潜伏期内连续发病 10 例以上或波及 2 个以上县（市） （3）霍乱在一个县（市）行政区域内发生，1 周内发病 10～29 例或波及 2 个以上县（市），或市（地）级以上城市的市区首次发生 （4）1 周内在一个县（市）行政区域内，乙、丙类传染病发病水平超过前 5 年同期平均发病水平 1 倍以上 （5）在一个县（市）行政区域内发现群体性不明原因疾病 （6）一次食物中毒人数超过 100 人或出现死亡病例 （7）预防接种或群体预防性服药出现群体心因性反应或不良反应 （8）一次发生急性职业中毒 10～49 人或死亡 4 人以下 （9）市（地）级以上人民政府卫生行政部门认定的其他较大突发公共卫生事件
一般突发公共卫生事件（Ⅳ级）	（1）腺鼠疫在一个县（市）行政区域内发生，一个平均潜伏期内病例数未超过 10 例 （2）霍乱在一个县（市）行政区域内发生，1 周内发病 9 例以下 （3）一次食物中毒人数 30～99 人，未出现死亡病例 （4）一次发生急性职业中毒 9 人以下，未出现死亡病例 （5）县级以上人民政府卫生行政部门认定的其他一般突发公共卫生事件

资料来源：国家卫生和计划生育委员会《国家突发公共卫生事件应急预案》。

⊕ 知识链接

猴痘

　　猴痘是一种由猴痘病毒（monkeypox virus，MPXV）感染所致的人兽共患病毒性疾病，临床上主要表现为发热、皮疹、淋巴结肿大。猴痘病毒于 1958 年首次发现时被命名，2022 年 8 月 12 日世界卫生组织宣布对猴痘病毒分支重新命名，新名称由罗马数字和小写英文字母组成，将此前刚果盆地分支称为分支Ⅰ，将此前西非分支称为分支Ⅱ。2022 年多国陆续发现猴痘病例，7 月 23 日世界卫生组织宣布多国猴痘疫情构成"国际关注的突发公共卫生事件"，这是世界卫生组织当前可以发布的最高级别公共卫生警报。据世卫组织 2022 年 8 月 10 日发布的猴痘疫情报告，已有

89 个国家和地区向世界卫生组织报告 27814 例实验室确诊病例和 11 例死亡病例，其中绝大部分病例来自欧洲和美洲地区。

第二节　突发公共卫生事件的流行病学调查

一、意义

1. 有助于全面了解各类突发事件的发生状况，评价我国突发事件的流行趋势，为突发事件的预防和应对提供科学依据。

2. 有助于各地区根据自身特点和实际情况，选择合适的预防策略、援救措施和应对预案，提高我国突发事件的预防和处理能力。

3. 有助于动态观察各个地区突发事件的发生频率和处理情况，评价各个地区突发事件的防治水平，进一步调整全国突发事件的应急工作。

二、暴发调查

突发公共卫生事件常以疾病暴发或聚集性疫情的形式出现。暴发不仅见于传染病，还常见于非传染性疾病，如农药中毒、维生素缺乏病等。疾病暴发是指在某局部地区或集体单位中，短时间内突然出现异常增多症状相同的病例，在采取有效控制措施后，病例迅速减少。

暴发调查（outbreak investigation）是指对局部地区或集体单位，在短时间内突然发生较多同类的事件所进行的调查。暴发调查是突发公共卫生事件流行病学研究的起点，也是处理好某一具体突发事件的关键，决定着后续工作的成效。突发事件的性质不同，调查方法亦不同，调查的手段、内容和侧重点也均存在差异。

（一）疾病暴发调查的步骤

疾病暴发通常起初原因不明且发展迅速，欲对其进行有效的控制需要获得及时、真实和足够的信息。全面、深入的暴发调查是整个工作的关键。暴发调查是突发公共卫生事件调查研究的基本形式之一，其一般程序如下。

1. 组织和准备　周密的准备和组织对突发公共卫生事件发生原因的调查和暴发的控制起重要作用。

（1）了解情况　尽快从多个渠道收集信息，将不同来源的信息进行比较；确认事件信息是否真实；了解事件发生的时间、地点以及影响人群；了解事件的严重程度、进展情况以及可能的变化趋势。

（2）人员准备　立即成立现场调查组，调查组人员由相应的专业人员参加，一般包括流行病学、微生物学、环境卫生学以及其他相关专业工作者。现场调查组应有负责人，组织和协调整个现场的调查工作。

（3）物资筹备与后勤供应　必须在较短时间内准备现场应用的必需资料和物品，一般包括调查器材、采样设备、检测试剂、现场通讯器材、个人防护用品和宣传手册、调查人员的衣食住行及所需物资等。

2. 核实诊断　通过访视病例、查阅病历确定是否存在诊断错误；通过查阅样本采集、运输及检测相关记录，确定实验室检测结果是否正确可信。

3. 确定暴发的存在　疾病暴发的信息最初可能来自基层医疗单位、流行病学监测点、防疫机构常规报告和紧急报告；或来源于实验室、药房、兽医站；还有可能首先被教师、居委会主任等人员发现。防疫工作者接到暴发信息后，必须仔细核查暴发是否真实发生，排除疫情被人为地夸大或缩小的情况。可从3个方面入手。

（1）对比分析病例数是否超过了预期或既往基线　根据既往的疾病监测数据或其他可利用的数据建立发病率基线水平并制定预警线与控制线，通过与既往同期或前期的发病率水平进行比较，看是否超过既往水平和行动基线。

（2）调查研究是否存在可能导致病例虚假增加的因素　确定病例数是否真实升高，是否存在因报告方式改变、病例定义改变、诊断技术提高以及重复报告等人为原因导致的病例数虚假增加的情况。

（3）确定是否是单一疾病　有没有临床症状类似疾病的误诊误报情况。

如果经确认暴发信息不真实，应立即向公众澄清事实，以免引起不必要的恐慌。一旦认定暴发属实，接下来就要初步分析暴发的总体形势，分析疫情的性质和严重程度，分析暴发影响的范围、暴发患者数、受暴发威胁的人数。根据对现状的初步推断，紧急做好进入现场进行流行病学调查和暴发控制的准备工作。

4. 制定病例定义　病例定义不同于临床诊断标准，它是确定调查对象是否被纳入病例统计暴发患者数及进行危险因素分析的流行病学标准。病例定义应包括事件发生的时间、地区、人群以及疾病临床症状、实验室检测结果和流行病学暴露史等信息；但不一定包括所有上述信息，不同调查阶段可以使用"疑似病例""可能病例"和"确诊病例"不同级别的病例定义。

（1）疑似病例　多用于调查初始阶段，主要包括少数或非典型的临床表现，以尽可能多地找到全部病例，敏感性高；同时用于描述事件的分布特征。

（2）可能病例　为具有疾病典型的临床特征或表现，但缺乏实验室诊断阳性结果的人群。可用于进行危险因素的分析。

（3）确诊病例　来源于以上两个病例人群，需具有实验室阳性诊断结果，多用于危险因素的分析。

5. 病例搜索及个案访谈　现场调查主要包括病例搜索和个案访谈，是暴发调查的核心，其主要内容步骤如下。

（1）安全预防　调查者首先应做好充分的安全防护工作，采取适宜的防护措施。

（2）发现病例　尽可能找到所有的病例。病例的发现可以从医疗单位报告、各监测点报告、电话调查、逐户问卷、学校或工厂缺勤调查、访问医院等途径查出，病例和疑似病例发现后，应积极进行救治和隔离，并追踪随访，密切观察接触者情况。

（3）采集标本　血清学检测和病原体的分离、鉴定有助于病原体的查明和找到针对性的防控措施，因此现场调查常需要采集人体标本。此外，环境及食物也可能受到了危险因素的污染，可能提供事件病因的部分信息，因此也要注意环境及食物样本的采集。标本获得后必须储存在低温、密闭、干燥的储物箱中，可能具有传染性的标本需用特定样本箱保存和运输，标本运输应严格执行规定程序。

（4）个案（例）调查　即对单个疫源地或单个病例的调查，目的是了解病例的感染过程。调查患者的活动、饮水、饮食、动物接触和各种危险因素暴露史，发现可疑线索，提出最初的病因假设。

（5）探索传染源和传播途径　通过流行病学调查，可以逐步探明暴发的传染源和传播途径。如了解疾病的三间分布，计算疾病的潜伏期，检测水源、食物和饮料污染情况，监测环境卫生状况，分析气候条件，观察媒介动物和宿主动物的种群、密度和带菌率变化，对比各种试验性控制措施的效果，进行动物实验等。

（6）采取进一步防控措施　调查的同时，应根据调查结果及时地修订或补充防控措施。

6. 资料整理　在进行调查的过程中，应及时整理和分析最新收到的临床、现场和实验室检查资料。

通过描述性分析，阐明突发公共卫生事件的分布特征，了解突发公共卫生事件的有关因素，为病因的假说提供依据。综合分析调查结果，结合既有的知识和经验，查明暴发的病原体、传染源和传播途径。据此采取综合的防治措施，则能尽快将疫情扑灭。

7. 形成假设并验证假设　疾病的发病和流行过程，疾病的三间分布、暴露日期的推定及实验室资料的综合分析结果，往往能提供突发事件的病因、传染源和传播途径等的相关信息，据此提出有关病因或引起疾病暴发流行的假设。在形成假设的基础上，进一步进行分析性流行病学研究，检验假设的正确与否。如果假设不成立则需重新调查并再次验证假设。

8. 提出预防和控制措施　突发公共卫生事件的调查处置，应在第一时间就执行广泛性的控制和处理措施。随着调查的深入，应根据相关信息数据及时调整，采取针对性的控制措施，直至事件的平息。在实施预防和控制措施时，要严格遵守《突发公共卫生事件应急条例》的有关规定和要求。

9. 确认暴发终止　不同类型的疾病，暴发终止的判断各不相同，如人传人的疾病，密切接触者经过最长潜伏期的观察后，没有新病例发生即可判断暴发终止；而同源性疾病，污染源得到有效控制，病例不再增多即表明暴发终止。

10. 总结报告　调查结束后，调查者应尽快将调查过程整理成书面材料，记录好暴发经过、调查步骤和采取的控制措施及其效果，并分析此次调查的得失。总结报告要认真、全面、准确、实事求是。

（二）暴发调查应注意的几个问题

1. 暴发调查的自始至终必须同步进行暴发控制，暴发控制才是现场行动的真正目的。

2. 暴发调查既应运用法律武器，获得法律支持，又应接受法律的制约和限制。法律赋予了流行病工作者调查疾病暴发的权利和公众合作的义务。

3. 暴发调查应讲究工作方法，争取各个部门的协作，获得群众的支持，消除有关人员的顾虑，稳定公众的情绪，方能保证调查工作顺利进行。

4. 在暴发调查进行过程中，应不断向上级卫生行政部门和业务部门汇报疫情。

5. 应不时地解答群众的疑虑，消除群众的误解。

三、灾害和事故调查方法

灾害调查是指针对以自然因素或人为因素造成的灾害而引发的突发公共卫生事件的调查。灾害调查的重点是发现受害者，估计危害程度，预测卫生需求。灾害调查的步骤如下。

（一）核实信息

一般情况下，灾害的信息是比较准确的，但有时可能存在夸大或掩盖的现象，作为负责流行病学现场调查的人员在接到有关信息后，应立即派出工作人员对灾害现场进行快速调查，一方面确认灾害是否导致了突发公共卫生事件发生，另一方面，对事件的性质、程度及事发地区的基本特征进行初步了解。

（二）工作准备

灾害调查的特点是现场比较混乱，参与的部门和人员较多，而且各种基础设施也可能受到破坏，因此，充分的组织和物质准备非常必要；调查组何时进入现场需要得到指挥中心的通知和许可；调查计划和组织形式需要向指挥中心报告；灾害发生后现场仍有可能存在危险因素，应做好个人防护。

（三）现场调查

1. 病例调查　对已经发现的病例实施边救治边调查，调查的内容主要是临床表现和个人基本特征，区分直接伤害和间接伤害，为进一步发现病例以及伤害的救治和预防提供科学依据。如果灾害造成的伤病不具有传染性，病例调查可以采用抽样的方法对部分病例进行调查。

2. 基础信息调查　主要包括灾害影响的区域范围、人口数量、地理位置、基础设施、交通、通信、气候特点、自然环境、生活习惯、卫生状况等。

3. 事件信息调查　主要包括伤亡人数、失踪人数、需要救护人数、需要提供卫生服务的人数、当地居民生活保障（清洁饮水、食物、住所、衣物等）及环境卫生状况（垃圾、污染物、人及动物尸体的处理）、社会反应及公众情绪、人口流动及转移的数量与方向、继发伤害及传染病流行的危险性等。

4. 医疗救护信息调查　当地医疗卫生设施的基本情况，灾害中受损情况，能够提供卫生服务的能力（医务人员、医疗设施、药品器械），医疗救护措施，预防继发灾害及传染病流行的措施，有关措施的效果及存在的问题，需要紧急援助与支持的内容等。

5. 资料分析　主要内容有评估事件造成的危害和影响、估计需要提供的卫生服务内容和需求量、评价目前当地能够提供卫生服务的能力和需要提供的援助、考核采取的对策与措施的效果、预测灾害发展的趋势及传染病流行的危险性。

6. 总结报告　与暴发调查类似，当事件宣布终止，参与调查的工作人员应当做好总结，完成工作报告和技术报告，为今后类似事件的处理积累宝贵的经验。

第三节　突发公共卫生事件的应急反应机制

近年来突发公共卫生事件发生的频率和危害程度的增加，使政府意识到加快建设和完善突发公共卫生事件应急反应机制的重要意义。2003 年 5 月 7 日，《突发公共卫生事件应急条例》经国务院第 7 次常务会议通过。2010 年 12 月 29 日经国务院第 138 次常务会议通过的《国务院关于废止和修改部分行政法规的决定》修正，2011 年 1 月 8 日公布并实施。2018 年 12 月 6 日，第十七届内地、香港、澳门卫生行政高层联席会议在澳门举行，来自内地、香港和澳门的卫生官员和医疗专家共同探讨了粤港澳大湾区卫生合作等议题，并续签了《关于突发公共卫生事件应急机制合作协议》。

一、工作原则

为有效预防、及时控制和消除突发公共卫生事件对公众健康造成的危害，保障公众身心健康与生命安全，国家制定了突发公共卫生事件应急预案的四条工作原则。包括预防为主，常备不懈；统一领导，分级负责；依法规范，措施果断；依靠科学，加强合作等。

二、实施步骤

突发公共卫生事件的处理框架基本一致，包括准备和干预两个阶段。

（一）突发公共卫生事件的应急准备

突发公共卫生事件应急准备是一项经常性、涉及多部门的工作，是制订突发公共卫生事件管理计划，开展应对突发公共卫生事件项目（预防、缓解、准备、紧急处理、恢复和重建）的国家体系的一个组成部分。

1. 制定政策和法律，严格执行卫生法规　国家对突发公共卫生事件的重视最终必然体现在制定政策上，尤其是要通过立法，科学地构建应对和处理突发公共卫生事件的法律、法规体系，以规定处理突发公共卫生事件的组织领导、遵循原则和各项制度、措施，确认各级政府及有关部门、社会组织、团体和公民在应对突发公共卫生事件工作中承担的责任和义务。

2. 建立良好的卫生信息监测系统　2003 年 11 月 7 日，卫生部制定了《突发公共卫生事件与传染病疫情监测信息报告管理法》。2005 年 5 月 27 日，卫生部制定了《国家突发公共卫生事件相关信息报告管理工作规范（试行）》，进一步规范了突发公共卫生事件报告工作。突发公共卫生事件信息系统建立的主要工作包括：设立监测点和建成监测点计算机网络；建立分类事件数据库和专家数据库；开发突发公共卫生事件信息处理和查询软件；制作门户网站；规范信息收集、整理和发布；强化各级人民政府、卫生部门、医疗机构、相关单位和个人的信息报告责任。

3. 切实建立预警系统和机制 2003 年严重急性呼吸综合征（severe acute respiratory syndrome，SARS）疫情后，我国开始推进突发事件应急管理体系建设，致力于构建分级预警制度，提升突发疫情的风险管理能力。通过补齐突发疫情预警机制的短板和漏洞，有针对性地推进公共卫生体系建设，现在已建成全球规模最大的传染病疫情和突发公共卫生事件网络直报系统。完备的预警系统集监测、预报、警报于一体，要求监测全面、预报准确、警报及时。

4. 危险评估 多由政府牵头，多部门参与，多学科合作，通过收集有关住房、生活条件、居住拥挤程度、基本卫生情况及地方病、自然疫源性疾病的信息或历史等，分析和预测发生灾害、事故和疾病暴发的可能性和危险性。同时，卫生部门还应通过各专业机构所提供的资料评估基础设施（医院、卫生中心和行政管理用房等）受损的危险性及评价保证这些机构正常工作的命脉系统，诸如供水、供电、通信、运输等体系的应急处理能力与措施，并充分估计组织方面和物质方面尚存的薄弱环节。

5. 加强物资储备，保障应急体系的有效运行 突发公共卫生事件发生前做好物资，特别是医疗器械、特效药物和疫苗的储备，才能保证在发生大规模食物中毒、疾病暴发或生物恐怖袭击时不出现慌乱。目前，我国已建立了包括 8 个中央级物资储备库的救灾物资储备网络，存储了大量应急物资，民政部还计划进一步扩充中央库数量，并适当增加储备物资总量和品种。

6. 教育培训 该任务包括两个方面。一是培训专职人员，加强应急医疗卫生救治队伍和培训基地建设，不断提高应急救治能力。应加强专职人员的技术培训和应急演练，坚持制度化的连续培训与多机构参与的演练。二是教育群众，强化群众对突发公共卫生事件的预防和规避意识。群众教育可通过电视、广播、报纸、互联网等多种形式开展突发公共卫生事件应急知识的宣传，指导群众建立科学的态度，消除恐慌心理，提高自我防范的能力，以利于组织和动员社会公众广泛参与，有效应对突发公共卫生事件。

7. 组织体系建设 突发公共卫生事件的有效处置需要各政府部门与卫生应急机构之间有良好的协作。通过转换政府职能，建立合理的公共财政体系，建立以社区为主的社会基层结构，以及各级政府设立公共卫生应急机构来完善组织体系建设。2006 年 2 月 26 日，我国发布了《国家突发公共卫生事件应急预案》，从制度上加强了机构建设的保证。

8. 制订应急计划（预案） 突发公共卫生事件应急预案是指面对可能发生的突发事件，如自然灾害、重特大事故、环境公害及人为破坏，而事先拟定的应急管理、指挥、救援和干预计划。制订突发公共卫生事件应急预案，对于有序处理突发公共卫生事件至关重要。要制订切实可行的应急预案，当突发事件发生时能及时启动预案，实施应对措施，减少突发事件造成的危害，并对突发事件进行跟踪监测，掌握其变化情况，对可能出现的问题及趋势及时发布预警。完善的应急预案是突发应急处置工作顺利开展的依据。

9. 科学研究 全面提高突发公共卫生事件的预防和处理水平，还有赖于加强突发公共卫生事件相关学科建设，如加强预测和预报研究，加强各种伤病的治疗研究，尤其是要加强突发公共卫生事件的流行病学研究，摸清事件发生发展的规律，为有针对性地进行预防和处理提供科学依据。充分有效利用各种卫生资源，整合科研力量，实行联合科技攻关，加强对突发公共卫生事件的发生规律、监测预警、预防控制等方面的研究，为突发公共卫生事件应急处理提供技术支持。

10. 监督评价 监督和评价是为了判断应急准备计划的制订和执行的好坏，以及提出有待改进的地方。监督和评价内容包括评价突发公共卫生事件准备工作、督察对缓解措施的落实情况、监督培训和教育项目的开展。

（二）突发公共卫生事件的干预措施

1. 医疗救护　严重的突发公共卫生事件会造成大量传染病患者或伤员，因此在突发公共卫生事件发生的最初，最紧迫的任务就是进行及时的诊断和救治。突发公共卫生事件的伤亡处理主要包括3个阶段，即现场急救、医院接收治疗和必要时将患者转送其他医院。如果是传染性疾病暴发，应组织专门的救护力量，设置定点医院对患者进行隔离治疗。根据临床表现一般将患者分为确诊病例和疑似病例两类，分别采取不同的治疗和管理措施。值得一提的是，在处理病因未明疾病暴发时，要充分注意对医护人员的安全防护。必要的情况下，需要对与患者有密切接触的医护人员进行隔离，对收治患者的定点医院进行封锁。

2. 公共卫生管理　在救治患者或伤员的同时，做好紧急情况下的公共卫生管理，有助于防止疫情的蔓延。常规的公共卫生管理工作包括保证供水安全，增加余氯量和水压，当水源可能被污染时，应积极寻找备用水源，检测餐具、厨具，监督食品加工者的个人卫生，做好食品原料的防鼠、防虫和防霉变工作，使用杀虫剂消灭蚊、虫等传媒介质，对公共场所进行消毒，修建临时厕所，提供洗手、沐浴等基本卫生设备，设立临时垃圾处理场，清理废品、垃圾和各种散落在环境中的有毒物质，焚烧或掩埋动物尸体，加强疫苗接种，保护体弱多病者。如果出现重大传染病疫情，应采取一些特殊措施来切断传播途径，防止传染源扩散和保护高危人群。突发公共卫生事件应急处理指挥部有权采取以下特殊措施：临时放假，关闭公共场所，暂停或延迟公共活动，控制人员流动，加强出入境检疫，封锁疫区，发放预防药物、防护设备，以及执行隔离、观察制度等。

3. 稳定群众情绪　突发公共卫生事件发生后，尤其是病死率较高疾病的暴发会造成群众心理恐慌。因此，要防止谣言，正确引导舆论，及时发布疫情信息，同时解释群众疑问，指导群众做好个体防范，以稳定群众情绪，为救援或防治工作创造良好氛围。

4. 寻求合作和援助　所有地区和国家发生突发公共卫生事件时必须尽量依靠自己的力量来完成救援工作，但当本地力量和技术有限时，积极争取周边地区和国家的援助十分有必要。若国内外同时出现重大疫情时，及时取得世界卫生组织和其他各国的合作，不仅有利于沟通信息，协调国与国之间的防治工作，还有利于吸取他国经验，利用他国研究成果，以提高本国工作效率。

5. 善后处理　一次突发公共卫生事件过后，医疗物资的耗费、金融贸易的停滞、社会秩序的混乱、工厂的减产、家庭结构的破坏，均会引起巨大的直接损失和间接损失。因此，必须认识恢复和重建工作的极端重要性。事件平息后，卫生部门所要做的工作是迅速恢复和重建遭受破坏的卫生设施，提供正常的卫生医疗服务；搞好受害人群躯体伤害的康复工作，预防和处理受害人群的心理疾病等。并对突发公共卫生事件的处理情况进行评估，对参加应急处理做出贡献的先进集体和个人进行联合表彰，对在突发公共卫生事件的预防、报告、调查、控制和处理过程中，有玩忽职守、失职、渎职等行为的，依法追究当事人的责任，同时对因参与应急处理工作致病、致残、死亡的人员给予相应的补助和抚恤。

答案解析

> ## 目标检测

1. 突发公共卫生事件开展现场调查前的准备工作有哪些？
2. 简述流行病学方法研究突发公共卫生事件的意义和重要性。

3. 简述突发公共卫生事件的主要特征。

4. 简述突发公共卫生事件的分期。

5. 突发事件可分为哪四类?

6. 简述暴发调查应注意的问题。

7. 试述暴发调查的步骤。

8. 传染病疫情的处置具体措施有哪些?

（宋　杰）

书网融合……

本章小结

题库

第十四章 药物流行病学

📖 **学习目标**

1. **掌握** 药物流行病学的定义及研究内容。
2. **熟悉** 各种药物流行病学研究方法的特点和设计原则、研究资料的类型及相应的分析方法。
3. **了解** 药物流行病学的意义。
4. 学会个体和群体 ADR 因果评价准则，具备评价 ADR 因果的能力。

药品为健康提供帮助的同时，也带来了多种始料未及的损害。一种新药被批准上市，并非基于"绝对安全"，而是其对特定群体的收益高于风险。即使药品在上市前进行了一系列的临床试验，人们也不可能在上市之初就了解其所有的安全问题，上市后随着用药人群的扩大和多样化，可能产生新的风险。是否产生了新风险？如何发现、监测和管理这些风险？都是医学界高度关注的问题，由此催生了药物流行病学的形成与发展。同时也正因该学科的存在，使得药物在上市后其收益和风险仍被不断地再评估，从而保障大众的用药安全。

⇒ **案例引导**

案例 1957 年，一种可减轻孕期呕吐反应的镇静剂—沙利度胺（亦称"反应停"），打着"无毒副作用"的旗号先后在全球 46 个国家作为非处方药上市。1960 年德国儿科会议上首次报告了罕见的"海豚肢"畸形儿，此后越来越多的畸形儿被观察到。1961 年《柳叶刀》首次把畸形和"反应停"联系起来，各国开始纷纷撤销其销售许可。诸多研究者们随后通过实施多项流行病学和动物研究最终揭示了婴儿短肢畸形病因之谜：孕早期服用沙利度胺可导致胎儿发育受阻，形成短肢畸形。1962 年 3 月，药商最终撤回该药的全球销售，此后该类畸形病例也随之消失。

讨论 药品上市前和上市后我们可以运用哪些措施保障用药安全？

第一节 概 述

一、药物流行病学的产生和定义

（一）背景

作为治疗疾病的药品，既有效又符合一定的安全性是当前人们用药的共识。然而直至 20 世纪初，各国对药品的生产、销售和宣传并没有任何限制，遑论从法规上要求药品具备有效和安全的特性。现代药品的管理制度发源于美国，从 20 世纪发生在美国的主要药物安全监管历史变革事件（表 14 – 1），我们可以看出药事法律条文的出台和修改都与当时发生的药品不良反应（adverse drug reaction，ADR）事件密切相关。严重的群体性 ADR 事件迫使政府在药物领域实施相应的管理措施，最终形成了现代意义的药品监管模式。正是药品监管法规和不良反应监测系统的逐渐完善，才保障了当今流通的药品具有安全和有效性，也确保了药品的规范化生产和销售。

表 14 - 1　20 世纪美国主要的药物安全监管变革事件

变革事件	主要原因及内容
1902 年建立药物管理局，落实《生物制品管理法》	1902 年数十名儿童死于白喉抗毒素，同年建立药物管理局，要求制药企业及销售商每年领取执照及所有药品标签均应注明生产厂家
1906 年颁布《纯净食品和药品法》	制药商大肆进行虚假宣传；1906 年《丛林》揭露食品加工过程的乱象，同年出台法案要求食品和药品的标签注明成分，信息真实可靠，防止伪劣和虚假标识
1938 年颁布《食品、药品和化妆品法》	1937 年以二甘醇为溶媒的磺胺酏剂上市造成 100 多人死亡。1938 年出台法案第一次提出新药上市前需要做临床前毒性试验并要求制药企业在药品上市前收集有关该药安全性的临床数据
1952 年成立了第一个官方 ADR 监测机构	20 世纪 50 年代初氯霉素被发现可致再生障碍性贫血；1952 年第一本 ADR 的书面世，同时成立了官方机构专门收集由药物所致的血恶液质病例
1962 年颁布《食品、药品和化妆品法》的 Kefauver - Harris 修正案	1961 年发生"沙利度胺灾难"。1962 年颁布修正案，强调药品进行人体试验前，需要完成充分的药理和毒理试验以证明药品的安全性，并第一次明确规定新药上市前必须做临床试验证明其有效性
1974 年美国食品药品监督管理局（ Food and Drug Administration, FDA）成立流行病学中心评估药品上市前、后的效应	20 世纪 60～70 年代发生了一系列严重 ADR 事件，包括氯碘羟喹与神经系统损害、孕期己烯雌酚与子代阴道透明细胞癌、普拉洛尔与眼 - 黏膜 - 皮肤综合征。为回应 ADR 引起的社会问题，FDA 建立流行病中心并开发了病例对照监测系统，评价和发现药物及其他暴露对癌症等重大疾病发生的风险

（二）定义

药物流行病学（pharmacoepidemiology）是由"pharmaco"和"epidemiology"，即"药物"和"流行病学"两个词组成。不同学者对其定义的表述不尽相同，但都强调本学科运用流行病学的原理与方法，以大范围人群药品应用为研究对象，阐明人群用药效应的发生规律及影响因素，以保障大众安全合理用药。近年来随着药物警戒和药品风险管理的问世，药物流行病学的定义扩展为"应用流行病学的原理和方法，研究人群中药物利用及其效应，通过发展和评估风险管理策略，优化药品、疫苗、医疗器械的效益风险，达到提高医疗保健质量的目的"。

（三）药物流行病学与临床药理学

临床药理学是研究药物对人体效应的科学，旨在合理有效地使用药物。为此，临床药理学强调个体化给药，根据个体特点衡量用药的风险/效益比。显然，药物流行病学可回答临床药理学关注的内容，它通过研究大量的人群获得有关药物有益和有害效应的信息，从而为临床个体化用药提供更科学的药物风险/效益评估。

药物的危害主要涉及 ADR 和不合理用药所致的药物毒副反应等。ADR 指："合格药品在正常用法用量下出现的与用药目的无关的或意外的有害反应"，根据发生机制可分为 A 类、B 类和 C 类反应。A 类反应较常见，是正常药理作用过度增加所致，可被预测和通过减少药物剂量予以解除或缓解。B 类反应是与正常药理作用完全无关的一种异常反应，与剂量无关，可能为过敏或免疫反应所致，不可预测且程度严重，需停药。C 类反应指除 A 类和 B 类之外的异常反应，一般在长期用药后出现，潜伏期较长，没有明确的时间关系，难以预测，发病机制与致癌、致畸及长期用药后心血管疾病、纤溶系统变化等有关，机制未完全阐明。

研究 ADR 的方法一般是收集与药品相关的发病或死亡病例的报告，但仅凭个案报告没有对照很难确定不良反应与药品的因果关系，这使得研究者、制药企业、药物管理部门转向流行病学领域寻找方法，并进一步将不良反应研究扩展到不良事件研究。药品不良事件（ adverse drug events, ADE）与 ADR 不同，指在药品治疗过程中出现的不利临床事件，该事件不一定与药物存在因果关系。ADE 也可理解为临床新出现的偶然不良反应。对于 ADR 的判断，研究者需要根据病例报告主观判断该不良反应是否由药品暴露所致。而对于 ADE，则需要通过设立对照，在人群中比较药品暴露者是否较未暴露者更易出现不良结局来评价因果关系。毫无疑问，正确地评价 ADE 需要依靠丰富的流行病学知识。因此研究领域的拓展，使得临床药理学和流行病学相结合派生出了药物流行病学这一新兴学科。

（四）药物流行病学与流行病学的关系

流行病学是研究人群中健康与疾病的分布及其影响因素的学科。药物流行病学是研究药物在人群中的利用及其效应，它的内容包含在流行病学研究中。尽管药物流行病学的研究方法对新药上市前临床试验有较大帮助，但其主要应用于药品上市后的用药人群研究。

总之，药物流行病学作为一门新的应用学科，成为联系临床药理学与流行病学的桥梁，它应用流行病学的方法，研究临床药理学所关注的问题。

⊕ **知识链接**

ADR 的发生强度及分级

根据 ADR 的发生率，国际医学科学组织委员会（Council for International Organization of Medical Science，CIOMS）推荐用下列术语表示其强度。①十分常见：发生率≥10%。②常见：发生率 1%~10%。③偶见：发生率 0.1%~1%。④罕见：发生率 0.01%~0.1%。⑤十分罕见：发生率<0.01%。此外，根据药物对人体的伤害的严重程度，ADR 可以分为六级。1 级：轻微不良反应，停药后很快好转，无需治疗。2 级：造成患者短暂损害，需要治疗或干预，但不需要住院或延长住院时间，易恢复。3 级：造成患者短暂伤害，需要住院或延长住院时间（超过 7 天）。4 级：造成患者永久性损害（系统和器官永久性损害、残疾）。5 级：对生命有危险（休克、窒息、昏迷、发绀等）需急救的症状。6 级：死亡。其中 1 级为轻度，2 级为中度，3 级以上为重度。

二、药物流行病学的主要研究内容

如前所述，药物流行病学产生的起因及最初的研究内容为 ADR。近年随着该学科的应用，其研究领域在不断地扩大，研究内容包括以下几个方面。

（一）药物安全性评价

通过数据挖掘和安全信号的检出和分析，快速发现用药人群中的不良反应，保证用药安全；对 ADR/ADE 发生率及其相关风险因素进行研究，为药品风险管理提供依据；上市后药品的监测方法规范化与实用化，建立用药人群数据库；研制 ADR 因果关系判断或推理的新方法。

（二）药物有益效应评价

由于样本量、观察时间、病种单一等限制，药品上市前有效性研究通常是在非常规临床条件下进行，不同于药品最终进入实际临床应用的情况。因此，还需要"疗效比较研究"回答在日常"真实世界"中药品能否具有相同的有益效应（与上市前临床研究相比），以及是否兼具其他效应。此外，治疗相同适应证的其他替代方案之间的效应比较、临床实践中药品用法的改变、患者的特征等其他对疗效有影响的因素研究，均需上市后进行。

（三）药物利用研究

药物利用指药物的上市、销售、开药及使用情况，特别强调其产生的医疗、社会和经济效果。药物利用研究不仅包括研究影响开药、配药、药物管理以及用药过程的医疗与非医疗问题，还包括研究各个层次的卫生保健系统中药物利用的效果。它可以通过将处方资料与开药原因联系起来，从而评估药物利用的适宜性的定性研究。如，在可以获得一种更经济而疗效等同的药物的情况下，却使用了另一种更贵的药物。也可以是量化各层次卫生保健系统中药物的使用情况、发展趋势及时间进程的定量研究。如，评价某特征人群中的药品使用情况、确定可能出现药品滥用或利用不足的区域、计算报道的 ADR 发生率、评价 ADR 事件预警机制的效果、规划药物的进口、生产及销售等。

（四）药物经济学评价

药品的合理应用除了需要考虑不同药物之间有效性和安全性的差别，还要考虑在实际临床应用中的费用差异，需从成本和收益两个方面进行评价，包括成本 - 效益分析、成本效果分析和最小成本分析等。需要注意的是经济学的评价结果仅是确定决策的一个组成部分，社会、法律、政治及伦理因素也是重要的组成。

三、药物流行病学的意义及研究目的

我国和其他发达国家的现行药品审批程序类似，包括药品的临床前动物实验和三阶段临床试验。然而，由于样本量的限制，发生率较低的 ADR/ADE 一般在上市前临床研究中难以发现，必须在上市后大规模人群使用并进行上市后监测才能获得相关信息。尽管我们不可能在上市之初就了解或确定有关新药品的所有安全问题，也不能改变药品上市后是否会导致 ADR，但是通过药物流行病学研究，我们能改变的是生产企业的认识，企业是否尽到一切可能去发现药品的副作用，履行其伦理和法律责任，最终保障用药安全，这也是药物流行病学最重要的使命。通过上市后监测，补充完善药品信息，药物流行病学可以完成以下任务。

（一）补充上市前临床研究的信息

1. 如前所述，上市前的药物效应研究样本有限，上市后可以通过观察性研究评价药物在大样本量真实世界中的有效性、不良效应及成本效应数据，最终更精确地估算药物的不良反应和有益效应的发生率。

2. 上市前临床研究因伦理考虑往往未将特殊群体，如老人、儿童及孕妇等纳入研究范畴，这类特殊人群中的药物效应有待上市后研究获得。

3. 上市前临床试验为减少不同组间的差异，常招募单一病种或未服用其他药物的患者。上市后随着药物使用人群的扩大，则可观察到因其他药品和疾病干扰而出现的药品效应。

4. 可以补充新药与其他同类药物在安全性和有效性的比较数据。

（二）获得上市前临床研究不可能得到的新信息

1. 发现新的 ADR，包括非常见效应和迟发效应，该类结局发病率低，只有在上市后大规模人群用药后才能被发现。同时上市后研究没有严格的时间要求，可以观察到迟发效应，如孕妇服用己烯雌酚，其子代成年女儿发生罕见的阴道和宫颈透明细胞癌风险增加。

2. 上市后医生的处方行为和患者用药方式常不可预测，必须在上市后才可获得药物的实际利用情况。

3. 上市前临床研究通常在严密监测下进行，大剂量用药的情况不可能在上市前获得，而上市后观察性研究可以获取相应的数据。

4. 药物应用的成本核算不仅要考虑药物自身成本，还要考虑 ADR 所造成的间接成本的增加。因此虽然上市前可以预测药物的经济学意义，但更严谨的药物经济学研究只能在上市后进行。

第二节 药物流行病学研究方法和设计原则

一、药物流行病学研究方法

药品上市后研究和药害事件调查可以根据研究目的灵活地选择各种流行病学研究设计以确定药品与结局之间的关联，既可以是原始研究包括描述性、分析性和实验性研究，又可以是二次研究，如系统综述和 Meta 分析。

（一）描述性研究

描述性研究是药物流行病学的起点，它通过描述药物相关事件的三间分布，提供药物相关事件发生和变动原因的线索，为进一步研究提供方向。

1. 病例报告和病例系列分析 病例报告通常描述的是药品暴露并导致不良结果的病例。药品上市后引起的罕见不良反应甚至药源性疾病的初次报道大多来自于此。因此，病例报告通常是发现 ADR 的第一线索，据此可以形成有关药物效应的假说，但由于其没有对照，不能说明罹患同类结局的人群一定具有特殊意义，通常不能确定不良结局的发生是由药品暴露引起还是其他原因所致，很少作为关联的直接证据。研究者通常需要将这些假说通过其他更严格设计的研究予以证实。

病例系列分析可以是收集所有单一药品暴露的病例，再对其临床结局进行描述和评价。如对服用哌唑嗪的患者进行观察，以确定首剂晕厥反应的发生率。病例系列分析也可以通过收集具有相同结局的病例，追溯其药品暴露史。如连续观察 10 名"海豹儿"，结果发现其中 50% 的母亲曾使用过反应停。因此，病例系列分析除可发现某种特殊不良反应，还可定量研究某种不良反应发生率。但此类研究同样由于缺少对照组，ADR 因果关联不能被确证。如前述反应停的例子中，50% 患者服用过反应停这一信息并不足以证明两者的关系，因为我们不知道未发生子代畸形的母亲中反应停的服用率。

2. 生态学研究 通过比较不同地区人群中某种结局的差异，可为药物流行病研究提出病因假设。如，比较同一时间段内反应停销量不同的国家其短肢畸形发生率是否有差异。生态趋势研究可对某个特定药品暴露的趋势和假定不良结局的趋势同时进行观察，考察两者趋势的一致性。如发现反应停销量增加时出生畸形病例数也相应上升。生态学研究能较快地为确定假说提供依据，然而由于其使用的是群体层面的数据，个体实际暴露水平未知，同时不能控制混杂，在解释结果时须慎重，避免出现生态学谬误。如上述例子中，似乎可以证明反应停与短肢畸形的关联，但其他原因也不能排除，如使用反应停的女性更多地出去工作，增加了某些职业暴露，不能排除职业暴露对结局是否有影响。

3. 现况研究 是在特定时间与特定范围人群中进行药品与相关事件的分布特征调查，从而提供病因线索，也为制定合理的药品使用策略和为评价干预的效果提供依据。它在药物利用领域应用普遍，如在老年人群中进行镇静催眠类药物使用特点的调查。

（二）分析性研究

1. 病例对照研究 对于罕见 ADR，由于病例数少，但常面临要求迅速做出结论的情况，应用病例对照研究可以获得足够数量的研究对象，所以特别适用于罕见 ADR 的研究。例如，在己烯雌酚与阴道透明细胞癌相关性的病例对照研究中，仅使用了 8 例病例和 40 例对照就进行了关联评估。

2. 队列研究 利用队列研究进行 ADR 研究通常是对描述性研究和病例对照研究结果的进一步确证。它可以是前瞻性队列，即在研究条件下监测不良事件的发生过程；也可以是回顾性历史队列，通过医疗记录追溯过去的药品使用情况和不良结局的发生情况。队列研究中"因"与"果"的时间顺序明确，所获关联的因果关联可信度高，此外它还可以观测到多种新发不良结局，是药品上市后监测的重要手段。但当 ADR/ADE 发生率低时，该法需要的样本量大，同时前瞻性设计耗时过长。

（三）实验性研究

实验性研究中治疗措施的分组靠研究者主动进行分配，如上述反应停与短肢畸形关联的研究，研究者需要分配一组早孕妇女使用反应停，另一组妇女不使用，随后再进一步观察两组胎儿的畸形率的差异。显然从伦理的角度这种主动给予研究对象具有潜在严重 ADR 的药品的研究难以开展，因此该设计不能专门用于 ADR 的确证。在药物流行病学研究中使用该设计的主要领域通常是药物有效性的补充研究。

综上，药物流行病学研究通常从病例报告和病例系列分析发现某种关联的线索，到生态学研究、现况研究和病例对照研究检验该关联。最后，在有足够时间和经费的情况下，进一步实施队列研究和临床试验，更精确地证实因果关联。

二、药物流行病学研究设计原则

药物流行病学的研究设计不是唯一的，要基于药物、所关注的安全性（或有效性）问题和假设来确定。在进行研究设计时，除了要明了所选设计类型在因果关系论证强度中的地位、遵循所选设计配套的研究流程、不随意更改研究方案外，尚需注意药物流行病学的几个特殊方面。

（一）药物的暴露需要明确定义

药物流行病学研究中的暴露因素是药物。药物暴露的测量需要考虑使用的时间、剂量和疗程，并给予明确的规定，尽可能定量。对于不同的情况，可考虑采用日均剂量或按疗程计算累积暴露量等。如在治疗过程中存在间隙，如间歇疗法，则会对暴露时间的估算带来挑战。

（二）结局需要明确定义

药物流行病学研究中定义所关注的结局时，要综合考虑流行病学和临床两方面的指标。只有服药并经过一定作用时间后发生的结局才能将其判断为出现阳性结局。因此，应明确定义结局的暴露风险窗口。在 ADR 研究中，暴露风险窗口是指每个处方的暴露天数。此外，对具有明确原因导致结局的对象应予以排除。

（三）注意控制偏倚

适应证混杂（confounding by indication）是 ADR 研究中最常遇到的混杂，指具有一定基础疾病的人因更容易使用某种药物进行治疗，从而造成虚假关联。如研究 β 受体激动剂与哮喘死亡的关联，重症哮喘患者会比轻症患者有更大的可能性接受 β 受体激动剂治疗，因此会得到 β 受体激动剂与哮喘死亡相关的错误结论。

（四）使用正确的统计方法和谨慎地解释研究结果

药物流行病学的数据可以来源于主动监测，也可以是被动监测的信号挖掘。针对不同的数据应选用相应的统计学分析方法。此外，观察性的研究不可避免地存在一定偏倚，在对结果进行解释时要遵循因果关系推断的原则，以免引起过度解读。

第三节 药物流行病学资料来源与分析

一、资料来源

药物流行病学的研究资料来源大致可以分为药物监测数据、其他常规资料、专题资料和文献资料。

（一）药物监测数据库

药品上市后监测（post-marketing surveillance，PMS）是指新药经监管机构批准上市后，继续对药物的疗效和安全性进行进一步研究的过程，尤其是不良反应的监测与评估，包括主动和被动监测，是药品安全性研究的基础。

1. 被动监测　指医生、药品生产企业、经营企业、患者将药物引起的不良事件上报给国家药物监测机构。它便于及早发现不良信号，是目前最常用的药物监测手段。例如自愿报告系统（spontaneous reporting system，SRS）。对于罕见 ADR 的发现，自发呈报是唯一可行的方式，也是发现任何新的、发生在特殊人群中的 ADR 最经济的方式。因此，在 ADR 监测中 SRS 占有极其重要的地位。美国 FDA 自 1950 年开始收集 ADR 自发报告，1962 年美国国会立法规定所有的 ADR 必须上报 FDA。英国有"黄卡系统"要求全国医生报告所有由药品治疗所带来的非预期的结果。1968 年，WHO 开始推行国家药品监测计划，1970 年成立 WHO 药物监测中心（现更名为乌普萨拉监测中心），成员国由最开始的 10 个增加到 2021 年的 170 个，我国于 1998 年加入该组织。目前我国的 SRS 由 1 个国家中心、34 个省级中心和超过 400 个市级中心组成。

⊕ **知识链接**

我国 ADR 监测组织构架及相关规定

目前我国 ADR 监测组织构架如下图所示，该体系由行政管理体系和技术管理体系组成。行政管理机构包括各级食品药品监督管理部门和各级卫生行政部门。技术管理机构包括各级 ADR 监测机构。

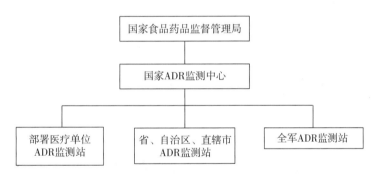

我国药品不良反应监测组织结构

在我国，药品生产、经营企业和医疗机构是不良反应报告和监测工作的法定责任人，同时个人和其他组织可通过以上三个责任机构报告不良反应。药品经营企业和医疗机构需要上报个例 ADR 和群体 ADR；药品生产企业除了上报个例和群体 ADR 外，还要定期进行安全性更新报告。

利用 SRS 可以不断上报与更新个例安全性报告，使得可以早期发现可能的药品安全性信号以及持续地对潜在的药物安全性问题进行监测与评估。SRS 收到的数据具有以下特点：快速追踪；费用不高、不需要特殊的设备和仪器；覆盖面广，理论上可以观察整个用药群体，而不是仅仅限定在住院或门诊患者；监测从药品上市即开始，药物的安全性监测持续时间没有限制，可以贯穿整个上市周期；不影响医生的处方习惯或日常工作等。但是值得注意的是 SRS 制度也存在以下弊端：严重漏报，据估计我国省市级医疗机构存在可能高达 90% 的漏报。此外，媒体的关注也会使得 ADR 的报告出现偏倚；ADR 的发现依赖医生对症状的怀疑，因此与治疗效应相关的 ADR 更容易被识别；该系统对于合并症或者其他用药的记录不详尽，无法排除其他原因导致的损害，因此不足以认定因果性质；对于需长期观察才能发现的不良反应，可能不能被该系统监测到，如药源性肿瘤的发生；缺乏整体用药人群数，不能计算发生率。

2. 主动监测 指利用多种纵向观察性数据库，如医疗保险数据库、电子健康档案数据库等，对药物的安全性数据进行系统收集和分析的过程。主动监测可以克服被动监测中缺乏整体用药人群基数而难以获得不良反应发生率的问题，对上市后监测具有重要意义。该类方式收集资料数据的特点是需要利用多个纵向电子数据库并进行链接，不同的数据源需要采用同一种数据结构，较易得到有关个体不良事件的全面信息，不仅可以产生信号还可以进一步对信号进行细化和评估。

1980 年英国建立的处方事件监测制度即"绿卡系统"属于主动监测。2016 年我国建立了基于医院数据的主动监测系统（China Hospital Pharmacovigilance System，CHPS），它以不良反应监测哨点医疗机构为基础，将医院的医药信息系统（Hospital Information System，HIS，具有患者基本信息、医嘱/处方信息、患者住院信息、药品信息等）、实验室信息管理系统（Laboratory information management system，LIS，具有患者检验项目及检验报告信息）、电子病历（具有患者诊断信息、入院记录、出院记录）及药库信息管理系统（具有处方及药品信息）等多个数据库进行对接，从而实施药品上市后的主动监测。

（二）其他常规资料

很多不以 ADR 监测为目的而进行常规收集的统计资料，经过数据提取后也可以用于药物流行病学研究，常用的资料包括人口资料、死亡监测资料和重点监测疾病资料（如出生缺陷监测）、医院药品的出入库记录等。使用此类资料进行药物流行病学研究常具有一定的局限性，包括数据的一致性和完整性问题，如资料中是否含有可靠的患者医疗信息；药物暴露的评估可能存在偏倚；数据源间的不一致问题；数据及其定义的有效性问题。

（三）专题资料和文献资料

常规和监测资料虽具有易获得、样本量大等优点，但常由于其真实性和完整性差以及内容不够深入等原因，需开展专题研究。这类专题研究的设计、资料收集及分析与一般流行病学研究一样，首先需要进行抽样，其次还需要根据目的采用问卷调查或实验室检查等方式获得数据、进行统计分析和得出结论。此外，研究者还可以根据文献资料进行二次研究。

二、数据分析

根据药物流行病学研究的设计和资料来源可以将数据的分析分为主动（监测）研究资料分析和被动监测资料分析，后者主要涉及 ADR 信号的挖掘。

（一）主动（监测）研究资料的分析

当研究采用主动监测或专题研究设计时，其数据的统计分析与普通流行病学研究相似。研究者应根据设计的类型计算相应的关联指标。

1. 预先制订分析计划 如统计模型、样本量估计、检验水准和效能、缺失数据的处理、亚组分析、效应修饰的估计以及混杂调整的方法等。

2. 研究分析 主要包括围绕研究假设，控制混杂的条件下进行分析或对效应修饰进行估计，以及根据研究目的进行亚组分析等。

3. 敏感性分析 评价不同控制条件下（如不同分析策略、不同混杂控制条件等），研究所得结论的稳健性。

4. 数据处理 对缺失或不可解释的数据的估计和处理。

5. 质量保障和质量控制 质量控制指对分析过程满足预先设定的标准及具有可重现性的步骤；质量保障则是评估质量控制过程的措施，包括选择可靠的数据库、数据管理和分析过程准确无误等。

（二）被动监测数据的 ADR 信号的探索

利用被动监测数据（如 SRS 数据库）进行 ADR 信号挖掘时，由于仅收集了用药后发生不良事件者的信息，缺乏所有用药者的信息，无法计算不良事件发生率和评价药物导致某种不良事件的相对风险。但如果某药物确实会导致某不良事件，则该不良事件的相关报告在目标药物的所有不良事件报告中所占的比例会显著高于其他所有药物不良事件报告中所占的比例，即"比值失衡"（measure of disproportionality）。ADR 信号检测的算法有多种，各具优势，但都建立在经典的四格表（表 14 - 2）基础上。目前信号检测尚无金标准，不同国家的监测系统采用方法不相同（表 14 - 3），我国 ADR 监测系统信号检测的实施综合采用多种方法，包括比例报告比值比（proportional reporting ratio，PRR）、报告比值比（reporting odds ratio，ROR）、MHRA 综合标准法（combination χ^2 test – PRR measure used by the Medicines and Healthcare Products Regulatory Agency，MHRA）和贝叶斯判别置信区间递进神经网络模型（Bayesian Confidence Propagation Neural Network，BCPNN）方法对报告信息进行定期信号检测和预警。

表 14 - 2 评价目标药物与不良反应事件的四格表

暴露	目标不良反应事件	所有其他不良反应事件	合计
目标药品	A	B	$A + B$
所有其他药物	C	D	$C + D$
合计	$A + C$	$B + D$	$N = A + B + C + D$

表 14 - 3 常见比值失衡测量法的计算方法及判断标准

方法	计算方法	判断标准
ROR	$ROR = \dfrac{A/C}{B/D}$ $SE(\ln ROR) = \sqrt{\left(\dfrac{1}{A} + \dfrac{1}{B} + \dfrac{1}{C} + \dfrac{1}{D}\right)}$ $95\% CI = e^{\ln(ROR) \pm 1.96 SE(\ln ROR)}$	95% CI 下限 > 1
PRR	$PRR = \dfrac{A/(A+B)}{C/(C+D)}$ $SE(\ln PRR) = \sqrt{\left(\dfrac{1}{A} - \dfrac{1}{A+B} + \dfrac{1}{C} - \dfrac{1}{C+D}\right)}$ $95\% CI = e^{\ln(PRR) \pm 1.96 SE(\ln PRR)}$	95% CI 下限 > 1
MHRA	$PRR = \dfrac{A/(A+B)}{C/(C+D)}$ $\chi^2 = \dfrac{(\lvert AD - BC \rvert - N/2)^2 \times N}{(A+B)(A+C)(C+D)(B+D)}$	PRR ≥ 2，A ≥ 3，χ^2 ≥ 4

第四节　ADR 因果关系评价

一、ADR 因果关系的评估步骤

药品与医学事件的因果关系评估分为个例和群体层面。前者是指患者发生某一医学事件前曾暴露于某药品，当怀疑该医学事件是 ADR 时，应使用个例 ADR 因果关系评估方法，判定药物与医学事件之间是否存在关联及关联的程度。群体层面包括集中评价和群体不良事件。

（一）个例 ADR 因果关系评估

个例 ADR 因果关系的评估即运用 ADR 评价准则，对每一份报表进行评价，内容如下。

1. 与药物警戒目的的相关性 未知的、严重的、新的、报告次数多的或有科学价值或教育意义的 ADR。

2. 报告的质量 数据是否完整，是否具有 ADR 表现过程、重点阳性体征、转归和有关临床检验结果等。

3. 可疑药品的信息 厂家、批号、剂型、用法和用量及用药原因。

4. 不良反应分析。

5. 关联性评价 个例医学事件报告大部分来自于 SRS 报告系统，这些上报的数据常不完整，确定因果关联存在很大困难。另外，药品引起的医学事件有的临床表现和常见的自然疾病相似，有的十分罕见，诱导期太长，不易使人联想为药品所致，有的医学事件临床表现复杂，其他因素的暴露可能掩盖药品的作用。再则，评价药品医学事件的皮肤过敏试验和再激发试验其作用都很有限，使用也常受伦理学原则的限制。而药品的全身性再激发试验比皮肤试验危险性更大，我国药品监管法规规定，严重的药品医学事件，不允许进行药品再激发试验。因此，临床实践中对个例的药品与不良事件的因果关系的评价，实际上只是一种解释和根据所掌握的对特定时空条件下的药物、用药者、环境等变量的联系做出的推断，普遍带有局限性，并非真正的归因或关联评价。

（二）群体 ADR 因果关系评估

分为集中评价和群体不良事件。当收集到一定数量的相同个体医学事件资料后，在群体水平进行宏观研究，评估不良事件与药品的因果关联即为集中评价。群体水平 ADR 评估的研究思路与进行其他慢性病流行病学研究过程相似，包括运用描述性研究建立病因假设，运用分析性研究检验病因假设和运用实验性研究反向验证因果关联。群体 ADR 因果评估的准则和过程参见第七章病因推断。除群体不良事件外，整体上群体 ADR 的发现过程一般呈 S 型曲线（图 14 - 1）分为信号出现期（signal generation）、信号增强期（signal strengthening）和评价期（signal assessment and follow up），只有在大量信号产生的第三期开展深入研究才能得出结论、发布公告等。如某药品在使用过程中，在相对集中的时间、区域内，对一定数量人群的身体健康或生命安全造成损害或威胁，则属于群体不良事件，需紧急处置。

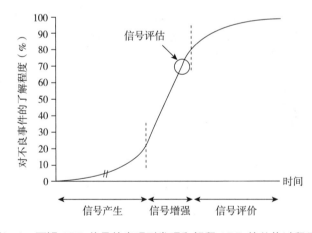

图4 - 1 可疑 ADR 信号的出现到发现和解释 ADR 的总体过程示意图

二、个例 ADR 因果关系评价准则

回答"该患者的不良症状由该药引起的可能性有多大?"，进行个体 ADR 因果关联评价时，需要遵循以下五条准则。

（一）时间顺序

时间顺序指时间上药物暴露必须在医学事件出现之前。此外药物暴露与医学事件的时间间隔（诱导期）的合理性也很重要，往往具有特征性，需符合药代动力学及医学事件的病理生理特征。如 A 型反应通常在药物蓄积的情况下发生，达到最严重的程度通常需要用药到药物的 5 个半衰期。此外具有时间上的先后关系，不一定就是因果关联，而因果关系必须遵循时间先后顺序。

（二）合理性

合理性指两者的关系与现有资料的观点是否一致，即是否具有生物学的合理性。如果被怀疑的药物与医学事件的关系在生物学上具有合理性，该关联为因果关联的可能就越大。但是当缺乏生物学合理性时，也可能只是意味着在当时没有恰当的解释。

（三）撤药反应

撤药反应指停药或减量后，不良反应症状是否消失或减轻。观察和讨论撤药反应时需要谨慎，需要鉴别撤药后反应症状的好转是否是使用了减轻症状的药物或原患疾病病理变化的后果；撤药后，不良症状未好转也可能是由于不良反应已造成组织损伤，该损伤造成的功能损害恢复所需时间较长；当未撤药，反应症状就已好转时，还需考虑是否出现了耐药，是否使用了减轻症状的药物，是否致敏物已耗竭。

（四）再激发试验

再激发试验指再次用药后，是否又再次出现同样的不良事件。进行再激发反应时需要告知患者风险，并取得患者的知情同意和获得伦理批准。

（五）事件的出现是否有其他原因或混杂引起

事件的出现是否有其他原因或混杂引起指怀疑的医学事件是否可用病情的进展、合并用药的作用、其他治疗措施的影响来解释。存在其他可能的原因时，并不一定意味着由所怀疑药物引起的可能性被排除。没有发现其他原因也不等于不存在其他原因。

三、个例 ADR 因果关系评价方法

个例 ADR 因果关系评价的方法有 20 多种，其中 Karch 和 Lasagna 评定方法被各种评价方法引为基本准则（表 14-4）。

表 14-4　依据 Karch 和 Lasagna 评定法判定 ADR 因果关系的五级标准

肯定	很可能	可能	条件	可疑
√时间顺序合理	√时间顺序合理	√时间顺序合理	√时间顺序合理	
√与已知 ADR 相符	√与已知 ADR 相符	√与已知 ADR 相符	√与已知 ADR 相符	不符合前述各项标准
√停药后反应停止	√停药后反应停止	√患者疾病或其他治疗也可能造成这样的结果	√不能合理地以患者疾病来解释	
√重新用药反应再现	√无法用患者疾病合理解释			

我国 2005 年版的《药品不良反应报告和监测工作手册》及 2012 年再次发布的修订版手册是目前我国评价个例 ADR 因果关系的重要依据。具体流程为通过回答以下 5 个问题（分析项目），将关联性评价分为肯定、很可能、可能、可能无关、待评价和无法评价共 6 级（表 14-5）。

1. 开始用药的时间和不良反应出现的时间有无合理的先后关系？

2. 所怀疑的不良反应是否符合该药品已知不良反应的类型？

3. 停药或减量后，反应/事件是否减轻或消失？

4. 再次接触可疑药品是否再次出现同样的反应/事件?

5. 所怀疑的不良反应/事件是否可用并用药的作用、患者病情的进展、其他治疗的影响来解释?

表 14 -5　国家不良反应监测中心 2005 版因果关系判定关联性评价表

因果关系	分析项目编号				
	1	2	3	4	5
肯定	+	+	+	+	-
很可能	+	+	+	?	-
可能	+	±	± ?	?	± ?
可能无关	-	-	± ?	?	± ?
待评价	需要补充材料才能评价				
无法评价	评价的必须资料无法获得				

说明: + 表示肯定; - 表示否定; ± 表示难以肯定或否定; ? 表示情况不明

答案解析

目标检测

1. 药物流行病学研究的主要内容有哪些?

2. 药品不良反应和药品不良事件的定义分别是什么?

3. 药物流行病学研究的意义有哪些?

4. 进行药物流行病学研究时,有哪些途径可获得相应的研究资料?

5. 什么是比值失衡法?

6. 个例 ADR 因果关系评价准则有哪些?

(黄　昕)

书网融合……

本章小结

题库

第十五章 系统流行病学

PPT

📖 **学习目标**

1. **掌握** 系统流行病学的定义及其内涵。
2. **熟悉** 系统流行病学的研究内容、研究方法和应用。
3. **了解** 系统流行病学发展简史；与其他学科的关系。
4. 学会结合传统流行病学设计方法，进行系统流行病学相关研究设计，具备整合大数据开展流行病学研究的能力。

传统的流行病学研究使用基于回归的方法确定了各种疾病的风险因素，其主要限制之一是无法完全解释暴露和疾病之间复杂的关系，如生物学途径。目前流行病学的高通量数据，需要综合分析。网络方法可以帮助整合多组数据，可视化它们的相互作用或关系，并在生物学机制的背景下进行推断。系统流行病学就是利用高通量多组学数据进行人群研究的一种新的综合方法。

⇒ **案例引导**

案例 2015 年美国开展的研究建立了两个代谢组学队列，一个由 132 名乳腺癌患者和 76 名对照组成，收集了研究对象的血浆样本；另一个由 103 名乳腺癌患者和 31 名对照组成，收集了研究对象的血清样本；此外还利用了 TCGA 数据库中 1082 例乳腺癌和 98 例癌旁组织的 RNA－Seq 数据。随后采用液相色谱/飞行时间质谱和气相色谱/飞行时间质谱对所有血液样本进行代谢组学分析。他们开发了一种新的基于路径的模型研究疾病诊断的代谢组学数据。结果发现应用基于血液样本的乳腺癌代谢组学数据所建立的早期诊断模型在病例组和对照组检测血样中具有较高的准确性。此外，一些重要的代谢途径，如牛磺酸和次牛磺酸代谢以及丙氨酸、天冬氨酸和谷氨酸途径，被发现是乳腺癌早期诊断的重要生物学途径。

讨论 该研究与传统流行病学研究方法有什么不同？应用代谢组学数据的目的是什么？

第一节 概　述

一、系统流行病学的概念和涵义

(一) 概念

系统流行病学（systems epidemiology）是在进行疾病和健康危险因素风险识别中，通过对风险因素之间相互关系的网络分析，以及数据驱动的生物统计风险建模的计算模拟，深入分析风险因素致病通路及流行病学作用机制，是一种识别风险因素的流行病学方法。

系统流行病学借鉴高通量组学平台的优势，打开传统流行病学的"黑盒"，并将暴露与各种群体水平的组学数据（基因组、转录组、蛋白质组、代谢组等）整合，以剖析导致疾病的网络或途径（图

15 – 1）。

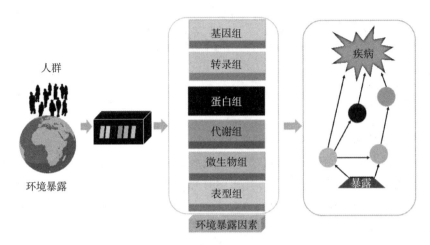

图 15 – 1　系统流行病学多水平模式研究暴露和疾病关系

（二）涵义

1. 流行病学的分支和重要补充　系统流行病学是现代流行病学的新兴分支和重要补充，是一门通过分析与代谢通路相关的基因表达模式将流行病学研究与生物机制分析相结合的学科。它将传统流行病学研究和多组学理论方法相结合，整合多个生物组学标记，构建"暴露—组学生物标记—结局"之间的代谢通路网络，更好表征影响疾病的各种因素，从而深入阐明疾病的发生机制。

2. 以整合为核心的学科　系统流行病学还是一门以整合为核心的学科，通过整合遗传和分子流行病学，研究机体内环境与疾病发生之间的关系；通过整合传统行为危险因素和健康环境决定因素，寻找疾病危险因素之间的交互作用；通过整合数据计算方法与流行病学研究方法，构建模型反映观察到的危险因素之间及各种因素与疾病之间的复杂作用和关系，为疾病预防、预警和预测提供科学依据。

系统流行病学在系统医学的基础上，更加关注疾病的危险因素，这种系统性的思维模式与多因多果的疾病模型更为契合，可以多水平发现疾病的危险因素，还可以探究其交互作用的网络关系。

二、系统流行病学与其他学科的关系

（一）与传统流行病学的关系

对人类疾病遗传与环境的病因学研究一直是流行病学的重要任务。然而，传统"黑箱"流行病学往往侧重于识别单一危险因素，并未聚焦网络对疾病的影响，因而难以深层次地探讨致病机制。通常从宏观出发观察人群是否暴露于某病因或危险因素，根据结局来推断疾病病因，难以得到暴露和疾病之间关系的直接证据，不能适应现代疾病防制的需要。打开"黑箱"，阐明致病因素如何通过"黑箱"中的病因链环节而导致疾病发生、发展与转归结局，是现代流行病学不断探索的领域。高通量组学技术的成熟发展与检测成本的大幅度减低，使得我们有机会借助丰富多样的组学标记在大样本人群中阐明"暴露"到"疾病结局"的作用机制，这种传统人群流行病学方法与现代高通量组学技术的有机结合，催生了系统流行病学。

系统流行病学是一种进行疾病危险因素风险识别的流行病学方法，不是传统流行病学方法的替代，而是一种补充和完善，是在传统流行病学基础上的发展，具有传统流行病学所不具备的优势；是系统生物学和传统流行病学的整合，是传统行为危险因素与健康环境决定因素的整合，是数据计算方法研究与流行病学研究的整合。

（二）与系统生物学的关系

系统生物学（systems biology）是以整体为研究对象的一门学科，是在细胞、组织、器官和生物体整体水平上研究结构和功能各异的生物大分子及其相互作用，并通过计算生物学来定量阐明和预测生物功能、表型和行为。

系统生物学的技术平台为组学（omics）研究，即基因组学、转录组学、蛋白质组学、代谢组学、微生物组学、表型组学和计算机生物学等高通量组学实验，提供建立模型所需的数据，并辨识出系统的结构。系统生物学这些高通量组学技术的成熟发展，为系统生物学理论方法与流行病学有机结合创造了机会，借助系统生物学提供的丰富的组学数据、临床医学大数据，系统阐明从暴露到疾病结局的致病机制。系统流行病学将通路分析与观察性研究设计整合起来，借助全面和复杂的通路分析或基因表达分析的全组学设计，加深对人体内生物过程的理解，从而能够更加全面深入地认识疾病的因果联系，为复杂疾病如癌症等慢性病的病因研究提供了新的思路和方法。

三、系统流行病学发展简史

"系统"（system）一词，来源于古希腊语 systεmα，是由部分构成整体的意思。理论生物学家路德维希·冯·贝塔朗菲（Ludwig. Von. Bertalanffy）是第一位探索系统普遍规律的科学家。20 世纪 30 年代，贝塔朗菲在研究过程中，认识到生物学研究从整体到器官、器官到细胞、细胞到细胞核、细胞膜，一直到 DNA，越研究越细、越微观，但生物作为一个整体仍然对它知之甚少。他认为还是应该关注系统、关注整体。于是，1932 年他提出了系统论的思想，即从整体性出发去解释生命本质。但到 1948 年系统论的理论才得到学术界的重视。1990 年启动的人类基因组计划（human genome project，HGP）是生命科学史上一个重要转折点，使研究工作由分解转向了整合研究的构架，也由单一生物学实验室转变为大科学工程与传统生物学实验室相结合的模式，体现了医学发展进程"整体医学—医学分化—医学整合"的历史走向。医学整合是医学成熟时期，在现代生物 - 心理 - 社会医学模式影响下，学科研究领域相互交叉、相互融合、相互协同。在此背景下，生物学与数学、信息学、计算机科学等更紧密交叉，系统生物学应运而生。

⊕ **知识链接**

人类基因组计划

人类基因组计划是一项规模宏大，跨国跨学科的科学探索工程。其宗旨在于测定组成人类染色体（指单倍体）中所包含的 30 亿个碱基对组成的核苷酸序列，从而绘制人类基因组图谱，并且辨识其载有的基因及其序列，达到破译人类遗传信息的最终目的。该项目于 1990 年正式启动。参与国际 HGP DNA 测序的有美国、中国等 6 个国家的 16 所实验室。中国科学家通过自己的实力争取到测定人类基因组序列 1% 的工作，虽然只有 1%，但意义重大。截止 2003 年 4 月 14 日，人类基因组计划的测序工作已经完成。2001 年人类基因组工作草图发表。

系统生物学的出现为流行病学的发展提供了契机。在人群中采用传统流行病学方法收集各种暴露因素的同时，能够整合多种全组学分子标记新技术和新方法进行高通量检测与分析，这种传统人群流行病学方法与现代高通量组学技术的有机整合催生了一个崭新的流行病学分支学科——系统流行病学。它是经典"黑箱"流行病学与系统生物学理论方法和数学模型、计算机技术的整合，借助丰富的组学数据、临床医疗大数据和环境暴露等数据，系统阐明暴露到疾病结局的致病机制。

系统流行病学的产生是当今医学和检测技术发展的必然趋势，是在分子、细胞、组织、人群社会行为和生态环境等多水平、多组学方面深入研究疾病发生的风险，并对未来风险状况进行计算模拟和预警预测。系统流行病学的发展将有助于指导实际的疾病防控工作，直接推动"精准预防"（precision prevention）理念的实现，是未来流行病学发展的必然方向。

四、系统流行病学的研究意义

1. 系统流行病学将提升对人体内生物过程的理解，从而能够更加全面深入地认识疾病的因果联系。系统流行病学的全组学设计成为基因与环境研究风险评估中的重要组成部分，借助全面和复杂的通路分析或基因表达分析来增加对流行病学因果概念的理解，为复杂疾病的病因研究提供了新的思路和方法。

2. 随着系统生物学技术的发展，系统流行病学通过整合新技术和新方法，以前所未有的速度加速了生物标志物研究数据的产出，为疾病的早期诊断、靶向治疗和预后研究提供更理想的生物标志物。

3. 系统流行病学的出现把流行病学推向了生物医学研究的前沿，为更加全面和深入地认识暴露与结局之间的生物学机理，以及进行精准有效的干预提供了有力的方法。

第二节　系统流行病学的基本内容

系统流行病学将现代高通量组学技术融入到传统人群流行病学研究中，在暴露因子与疾病终点之间的"黑箱"覆盖的通路内，检测组学的生物标记。进而结合生物信息学网络数据库的通路信息和统计分析方法，构建"暴露因子—组学生物标记—疾病终点"间的病因通路或病因网络，并比较不同状态下（暴露组－非暴露组、疾病组－健康组、干预（治疗）组－对照组等）通路或者网络间的差异，进而推断危险因子导致疾病发生、发展与转归的通路及其因果效应，为进一步实验室验证、药物靶点确定、预防或诊疗措施制定及评估提供科学依据。

系统流行病学作为危险识别的流行病学方法，研究内容包括：①系统水平（如组学水平）的测量；②多水平暴露测量（环境暴露、生活行为习惯、社会人口学、临床特征和生物学特征等方面）；③危险因素之间的网络分析；④风险模型的建立。所以，系统流行病学不是传统流行病学的替代学科，而是弥补了传统流行病学的不足。

一、系统水平的测量

（一）基因组学

基因组学（genomics）是对生物体所有基因进行集体表征和量化，并研究他们之间相互关系及其对生物体的影响的科学。疾病的发生、发展往往是环境化合物和基因共同作用的结果。通过在基因组或系统水平上全面分析基因的功能，使得生物学研究从对单一基因或蛋白质的研究转向多个基因或蛋白质，同时进行系统的研究。采用的手段包括经典的减法杂交、差示筛选、cDNA 代表差异分析以及 mRNA 差异显示等。此外，DNA 芯片、cDNA 微阵列（cDNA microarray）等新技术亦得到广泛应用。

（二）转录组学

转录组学（transcriptomics）是一门从整体水平上研究基因转录及转录调控规律的学科，是研究细胞表型和功能的一个重要手段。同一细胞在不同生长环境和生长阶段，其转录组是不同的。转录组的研究不仅可以解释细胞或组织的基因组的功能元件，揭示分子成分，还可以用来认识生物学进程和疾病发生机制。转录组学的研究内容包括：对所有的转录产物进行分类，确定基因的转录结构，通过对转录谱的分析，推断相应某一基因的功能，揭示特定调节基因的作用机制，辨别细胞的表型归属等。通过转录组学研究有助于了解特定生命过程中相关基因的整体表达情况，进而从转录水平揭示该生命过程的代谢网络及其调控机理。如应用 RNA – seq 测序技术，分析梅尼埃病患者和正常人外周血转录组谱差异基因的表达变化，寻找潜在的差异基因以揭示疾病病因学相关机制。

（三）蛋白组学

通过对正常个体及病理个体间的蛋白质组比较分析，可以找到某些"疾病特异性的蛋白质分子"，可成为新药物设计的分子靶点，或者也会为疾病的早期诊断提供分子标志。蛋白组学（proteomics）是以蛋白质组为研究对象，研究细胞、组织或生物体蛋白质组成及其变化规律的科学。如：目前用于冠心病诊断和监测的成像方式和血清学指标主要集中在晚期症状阶段，常发生在不可逆性心肌损伤后，限制了疾病的及时治疗。为解决早期诊断冠心病并及时给予干预和预防的问题，有研究利用同位素标记相对和绝对定量技术手段对心绞痛组、急性心肌梗死组和健康对照组血浆蛋白进行鉴定和定量，获得 371 个高置信度的蛋白，其中包括 53 个初步筛选的生物标志物。接着利用质谱多反应监测技术对初步筛选的生物标志物进行验证，最终得到 8 个潜在的冠心病新型候选生物标志物。

（四）代谢组学

代谢组学（metabonomic）则是对某一生物或细胞在某特定生理时期内所有低分子量代谢产物同时进行定性和定量分析的一门学科。通过检测一系列样品的代谢谱图，再结合模式识别方法，可以判断出生物体的病理生理状态，并有可能找到与之相关的生物标志（biomarker），为相关预警信号提供一个预知平台。通过运用代谢组学高通量的技术手段进行流行病学研究，能够发现疾病相关生物标志物，有助于解释和解析暴露与慢性病之间的"黑箱"之谜，帮助了解疾病的病理进程，拓宽对慢性病的认识，同时通过与大型流行病学队列研究相结合，还能发现代谢物在疾病诊断之前的动态变化，从而为疾病进行预测和早期诊断提供依据。

（五）微生物组学

微生物组学（microbiomics）是以微生物组为研究对象，探究其内部群体间的相互关系、结构、功能及其与环境或宿主间相互关系的学科。微生物组学利用高通量测序和质谱鉴定等技术来研究微生物组。通过宏基因组学结合宏转录组学以及新一代质谱技术催生下的宏蛋白质组学和宏代谢组学，可以更全面、系统地解析微生物组的结构和功能，探索微生物群与疾病的关系。

（六）表观遗传学

表观遗传学（epigenetics）是指基因的核苷酸序列未发生变化但基因功能发生了可逆的、可遗传的改变，并最终导致可遗传的表型变化。表观遗传流行病学是研究可遗传的表观改变对疾病发生和分布的流行病学分支学科。其在传统的病例对照研究、暴露测量和风险评估基础上，增加了表观遗传测量和统计学上的革新。比如在双生子人群中进行表观遗传学研究，可以证实表观遗传现象既与环境因素相关又与遗传因素相关，还可以将 DNA 甲基化水平作为结局表型，利用双生子模型计算甲基化水平的遗传度，估计遗传和环境变异对表观遗传现象变异的影响。

二、多水平暴露测量

在基因组范围的相关研究中，尚未寻找到能够充分解释和疾病有关的基因变异，如 2 型糖尿病。基因组学的飞速发展并不能解释人类疾病内因与外因的问题，如癌症、心血管疾病、先天性缺陷等，在这些疾病的影响因素中，环境因素是慢性病发生的最主要的可预防因素。当前环境暴露及其机制的研究进展和水平远远落后于现实需求，环境因素致癌风险结论存在很大差异。随着新发现的危险因素数量不断增加，传统流行病学关注疾病的个别危险因素，不能全面了解危险因素与网络动态变化之间潜在的重要相互作用，危险因素之间的反馈循环可能仍然没有被发现。因此必须超越人类组学数据丰富的环境，将社会人口学、经济学和环境相互作用水平的数据包括在内，更全面地了解因素和疾病之间的相互作用。

在环境因素的评价和研究中，可通过多种方式收集数据，可采用国际公认的问卷和量表，传统流行病学问卷调查的方法进行相关因素资料的收集；采用环境的自动化监测资料，如对个体周围环境的温度、风速、空气颗粒物、有害气体等的自动化监测；运用暴露组学的理念，采用不同的流行病学设计，同时结合环境监测新技术的应用，从不同的角度反映个体环境暴露的种类和水平。利用这些数据不仅能揭示环境与基因的交互作用对环境相关疾病和早期健康损害的影响，而且是理解环境与基因交互作用的前提条件。

三、研究因素间关系的网络分析

人类复杂疾病通常是多因素作用的结果，是由多个基因共同控制其表型性状且和环境因素相互作用决定表型的一类疾病，不能仅仅分析单个因素的作用，必须分析这些因素之间的相互作用，以及这些相互作用在疾病状态上的差异。环境暴露可以作用于多水平的生物分子，并将其编织成一个与疾病相关的生物网络或通路。另外，发展有效的干预措施需要更多的证据来证明风险因素是如何共同决定疾病风险的。因此，对多种因素之间关系的分析在流行病学研究中非常重要。

系统流行病学在研究因素之间是否存在联系或有无交互信息时，主要有两种研究方法推断网络差异。①基于分子流行病学方法的假设驱动（hypothesis – driven）研究策略：即通过若干实验现象来验证某一个科学假设。在深入理解所研究疾病的生理、生化及病理机制基础上，综合以往细胞（动物）实验或组学分析结果，借助生物信息学网络数据库通路信息，事先勾画出一个假定合理的致病网络/通路。采用分子流行病学方法检测网络/通路节点上的生物标记，并在人群水平上检验组间网络/通路差异及其效应。以期在人群中验证所假设致病网络/通路的真实性及实用性（设计药物靶点、预测疾病发生预后、制定及评估预防或诊疗策略等）。②基于高通量组学技术的数据驱动（data – driven）研究策略：在不受任何假设限制的情况下，利用各种高通量组学技术，在人群水平上获得研究样本的组学标记数据，借助系统生物学方法构建"暴露因子—组学生物标记—疾病终点"网络模型，并在人群水平上检验对比组间网络/通路差异及其效应，为进一步实验验证、药物靶点确定、制定预防或诊疗措施提供依据。

基于网络的综合分析是一种从多层次的组学数据中提取生物学信息的强大技术。然而，多组学数据的集成分析非常复杂，很难用自动化的方式完成。因此，需要一个强大的交互式可视化挖掘工具支持多种分析算法来识别疾病的驱动因素和调节模块。可视化分析就是对海量数据进行关联分析的一种方法，可辅助人工操作将数据进行关联分析，并做出完整的分析图表，直观地呈现大数据特点，约翰·斯诺的"霍乱地图"也是数据可视化的经典案例。进入21世纪，通过将可视化和数据整合、数据挖掘等结合，对于动态掌握传染病传播风险、慢性病的分布特征，及时有效做出防制决策具有重要的实用价值。

四、计算机模拟和风险预警预测

高通量分子生物学实验技术的发展，产生了多水平、多层面的生物多组学数据。研究生物组分间的复杂关系，对于解析疾病的信号转导和调控过程，从系统层面了解疾病的发生、发展机制，发现复杂疾病的潜在治疗靶标及诊治生物标志，具有重要的研究意义。多组学为数据挖掘提供了坚实的数据基础，目前，对多组学进行数据挖掘、构建计算模型的方法主要包括人工智能、机器学习算法及生物网络模型等。

计算研究为系统流行病学提供模拟观察风险因素之间相互作用的能力，从而阐明暴露与结局之间复杂的相互作用。将数学建模/模拟与流行病学研究相结合的思想已经广泛应用在传染病研究中，如：利用基因组深度测序和生物信息分析，揭示埃博拉病毒在宿主内进化的动力学特征，证实了利用宿主内进化特征能够早期对病毒传播动力学进行判断，并有助于选择病毒治疗靶点；同时基于基因组测序数据和西非埃博拉疫情的监测数据，揭示了造成疫情扩大化的重要因素，指出疫情发生过程中边界的开放与关闭周期是造成疫情传播的最直接因素。在以上研究基础上，建立了埃博拉病毒威胁的预警算法模型，为埃博拉病毒的疫情监测、预警和防控提供了重要理论依据。此外，计算机模拟也已经延续到肿瘤流行病学、预防医学、环境流行病学和其他慢性病流行病学中。比如开展空气质量监测、预测、数据分析及可视化的研究，全面掌握城市空气污染源的排放数据和各种空气污染物在不同空间区域内的浓度数据，在环境改变与慢性病风险研究中具有重要的实用价值。

第三节　系统流行病学的主要方法

系统流行病学研究设计仍然以传统流行病学研究的设计方法（如病例对照研究、队列研究和实验流行病学研究等）为基础和核心，但系统流行病学的暴露测量与传统流行病学不同，不仅涉及测量人类疾病的分子基础，还包括可能影响健康和疾病的行为、社会人口学特征和群体水平的环境因素，将基因变异、表达和修饰、蛋白质以及信号和代谢途径等信息进行整合，为复杂疾病的病因研究提供新方法和新思路。

一、全组学设计

全组学设计（globolomics design）的概念于 2008 年由 Eiliv Lund 等人提出，而观察性研究的全组学设计将流行病学和系统生物学紧密地联系在一起。近年来，随着相关技术的飞速发展，二代测序成本也随之降低。这使得全组学分析，包括全基因组测序、全外显子组测序、全转录组测序等，越来越贴近临床实践。未来基因测序的趋势是高通量低成本，全组学分析将在个体化健康管理以及疾病的分子诊断方面有更大的应用空间。

全组学研究设计是以流行病学前瞻性队列研究为基础，利用基因和基因组数据库中相关信息，以及队列研究开始到出现结局之间的暴露变量和结局变量的信息，并通过对生物样品进行分析，可以观察到随着时间的推移和在多个分析层面上，不同的暴露与遗传易感性交互作用和发病风险、预后之间的关系。这种设计不但可以随着时间的变化进行同一个人的基因表达谱和生物标记物的比较，而且可以利用血液或组织的组学信息来验证在基因与环境研究中发现的与疾病风险增加或减少相关的基因的表达，可解决暴露和结局研究中基因表达的"黑箱"问题，也可用于暴露和结局的基因标记。

系统流行病学中的全组学具有在观察研究的基础上，利用调查问卷在人群中采用传统方法（如队列研究、病例对照研究等）收集各种暴露因素（如生活习惯、膳食模式、环境污染等）的同时，能够在暴露因子与疾病终点之间进行多种全组学分子标记的高通量检测与分析，通过分析血液和肿瘤组织中 mRNA 和 miRNA 等的表达，对研究所涉及通路的变化进行定量估算，这将打开暴露和疾病终点方面基因表达的"黑箱"。所以，系统流行病学研究中的全组学设计将会在疾病因果关系的研究中发挥巨大作用。

二、大数据整合

人类基因组计划启动以来，以新一代测序技术和质谱技术为代表的高通量组学技术的突破，推动了组学数据的指数级增长。与此同时，计算机科学、生物信息学和数理统计学的飞速发展使组学数据分析的障碍逐渐消除。以人群为基础的基因组研究、甲基化研究、代谢组研究等组学研究方兴未艾，在探索疾病病因和寻找可能的干预靶点等方面取得了重大突破，为科学研究带来了新的方法论；而越来越多的大样本信息应用于流行病学研究中，为动态监测疾病状况、提前进行危险预警、及时处理健康问题等提供了更多可能。

随着大数据时代的到来，对于发病原因复杂的疾病通常很难用单一的理论模式进行表述。系统流行病学所借助的证据主要分为三类：高通量实验、已知数据库和算法的预测结果。单独采用以上三种证据中的任何一种都有一定的局限性。因此，迫切需要用整合的方法弥补传统方法的不足以及小规模数据样本量不足的缺点，使得研究结果更加可信。在对各种各样的样本进行充分整合之后，就能够得到一个更加系统的数据模型，通过该模型对不同类型和尺度的数据进行集成化分析。

通过对多组学数据的整合分析，有利于系统性地研究临床发病机理、确认疾病靶点，发现生物标志物，进行疾病早期诊断，从而对个体化治疗和用药指导发挥重要作用。生命科学领域的数据正在极速增长，系统流行病学数据来源的多样性、复杂性以及大数据的特征，为系统流行病学的设计和分析方法提出了新的挑战。比如：由美国国立卫生研究院癌症研究所和国家人类基因组研究所联合启动的肿瘤基因组图谱（The Cancer Genome Atlas，TCGA）计划。TCGA癌症基因组项目开创了癌症分子生物学和精准医学的全新时代，是一个旨在通过大规模、高通量基因组测序和基因芯片技术，整合多组学数据，研究、定义、发现和分类大约39种人类肿瘤基因组的改变，最终绘制出一套全基因组、多维度癌症基因组"图谱"的分析平台。为了全面、多维度地分析癌症基因组图谱，TCGA使用了基因和蛋白微阵列、二代测序高通量检测技术和成熟的生物信息学工具阐明了每种癌症和不同类型癌症基因组结构的相同点和不同点，其存储的大量公共可用数据，为全世界研究人员提供了一个关于癌症基因组、转录组和表观组等海量信息资源，为癌症生物标志物和药物靶标筛选提供了重要的线索。

对多组学数据进行整合分析，不仅能够在临床上对不同患者进行疾病分型，对同一类型的患者进行针对性治疗，还能够通过不同患者之间组学特征的不同，探究疾病的相关生物学过程，从而更加深入地认识疾病的发病机制。为全面揭开暴露与疾病之间的"黑箱"，整合多组学、多属性的生物医学数据进行计算分析，借助生物信息几何级数增长的优势，从更宏观的范围、更全面的角度研究各类生物医学问题。

三、系统流行病学网络分析方法

基因、蛋白质、代谢物等所构建的调控网络极为复杂，传统流行病学并未聚焦网络对疾病的影响，因而难以深层次地探讨致病机制。病因网络构建与致病通路识别将是打开"黑箱"的重要策略，因此系统流行病学对统计分析方法提出更高要求。目前，系统流行病学应用较多的分析方法是网络分析法，网络分析法为系统流行病学中的数据整合和生物标志物选择提供了计算框架。

（一）差异网络分析法

系统流行病学统计分析的核心是在人群水平上通过"暴露因子—组学生物标记—疾病终点"的网络/通路的组间差异进行统计学比较，推断危险因素导致疾病发生、发展的网络效应或致病通路及其效应大小。其中组学数据的分析，主要是筛选有用的生物标志物、分析调控网络和建立预测模型。一般是通过变量差异表达量分析不同类别之间的差别。系统流行病学将实现从独立病因研究向病因网络研究的跨跃性转变。在这一转变进程中，病因网络构建与致病通路识别将是打开"黑箱"的重要策略，网络差异的比较正是获取致病网络及致病通路统计学证据的重要方法。差异网络分析方法注重发现不同状态（如健康或患病等）下导致不同生物进程的重要差异物质，更侧重于分析变量间关系的改变。

实际工作中常用两种不同研究策略推断网络差异，即基于高通量组学技术的数据驱动研究策略和基于流行病学方法的假设驱动研究策略。数据驱动研究策略主要采用独立成分分析、主成分分析、聚类分析等分析方法，假设驱动的研究策略主要通过相关分析、一般线性模型等方法。无论是数据驱动还是假设驱动的研究策略，均存在无向网络比较和有向网络比较两种情形。前者侧重点是比较"对比组"间网络节点及其相互作用（相关关系）的统计学差异，而后者侧重点则是比较网络节点及其调控关系的统计学差异。因此，系统流行病学研究中网络差异比较的检验方法，应包括无向网络比较和有向网络比较两种情形。在无向网络模型中，两个节点（比如暴露和疾病）只有连接关系而无先后顺序。有向网络模型则需要充分考虑暴露和疾病的方向信息。

1. 网络差异比较　比较和检验对比组间（病例组与对照组、暴露组与非暴露组、干预组与非干预组）网络的统计学差异，是系统流行病学研究中识别致病通路、阐明暴露因子或干预措施对疾病发生、发展与转归机制影响的核心任务。在系统流行病学网络比较中，网络中的方向信息会提供更有价值的致病路径及暴露（或干预）的作用机制。对于多数复杂疾病的致病网络而言，其"节点"和"边"的连续定量变化谱蕴含着网络差异的全部信息，

（1）无向网络组间差异比较　如果网络中任意点 i 和 j 之间对应的边（i，j）与（j，i）为同一边，没有差别，则认为是无向网络（undirected network）（图 15-2A），也就是说节点和节点之间的连线指标是连接关系，无方向的概念。目前，大部分生物网络未考虑方向性，为无向网络，如蛋白-蛋白相互作用网络、化合物靶向网络等。无向网络通常只注重了节点差异和边差异信息，不考虑方向信息，比较"对比组"间网络节点及其相互作用（相关关系）的统计学差异。

（2）有向网络组间差异比较　有向网络（directed network）是指两节点之间的边是有方向的。以基因调控网络为例，网络中的节点代表基因，节点之间的有向边代表基因间的调控关系，比如图 15-2B 中⑤对②具有调控作用。网络差异绝非仅仅是其节点和边两部分差异的简单合并，还应充分体现调控网络内"边"的箭头指向及"上游节点"对"下游节点"的调控权重。为此，在构建有向网络比较的统计量时，需将节点信息、边信息和方向信息的差值（效应）整合为两"对比组"间网络差异（效应）的统计量。侧重比较网络节点及其调控关系的统计学差异。

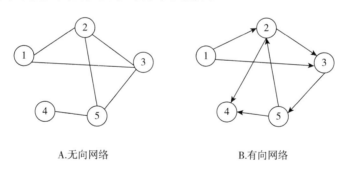

A.无向网络　　　　　　　　　　B.有向网络

图 15-2　无向网络和有向网络示意图

2. 致病交互网络筛选　在复杂疾病致病网络中，暴露（或干预）以及病因通路上的生物标记之间的作用往往是错综复杂的，不仅存在线性效应，还广泛存在着复杂的非线性效应。因此，从复杂致病网络中筛选出对疾病发生、发展与转归结局有效应的生物标记线性或非线性交互效应，是阐明复杂疾病致病机制的核心。目前建立的有机器学习方法、基于非参数联合密度估计非线性交互效应方法，以及基于非线性交互效应所构建的疾病判别预测模型等（参考统计学相关书籍）。由于系统流行病学数据来源的复杂性、多样性，急需发展和应用更加科学的设计和分析方法，在不久的将来能更好地理解复杂疾病背后的重要生物过程。

（二）其他网络分析方法

随着多组学技术的不断发展，在人类疾病研究中，开发和应用先进的网络处理数据的技术以及分析更多层的组学数据的方法是非常有必要的。近年来，越来越多的网络分析方法得到应用，复杂的多组学

数据仍然需要更优化的方法才能被有效利用。更加先进的计算网络分析方法正在不断地更新完善中，比如：网络生成模块和知识集成环境可视化平台（MONGKIE），集成了网络可视化组学数据分析工具、多样的内部算法、网络分析等，用于在生物网络环境下多组学数据的网络分析和可视化分析。

第四节　系统流行病学的应用研究

系统流行病学作为一种整合研究方法，可以将经典流行病学的知识与生物学、生态学、社会科学以及其他学科的知识结合起来，在公共卫生学领域应用越来越广泛，也越来越受到重视。

一、传染病防控研究

系统流行病学中的计算研究为传染病流行病学提供了系统模型来研究多层次危险因素之间的网络关系以及相互作用，从而阐明暴露与传染病之间复杂的相互关系。将数学建模仿真集成在一起的想法在传染病流行病学研究已经有广泛应用。而组学技术的发展预示了病毒等病原体流行可以被实时监测和检测，比如聚合酶链反应（PCR）能够早期检测病毒基因组，但 PCR 依赖于寡核苷酸引物的序列，对于筛查和监测未知病原体或与已知毒株高度分化的病毒无效，也无法在暴发中实施监测病毒的进化过程。因此将实验、临床和计算方法与病原体基因组学相结合，可以实现在系统水平理解病原体的致病过程。

流感流行是一个复杂的过程，应用系统论和系统流行病学方法研究，可以应对和防控流感。首先采用系统论指导下的流感生态学模型，将流感发生、发展过程当成一个联系的整体，认为其由病原体（流感病毒）、宿主（人等）和环境（自然和社会环境因素）三个要素构成，且分析各要素间的相互关联；同时采用系统流行病学的全组学设计，对病毒进化分析、新型流感溯源主与病原的相互作用、基因易感性、疫苗和治疗效果差异的生物学机理等进行研究，将经典"黑箱"流行病学方法和系统流行病学的全组学设计相互整合应对和防控流感。

二、非传染性慢性疾病病因探索

（一）非传染性慢性疾病致病因子的筛选

慢性病是病程长、多病因的一大类疾病，其发生、发展及变化趋势具有多样性和复杂性，比如，冠心病是大量遗传多态性之间复杂作用的结果，同时环境因素和大量的生活行为方式等也参与其中，这些因素之间的多重相关性在冠心病发生发展过程中的作用不容忽视，但对于这些风险因素之间多重相关性问题的研究也成为了冠心病研究中的一个瓶颈。机器学习算法的模型能够同时分析所有信号，并考虑所有变量之间的非线性关系。即能够捕捉冠心病相关表型和基因型之间关系的复杂性，并提供机器学习和图像模型，在系统层次上理解复杂疾病，为非传染性慢性疾病的研究提供新的见解。

对于 2 型糖尿病传统流行病学方法确定了许多重要生活方式和环境暴露因素，但是对于无法观察到的一些联系，比如从正常血糖状态到糖尿病前期或糖尿病期的代谢途径还未完全了解。系统流行病学能够在多个层次将生物标志物纳入观察性研究中，将组学的表达整合到基于人群的研究中，以提高我们对疾病的生物学机制的理解。

（二）肿瘤危险因素的揭示

肿瘤流行病学的前瞻性研究一直沿用了过去几十年的传统研究设计。基于遗传变异和生物标志物等数据研究基因与环境的相互作用是肿瘤流行病学的主要内容，新技术的出现为肿瘤系统流行病学研究提供了机会。除了通过问卷收集生活方式信息和通过调查监测获得环境因素信息外，基因变异、基因表达和修饰、蛋白质、信号和代谢途径等信息还可以跨多个层面整合，全组学设计的理念覆盖了来自于生物样品和肿瘤组织的全组学数据，并将前瞻性队列研究的数据与组学数据整合在一起，观察到复杂现实生活环境下的基因表达谱；结合问卷调查涵盖数百个变量，分析获得数百种不同的暴露和基因倾向与肿瘤风险的相互作用；通过对生物样品和肿瘤组织 mRNA 和 miRNA 等的分析能够打开暴露和结果之间基因表达的黑箱子，并深入阐明生物学通路的机制，促进对肿瘤流行病学因果关系的理解。这种全组学设计理念开辟了系统流行病学在肿瘤流行病学中应用的新研究领域。

（三）营养因素与健康复杂关系的探索

系统流行病学的产生，促进了对人类代谢途径的生物学理解，能够更加全面、系统地研究食物与健康的关系及其机制，并有可能激发新的营养学研究方法的产生。系统流行病学在营养与健康研究方面的应用为更全面地研究特定食品的健康影响提供新的方法。敏感的高通量方法、强有力的生物信息学和分析工具以及成本的降低将使这些技术在营养和流行病学研究中得到更广泛的应用。然而，这种方法成功的关键是基于大规模、长期随访、高随访率、储存的生物样本的可用性以及多次测量的、详细的饮食和生活方式的前瞻性队列研究，基于系统的整合各层次的数据。如 2 型糖尿病的全基因组关联研究（GWAS）已确定了大约 65 个易感位点，同时全基因组分析方法也证明了一些重要营养成分，如：单核苷酸多态与血浆铁和 omega – 3 脂肪酸水平的变化，以及膳食蛋白、酒精和咖啡的消耗有关，所有这些都是与 2 型糖尿病有关的饮食因素。而且 GWAS 的研究发现健康生活方式（如高体力活动）可以减弱与 2 型糖尿病相关的基因的不良影响，而低体力活动和西方饮食模式可增加 2 型糖尿病的遗传风险。将高通量分析技术应用到新型代谢生物标志物的人类观察研究，有利于使流行病学的研究手段从传统的黑箱战略到系统方法学的转变。大大改善个性化的最佳营养预防和疾病治疗，最终推动营养学走向更加精准的方向。

系统流行病学作为流行病学的分支新学科，在公共卫生领域的应用将越来越受到重视。在今后的系统流行病学应用中，为了更好地弥合系统生物学和传统流行病学之间的裂痕，必须将人类丰富的组学数据和社会经济、环境及其相互作用的数据紧密结合起来，更好地描述影响复杂疾病的各种因素及其相互关系的网络。

第五节　发展趋势与面临的挑战

一、研究方法和技术不断发展

现代队列研究具有规模大、随访时间长、随访率高、生物样本可储存以及重复测量饮食和生活方式等优点。未来的研究将需要利用大规模的、基于人群的研究资源，在系统流行病学的设计指导下，对信息、样本的获取和统计分析过程进行严格的质量控制，进一步论证生物标记的病因学作用，并通过系统流行病学方法初步发现和验证新的生物标志物。尽管迄今为止大多数新的生物标志物缺乏即时的临床实用性，但是高通量技术的集成（如脂质、糖和氨基酸等小分子的代谢特征分析）有可能打开慢性病流行病学中的"黑箱"。然而，这些技术仍处于发展的早期阶段，它们在大规模队列研究中的应用才刚刚开始。未来自动化和高通量方法的技术进步，提高了分析的灵敏度和可重复性，增强了生物信息学和分析工具，降低了成本，将使科学技术在人类观测和介入研究中得到更广泛的应用。生物医学技术的进步和相关学科的发展为系统流行病学的发展带来了机遇，同时基础研究中新知识和新技术的发展对人群疾病研究中的流行病学设计提出了更高的要求。全组学设计成为基因与环境因素风险评估中的重要组成部分，扩展了对流行病学因果概念的理解，为复杂疾病病因的研究提供了新的思路和方法。

二、应用范围不断扩大

系统流行病学在公共卫生领域的应用越来越受到重视，在传染病、非传染性慢性疾病、肿瘤、营养与食品卫生和环境医学等方面，开始将人类丰富的组学数据和社会经济、环境及其相互作用的数据紧密结合，更加新颖和全面地揭示复杂疾病的病因。目前已经开展了利用全基因表达谱分析和相关通路分析来回答环境暴露和暴露标志物及早期效应、暴露和传染病复杂相互关系、基因和环境相互作用与肿瘤流行病学因果关系等方面的研究。今后充分利用大数据时代的复杂数据，以及多组学技术的不断发展，将会使系统流行病学在药物靶点、疾病预测、精准预防和诊疗策略的制定等方面的应用更加广泛。

三、发展面临巨大挑战

1. 反复收集大型队列中调查对象的生物样品，这是全组学设计所要面临的一个巨大的挑战。许多慢性病（如癌症）的发生是一个多阶段且潜伏期长的漫长过程，获得调查对象长时间跨度的组学分析，才有可能进行基因表达变化的时序性分析和研究。全组学设计将会产生数量巨大的信息数据，这就要求有先进的计算建模技术和计算方法进行数据的分析和处理。

2. 缺乏组学数据的标准化和统一。随着先进的计算建模技术的使用，需要良好的集成平台和数据集来融合高度动态的数据参数，并评估组学级表型与其他表型之间的关系。

3. 跨学科的支持合作是系统流行病学整合的关键。系统流行病学的发展需要系统生物学、流行病学、生物统计学和计算机科学加强合作，将不同学科的基本假设、思维模式和研究方法有机地整合在一起，建立更接近现实的计算模型来模拟人类疾病发生发展的病因学模型，最终揭示疾病发病机制。

系统流行病学方法能更全面深入地了解复杂疾病的病因，促进流行病学因果关系的机理探索，在未来医学发展的过程中，这一新兴的学科将面临更多挑战和机遇，也将在疾病病因探索和预防控制方面发挥重要作用。

答案解析

目标检测

1. 简述系统流行病学的基本概念。
2. 简述系统流行病学的应用。
3. 如何理解系统流行病学的整合？
4. 简述系统流行病学的研究内容。

（雷立健）

书网融合……

本章小结

题库

第十六章　临床医学研究的设计与数据分析

PPT

学习目标

1. 掌握　临床医学研究设计的基本要素和原则；临床医学研究选题的基本原则与方法；数据资料的基本类型。

2. 熟悉　生物医学伦理学的基本原则；临床医学研究申请书的基本内容；数据资料常见的统计分析方法。

3. 了解　人工智能和精准医疗下存在的伦理学问题；临床医学研究课题的类型；资料统计分析的常见错误。

4. 学会临床医学研究设计的基本要求，具备开展临床科研设计和分析的基本技能。

自上个世纪 70 年代以来，随着分子方法、组学技术等基础科学的快速发展，数字技术处理和数据分析急剧增长，高效的工具、技术和诊断不断产生，临床医学科学研究发生了重大转型。尤其是"新医科"概念的提出，要求将传统医学与人工智能、大数据、智能机器等技术相融合，为临床医学科学研究发展提出新思路。

临床医学科学研究是以人为研究对象，以医院为主要研究场所，涉及从胎儿孕育到生命终点的人类生命全周期健康服务，这就决定了临床医学科学研究的重要性和复杂性。临床医学科学研究还必须符合世界医学协会关于人体试验的《赫尔辛基宣言》的要求，需考虑研究对象的知情同意、伦理道德、心理因素等问题，以保证受试者的基本权益受到保障。但是，我国医学科研设计中很大程度上存在缺乏对照或对照选择不合理、样本无代表性、结论依据不足、分组没有采用随机方法、未充分考虑混杂因素影响、未考虑医学伦理和道德等多方面设计问题，导致整体的科研及论文水平受到限制。

当下"医教产研协同"的新医科人才培养模式要求培养创新型、科技型、综合化的卓越科技型医生，势必要求医学生掌握临床医学科学研究设计与数据分析的基本方法，具备开展科学研究的基本技能。

第一节　临床医学研究的基本要素和原则

一、基本要素

临床医学科学研究是观察或论证某个或某些研究因素对研究对象所产生的效应，其基本要素包括研究对象、研究因素和研究效应。

（一）研究对象

1. 有关研究对象的概念　研究结果的外推性指研究结果适用于所研究人群以外的更大人群，外推人群越大，外推性越好，研究价值也越高。因此，研究对象（study subject）的选择应该从预期研究结果要推论的人群开始，到实际进入研究的符合要求的研究对象，逐步选取和定义。按照选择范围从大到小排列。

（1）目标人群（target population）　研究结果能够适用和推论到的人群。

（2）源人群（source population）　根据要求能够产生合格对象的人群，需要从中排除不合格的、不能完全满足研究要求的人群。

（3）合格人群（eligible population）　按照要求纳入研究的合格对象群体。

（4）研究对象（study population）　从合格人群中抽取的，符合要求的，研究因素直接作用的，可为研究提供资料的部分个体。

2. 纳入和排除标准　根据研究目的，对研究对象特征做出的具体规定为纳入标准。反之，不能入选研究对象的具体规定为排除标准。在临床科学研究中，应根据研究目的拟定严格的纳入标准。同时，还要考虑其他因素的影响，如研究对象是否具有所研究疾病的某种/些合并症、病情过重、年龄过大、存在交流障碍、预期寿命过短等，这些因素可以列为排除标准。如研究某新药对冠心病患者心律失常的疗效，应选择心律失常经常发作的冠心病患者作为研究对象，而排除偶然发作的短暂心律失常患者和严重心律失常危及生命的患者。

3. 研究对象的选择原则

（1）代表性　要求入选的研究对象在病型、病情及年龄、性别、一般状况等方面能够代表其目标人群，以保证研究结论具有推广价值。

（2）同质性　所有研究对象应该来源于同一总体人群，以保证各组研究对象的同质性，即研究对象在病情、危险因素和预后因素等方面分布相同或相近，使各组间均衡可比。

（3）依从性　指研究对象对于医疗或临床试验的要求或规定的遵守程度。研究对象的依从性直接影响临床科研结果的真实性和可靠性。提高依从性的关键在于研究设计时，应确定好研究对象的来源，提出防止依从性差的措施，如加强宣传教育、进行详细的知情同意、改进治疗或检查措施、缩短疗程、加大随访时间间隔、压缩随访时间、简化问题、提高自身服务态度和技术水平等。

（4）受益性　从遵守伦理和医德的原则出发，应保证研究对象在参与研究中获得利益最大化，利必须大于弊，伤害最小化或无伤害。如评价某药物疗效的研究，研究者应清楚掌握药物的作用机制、适应证、禁忌证及不良反应等资料，从而制订严格的纳入及排除标准，保证参与对象从研究中受益尤其不受伤害。特别强调，严禁纳入研究禁忌人群作为研究对象，如休克患者不能作为利多卡因等麻醉药物的研究对象。

4. 研究对象的样本含量　合适的样本含量，既可以准确估计研究效应，又能保证研究的可行性。在估算样本含量时，应克服两种倾向：一是片面追求增大样本例数，认为样本例数越多越好，结果导致人力、物力和时间上的浪费，同时引入更多的混杂因素，对研究结果造成不良的影响；二是忽视应当保证足够样本量的重要性，使样本含量偏少，检验效能偏低，导致总体中本来有的差异未能检测出来。医学科研设计中，必须根据资料的性质，借助恰当的公式，进行样本含量计算。有关样本含量的计算方法详见相关章节与参考书。

（二）研究因素

1. 定义　研究因素（study factor）又称处理因素（treatment），是指根据研究目的确定的并施加给研究对象的各种干预措施。

2. 分类　根据研究因素的来源，可分为外环境因素和内环境因素。外环境因素包括化学性因素（如药物、毒物等）、物理性因素（如高温、辐射、噪音等）和生物性因素（如细菌、真菌、病毒等）；内环境因素是如染色体与基因异常或变异等各种有害健康的因素。根据研究因素的作用性质可分为治疗和预防的干预因素（如药物、物理疗法、疫苗等）、影响疾病疗效和预后的因素（如病情、体质、营养等）、影响发病的因素（如环境污染、工作强度等）。另外，研究对象所具有的年龄、性别、种族等人口学特征，某些遗传因素、心理因素以及不良的行为和生活方式等也可以作为研究因素。

3. 研究因素的水平 临床试验所使用的药物或措施的总量、次数、每次剂量、疗程数等均可有所不同，这种不同称为水平不同。在设计时要注意掌握研究因素的水平，研究因素水平过高可能会使研究对象受损害或中毒，过低则难以出现预期效应。若观察药物疗效，所选剂量应该在最小有效剂量和最小中毒剂量范围内。若比较两种或多种药物的药效，需采用多个不同剂量，以便对两种或多种药物的剂量－效应曲线进行全面分析。同时，研究设计时还要充分考虑用药的途径、时间及时间间隔等，这些均可对药物的水平产生影响。

依照研究因素数量和水平的差别，可分为 4 类研究类型。

（1）单因素单水平试验 每次临床医学研究只观察一个研究因素的效应。这种方法的优点是目的单一明确，易于执行，条件易控制。缺点是研究因素单一，阐明的问题少，研究效率较低，如低钠盐干预降低高血压效果的研究。

（2）单因素多水平试验 观察某一个研究因素不同水平对疗效的影响，通常用于新药最佳剂量选择的研究，如某降脂药物三组不同剂量降脂效果的比较研究。

（3）多因素单水平试验 常用于比较多个研究因素在某一疾病中的作用，如不同治疗方案对冠心病治疗效果的研究。

（4）多因素多水平试验 比较多个研究因素，多个水平的效应，如多种药物多种剂量的联合治疗对胃溃疡的疗效研究。研究者可通过运用多因素分析方法将多因素多水平的研究结果加以分析，从中找出最主要的因素和最佳的水平等级。

4. 研究因素的确定 在临床科研设计时，首先要紧密结合科研设计的目的和预期结果来确定研究因素。

（1）研究因素和非研究因素 研究因素是根据研究目的确定的，对研究对象主动施加的外界干预。非研究因素是指研究因素之外可能对研究结果产生影响的因素，如性别、年龄、病情轻重等。在确定研究因素的同时，需要根据专业知识和实验条件，找出重要的非研究因素加以控制，以排除非研究因素对研究因素的影响。有时，即使设计时考虑到一些非研究因素，但实际操作中对这些因素却难以控制，使研究结果受到影响，对此可以用统计学方法加以分析和校正。

（2）研究因素的数量 如果一个研究涉及的研究因素太多，就会增加样本含量和分组，加大实际操作的难度；研究因素太少，又会降低研究的广度和深度。因此，应根据研究目的确定恰当数量的、关键的因素作为研究因素。

（3）研究因素的标准化 在研究过程中研究因素应始终保持不变，包括研究因素的施加方法、强度、频率或持续时间等。如研究因素是药品，药品的性质、成分、批号、剂型、剂量、使用方法等要尽量相同；如研究因素是手术或其他操作，要保证这些操作的熟练程度应当自始至终保持恒定。

（三）研究效应

1. 定义 研究效应（study effect）是指研究因素作用于研究对象所产生的效应或结局，通过具体的效应指标来表达。人体是一个复杂的有机体，接受研究因素作用后既会有生物学的改变，又会有心理和社会学等方面的改变，研究效应就可从多角度不同方面表现出来。从这个意义来说，效应指标可以多选，但也不是越多越好，指标太多又会出现混杂和交互作用，增加资料分析和解释的难度；反之，又会损失信息，降低研究质量。因此选择恰当的效应指标将直接影响研究的成败。

2. 效应指标的分类 按效应指标的数据性质可分为计数指标、计量指标和等级指标；按照指标作用的大小分为主要指标和次要指标；按照指标选择的依据分为客观指标和主观指标。常用的效应指标有发病率、死亡率、治愈率、缓解率、复发率、毒副作用、特征的改变和实验室测定结果等。

3. 效应指标选择的原则

（1）关联性　指选用指标必须与临床医学研究要解决的问题有密切的、本质上的联系。研究目的不同，所选用指标也就不同。如要评价心脏收缩力，心电图不能作为其效应指标；要了解心脏泵血功能，应选择心输出量或心脏指数作为效应指标。

（2）客观性　效应指标有主观指标和客观指标之分。主观指标是指研究对象的主观感觉、记忆、陈述或研究者自行的主观判断结果；客观指标则是借助测量仪器或实验室检查等手段获得的结果。主观指标易受研究对象和研究者的心理因素的影响，具有随意性和偶然性，而客观指标具有较好的真实性和可靠性。因此，临床试验设计中，应尽量少用易受主观因素影响的主观指标，多用稳定性和准确性好的客观指标。

（3）真实性　灵敏度和特异度是考察效应指标真实性的重要标准。在选择效应指标时，最好同时具有较高灵敏度和特异度。

灵敏度反映实验方法检出真阳性的能力，灵敏度高的指标能将研究因素的效应更好地显现出来。特异度反映实验方法鉴别真阴性的能力，特异度高的指标最能揭示事物的本质，不易受混杂因素的干扰。例如女性宫颈癌的筛查中，HPV DNA 检测方法灵敏度高，可以充分检出患者，但其假阳性率高，易造成误诊，给受检者带来极大的心理恐慌和压力；HPV E6 蛋白检测特异度高，可以准确地诊断患者，但其假阴性率高，易造成漏诊，从而耽误疾病的早期治疗。如果采用两种方法联合筛查，既可以保证灵敏度又可以保证特异度，以保证良好的筛查结果。

（4）可靠性　影响可靠性的因素有研究因素的差异、个体变异、观察者间测量差异等。为保证指标的可靠性，应使研究因素尽量标准化，例如采用同批次型号药品试剂、制定具体的观察和记录标准、严格规定判断标准、观察方法、观察次数、观察间隔等内容，并严格按照要求执行。常见的评估效应指标可靠性的方法有计算符合率、Kappa 检验和相关分析等。

二、基本原则

为确保研究结果免受已知或未知的非研究因素的干扰，使研究结果和结论真实可靠，设计者要遵循科学研究设计的基本原则，即对照、随机化、盲法及重复原则。

（一）对照原则

设立对照是比较的基础，是控制临床医学研究过程中其他非研究因素影响的措施，是排除和控制自然变化对观察结果影响的方法，是消除和减少实验误差的途径。在临床医学科学研究设计中，如果没有对照组，则结论没有说服力；即便有对照组，对照组设置得不合理，结论也仍没有说服力。对照不全、对照过多和对照不当是当前研究设计中的常见问题。因此，正确地设立对照是临床科学研究设计中的一个重要原则，也是科学研究的基本要求。

常见的对照类型有：按照分组方法分为随机对照和非随机对照；按照对照性质分为标准对照、安慰剂对照和空白对照；按照设计方案分为自身对照、交叉设计对照和历史对照；对照还可以是没有研究因素存在时的基线数据。

（二）随机化原则

随机化指使每个研究对象有同等概率或机会被抽到并分配到任意组。科学研究中，随机化可以保证组间均衡可比，避免主观因素干扰，为正确统计推断奠定基础。随机化是所有统计分析方法的基础，非随机抽样和分组得到推断结果的可信度往往会受到质疑。在临床科研设计中，随机化的方法主要用在两个阶段：一是随机抽样，指研究对象选取阶段，借助随机抽样的方法从目标人群中抽取研究对象的过程；二是随机分组，研究对象分组阶段，采用随机化原则使每个研究对象都有同等机会进入实验组和对照组，接受相应的研究处理因素。常见的随机化方法有简单随机化、分层随机化、系统随机化和整群随机化（详见第六章）。

除此之外，考虑到临床试验中研究对象的特点，常采用动态随机化。动态随机化（dynamic randomization）指在临床试验过程中，研究对象随机分组的概率是根据一定条件而变化的方法，即每例患者分到各组的概率不是固定不变的，而是根据一定的条件进行调整的方法。其优点是有效保证各实验组基线的影响研究效应的因素相同或接近，从而提高了研究效率，特别是在小样本试验中得到更广泛地应用；但同时存在随机程序复杂、需要固定电脑、通讯设备和专人长期负责随机等缺点。常见的动态随机化有偏性掷币法（biased coin）和瓮法（urn）、反应调整随机化（response adaptive randomization）、最小化方法（minimization）等，其中近年来讨论较多的方法是最小化方法。

（三）盲法原则

在临床医学研究中，如果研究者、研究对象和资料整理分析者知道研究对象分组的情况，则有可能根据个人主观判断来推断研究的结果，从而使结果出现偏倚。为避免此类偏倚，临床医学研究设计者会向研究者、研究对象及资料整理分析人员隐瞒研究对象的分组和干预措施分布情况，这种试验方法就是盲法试验（blind trial）。盲法的类型有单盲、双盲、三盲和开放试验（详见第六章）。

（四）重复原则

重复（replication）是指在相同实验条件下进行多次试验或多次观察，以提高试验的可靠性和科学性。虽然随机抽取样本，在很大程度上抵消了非研究因素造成的偏差，但由于个体变异及偶然因素的影响，一次试验结果很难保证结论的可靠性，需要重复多次试验，需要一定的样本量，才能保证结论真实、可靠。广义上讲，重复主要包含整个试验的重复、不同研究对象中的重复或同一研究对象的重复观察。

> **⇒ 案例引导**
>
> 案例　1932 年起，美国公共卫生部（PHS）授权塔斯基吉研究所在亚拉巴马州启动一项"塔斯基吉梅毒实验"，其全称为"针对未经治疗的男性黑人梅毒患者的实验"，以秘密研究梅毒对人体的危害。面对免费治疗等条件的诱惑，399 名感染梅毒的黑人男子和 201 名没有感染梅毒的黑人男子在不知情的情况下成为"试验品"。研究人员隐瞒事实真相，有意不对这些梅毒感染者提供任何治疗。即使是在 1947 年青霉素成为治疗梅毒的有效武器后，也没有对参与实验的黑人患者提供必需的治疗。直到 1972 年，美国媒体首次披露这段的丑闻时，参与实验的患者中已有 28 人直接死于梅毒，大约 100 人因梅毒并发症而死亡，40 人的妻子受到传染，19 名子女在出生时就染上梅毒。
>
> 讨论　生命伦理和医学研究，孰重孰轻？怎样才能保障研究对象的合法权益？

三、涉及人的生命科学和医学研究的伦理审查

（一）审查机构

伦理审查的机构是伦理审查委员会，其职责是保护受试者合法权益，维护受试者尊严，避免公共利益受损，促进涉及人的生命科学和医学研究规范开展；对本机构或委托机构开展的涉及人的生命科学和医学研究项目进行伦理审查，包括初始审查、跟踪审查和复审等。

伦理审查委员会的委员应当从生命科学、医学、生命伦理学、法学等领域的专家和非本机构的社会人士中遴选产生，并且应当有不同性别的委员，少数民族地区应当考虑少数民族委员。

伦理审查委员会应当对审查或跟踪审查的研究项目做出批准、不批准、修改后批准、修改后再审、继续研究、暂停或者终止研究的决定，并说明理由。

（二）伦理审查的基本原则

1. 合法合规原则 研究活动必须严格遵守国家和地方相关法律法规及伦理指导原则。

2. 知情同意原则 尊重和保障受试者的知情权和参加研究的自主决定权，严格履行知情同意程序，不允许使用欺骗、利诱、胁迫等手段使受试者同意参加研究，允许受试者在任何阶段无条件退出研究。

3. 控制风险原则 将受试者的人身安全、健康权益放在优先地位，其次才是科学和社会利益。研究风险与受益比应当合理，尽最大努力使受试者接受风险最小化的研究，力求避免受试者受到伤害。

4. 公平合理原则 应当公平、合理地选择受试者，入选与排除标准具有明确的生命科学和医学依据；应当公平合理分配研究受益、风险和负担。

5. 免费和补偿、赔偿原则 对受试者参加研究不得收取任何研究相关的费用，对于受试者在研究过程中支出的合理费用应当给予适当补偿。受试者受到研究相关损害时，应当得到及时、免费治疗，并依据法律法规及双方约定得到补偿或者赔偿。

6. 保护隐私原则 切实保护受试者的隐私，如实将受试者个人信息的储存、使用及保密措施情况告知受试者并得到许可，未经授权不得向第三方透露受试者个人信息。

7. 特殊保护原则 对儿童、孕妇、老年人、智力低下者、精神障碍患者等特殊人群的受试者，以及受精卵、胚胎、胎儿或其他辅助生殖技术涉及的潜在受试者，应当予以特别保护。

8. 公共利益原则 个人利益和公共利益存在冲突时，应当经过严格论证。

（三）伦理审查的流程及内容

1. 申请 医学伦理审查申请人应按照统一格式向医学伦理委员会提出正式资料，包括临床试验伦理申请书、受试者同意书和研究计划。

2. 受理 医学伦理委员会应在收到医学伦理审查申请后，决定是否受理该申请。决定受理后，组织医学伦理委员会相关专家组进行审查。

3. 审查 包括研究未审批前的方案审查和审批后的跟踪审查。

（1）**方案审查** 研究开展之前需要对研究进行全面的审查，审查的主要内容包括：研究是否符合法律法规、规章及有关规定的要求；研究者的资格、经验、技术能力等是否符合研究要求；研究方案是否科学，并符合伦理原则的要求；中医药项目研究方案的审查，还应当考虑其传统实践经验；受试者可能遭受的风险程度与研究预期的受益相比是否在合理范围之内，包括社会受益与风险的权衡与审核；知情同意书提供的有关信息是否充分、完整、易懂，获得知情同意的过程是否合规、恰当；受试者个人信息及相关资料的保密措施是否充分；受试者招募方式、途径、纳入和排除标准是否恰当、公平；是否向受试者明确告知其应当享有的权益，包括在研究过程中可以随时无理由退出且不受歧视的权利，告知退出研究后的其他治疗方法等；受试者参加研究的合理支出是否得到了适当补偿；受试者参加研究受到损害时，给予的治疗、补偿或赔偿是否合理、合法；是否有具备资格或者经培训后的研究者负责获取知情同意，并随时接受有关安全问题的咨询；对受试者在研究中可能承受的风险是否有预防和应对措施；研究是否涉及利益冲突；研究是否涉及社会敏感的伦理问题；研究结果是否发布，以及发布的方式、时间是否恰当等。

（2）**跟踪审查** 跟踪审查的重要内容包括：是否按照已批准的研究方案进行研究并及时报告；研究过程中是否擅自变更项目研究内容；是否增加受试者风险或显著影响研究实施的变化或新信息；是否需要暂停或者提前终止研究项目；其他需要审查的内容。

4. 申请变更 临床试验计划经医学伦理委员会审查通过后，如课题有变更时，需重新进行审查，并说明必须变更的内容和理由。医学伦理审查申请人应另提交变更计划后的临床试验申请书，并用注明"变更后计划"的字样。

5. 终止审查　如果发现当事人未按规定提交有关材料、提供的材料虚假不真实、拒绝缴纳相关费用或有碍于医学伦理审查的其他情形存在时，医学伦理委员会可终止医学伦理审查。

6. 阶段报告与终止　医学伦理委员会审查通过后，研究方可进行。依计划进度至少在计划进行一半的实施期间，应提出阶段报告，如医学伦理委员会认为有安全顾虑，可以决定终止其试验。临床试验完成或试验到期，临床医学研究的主持人应向医学伦理委员会提出试验情形报告书，经审查通过后，应将结果呈报相应的行政主管部门。未提出报告的，不得继续进行其他试验。

（四）知情同意

知情同意是医学科学研究开展过程中的重要环节，也是保障受试者权益，促进项目顺利开展的关键环节。开展研究前，应当获得受试者自愿签署的知情同意书，不能以书面方式表示同意时，应当获得其口头知情同意，并提交过程记录和证明材料。

知情同意书应当包括以下内容：研究目的、基本研究内容、流程、方法及研究时限；研究者基本信息及研究机构资质；研究可能给受试者、相关人员和社会带来的益处，以及可能给受试者带来的不适和风险；对受试者的保护措施；研究数据和受试者个人资料的使用范围和方式，是否进行共享和二次利用，以及保密范围和措施；受试者的权利，包括自愿参加和随时退出、知情、同意或不同意、保密、补偿、受损害时获得免费治疗和补偿或赔偿、新信息的获取、新版本知情同意书的再次签署、获得知情同意书等；受试者在参与研究前、研究后和研究过程中的注意事项；研究者联系人和方式、伦理审查委员会联系人和方式、发生问题时的联系人和联系方式；研究的时间和受试者大致的人数；研究结果是否会反馈受试者；告知受试者可能的替代治疗及其主要的受益和风险；涉及人的生物样本采集的，还应当包括样本的种类、数量、用途、保藏、利用（包括是否直接用于产品开发、共享和二次利用）、隐私保护、对外提供、销毁处理等相关内容。

⊕ **知识链接**

人工智能在医学应用中的伦理问题

随着科学技术水平的发展，人工智能（AI）医疗诊断技术在医疗领域得到广泛应用。如人工智能超声影像辅助诊断系统技术，对图像的检测效率和精度方面做得更快、更精准，减少了医生主观因素带来的误判；在各种组织肿瘤/结节检测与诊断方面，帮助年轻医生对比学习，缓解了超声科医生严重不足的局面；帮助医疗资源匮乏的地区、基层医院及体检中心提高筛查诊断的水平，有利于国家推行分级诊疗政策。

但人工智能诊断技术在运用中也存在很多问题，诸如数据的质量、法律和伦理规范的漏洞、产生的医疗风险的责任等等。为规范人工智能辅助诊断技术的临床应用我国出台《人工智能辅助诊断技术管理规范（2017 版)》，提出医疗机构及其医师开展人工智能辅助诊断技术的最低要求。

（五）人工智能与伦理

随着科技的发展，人工智能在相对富裕的国家已经被用于提升疾病治疗的速度和精准度以及疾病的筛查、协助临床护理、加强卫生研究与药物研发、支持疾病监测、疫情应对和卫生系统管理等多种公共卫生干预措施。人工智能可以使患者能够更好地掌控自身的健康情况，并更好地了解自身不断变化的需求。人工智能还可以使资源贫乏的国家和农村社区能够弥合获得保健服务方面的差距，因为那里的患者接触到保健工作者或医疗专业人员的机会都是非常有限的。但是也不能高估人工智能对健康的益处。机会与挑战和风险高度相关，包括不符合伦理地收集和使用健康数据、算法中的偏见，人工智能对患者安全的风险、网络安全和对环境产生的负面影响。

世界卫生组织于 2021 年 6 月 28 日正式发布了"世界卫生组织卫生健康领域人工智能伦理与治理指南（Ethics and Governance of Artificial Intelligence for Health：WHO Guidance）"，该指南为不同的国家最大化人工智能的益处和最小化其风险并避免危害提供了依据，提出了确保人工智能符合所有国家公共利益的六项原则。

1. 保护人类自主性 人类自身应确保掌控医疗决策过程和对医疗系统的控制，隐私和保密应受到保护，患者必须通过适当的数据保护法律框架给予有效的知情同意。

2. 促进人类福祉、安全以及公共利益 人工智能技术的设计者应确保满足对明确定义的使用案例或指示的安全性、准确性和有效性的监管要求。必须提供实践中的质量控制措施并对使用人工智能改进质量提供有效测度。

3. 确保透明度、可解释性和可理解性 透明度要求在设计或部署人工智能技术之前发布或记录足够的信息。这些信息必须很容易获得，并对就技术的设计方式以及应如何使用或不应使用技术进行有意义的公众咨询和辩论提供便利。

4. 促进责任和问责 虽然现有人工智能技术仍是执行特定的任务，但利益相关者有责任确保在恰当的条件下使用，并由受过恰当培训的人员使用。应提供有效的机制支持问询，并为受到基于算法决策不利影响的个人和团体提供补救措施。

5. 确保包容性和公平性 包容性要求人工智能在健康领域的应用应鼓励尽可能广泛地公平使用和获取，而不论年龄、性别、收入、种族、性取向、能力或受人权法保护的其他特征如何。

6. 促进负责任和可持续的人工智能 设计人员、研发人员和用户应在实际使用期间持续、透明地评估人工智能应用，以确定人工智能是否对应用期望和需求做出充分和适当的响应。还应设计人工智能系统，以尽量减少其环境负面影响并提高能源效率。政府和公司应积极应对工作场所中可预期的问题，包括培训卫生与健康领域工作者以适应人工智能系统的使用，以及由于使用自动化系统而可能产生的失业问题。

（六）精准医疗中的伦理

精准医学（Precision Medicine）作为一种全新的医学模式，能够考虑到每个人的基因、环境和生活方式的个体差异，紧密契合现代医学技术特征和社会健康需求，重塑了人类对抗疾病的方式，使传统的医疗体系日益发生了根本性变化，成为当前医学科学发展的重要趋势与方向。精准医学时代面临的伦理挑战主要体现在：知情同意存在困难、隐私保护难以保障、结果反馈不能精确、资源分配不均衡等实际情况。其中，精准医学发展的最大伦理问题是其可能加剧目前医疗资源配置的不平衡性，进而加深原已存在的健康不公正和社会不公正，如果不予以伦理规约，可能会导致更加深刻的社会矛盾。

例如，下一代测序技术（next generation sequencing，NGS）对肿瘤的准确诊断作用巨大，但是涉及精准医学诊疗的知识较为前沿，受试者理解信息能力缺乏，直接导致知情的困难和同意的障碍。同时，NGS 的结果存在大量信息，部分结果可预测受试者其他疾病的发生，这些信息的告知可能给患者造成伤害，包括焦虑或紧张、非理性的选择、生命危险等；而另外一部分结果可能产生大量不确定或意义未明的数据，这些数据与疾病之间的关联尚不完全明晰，如何将这些测序结果反馈给受试者就存在较大争议。本身 NGS 检测费用昂贵，再结合数据分析进一步进行临床释义和治疗方案制定，价格会大大增加，可能会阻抑大部分患者接受治疗。尽管从技术角度来看，"千元基因组"已经实现，但对于多数人来说仍是一笔不菲的费用，因而仅局限于部分"高端人群"，医疗资源分配的不公平问题仍会存在。

第二节　临床医学研究的选题

科研选题是贯穿于整体科研工作的主题思想，是指导各项工作安排的主线，是整个科学研究计划得以实施的关键环节。选题恰当与否，关系到整个科研工作的成败与成果水平的高低。

一、选题的基本原则

（一）需要性原则

需要性原则指选题要面向实际，着眼于社会需要，讲求社会效益，这是选题的首要和基本原则。所谓需要包括两个方面：一是社会实践的需要，即社会意义；二是科学本身发展的需要，即学术意义。临床医学科学研究设计选题应从国家经济建设和社会发展的需要出发，尽量选择在医药卫生保健事业中有重要意义或迫切需要解决的关键问题。通常，要从疾病负担的调查与分析中，选择发病率高、致残/死率高、造成疾病负担重、对社会安定影响大、涉及范围地域广的疾病为重点课题进行研究。如恶性肿瘤、心脑血管疾病、呼吸系统疾病、急性传染病、新生儿疾病等疾病负担是十分突出的，是我国确定的重点防治研究的疾病。另外，医学基础研究、延缓衰老、提高生命的质量等科学技术课题属于长远需要的课题。

（二）创新性原则

创新性是科研的灵魂，缺乏创新性，就会失去科研立题的前提。创新性是衡量课题是否具有先进性的关键。若为理论课题，要求有新观点、新发现，得出新结论；若为应用课题，则要求发明新技术、新材料、新工艺、新产品，或是把原有技术应用于新领域。创新性课题可以是前人或他人尚未涉足的内容，也可是提出的新问题及新理论，或国外已有而国内空白的研究。

（三）科学性原则

选题要符合客观规律和事实，合乎逻辑推理，立论依据充分，内容具体，方案可行。要保证科学性原则，选题必须遵守客观规律和事实，不违背已明确的基本科学规律和理论，内容具体明确。选题的科学性主要包括专业设计和统计设计。在专业设计时，应当尽量做到技术路线清楚，设计科学严谨，研究方案具体，实验步骤合理，实验方法和设备先进；在统计学设计时，要根据研究目的选择合适的统计分析方法，正确估计样本含量，制订合理的数据收集方法及质控方法等。

（四）可行性原则

选题要从实际出发，充分考虑是否具备完成课题的主观和客观条件，体现了科学研究的"条件原则"。欲满足临床医学科学研究选题的可行性，研究者必须有一定的研究工作经验及完成课题相应的研究能力，有一支知识和技术结构合理的研究队伍，基本工作条件（如仪器设备和实验室条件等）和工作时间有可靠保证。预实验是验证选题可行性的最佳方法。

二、课题的类型

（一）按研究目的划分

1. 基础研究　指为获得关于现象和可观察事实的基本原理及新知识而进行的实验性和理论性研究，它不以任何专门或特定的应用或使用为目的。基础研究又可分为纯基础研究和定向基础研究。纯基础研究是为了推进知识的发展，不考虑长期的经济利益或社会效益，也不致力于应用其成果于实际问题或把成果转移到应用的部门；定向基础研究的目的是期望能产生广泛的知识基础，为已看出或预料的当前、未来或可能发生的问题的解决提供资料。

2. 应用研究　运用基础理论研究得出的一般知识、原理、原则，针对某具体实际问题，研究某一局部领域的特殊规律，提出比理论性研究更有针对性的理论和方法，主要解决实际问题。

（二）按照经费来源划分

1. 纵向科研项目　指上级科技主管部门或机构批准立项的各类计划（规划）、基金项目。纵向项目往往成为衡量一个单位（例如高等院校、科研机构）科研水平的重要指标。主要来源如下。

（1）国家级项目　一般指国家科学技术部、国家发展和改革委员会、国家财政部、国家自然科学基金委员会、国家社会科学基金委员会等下达的项目。例如国家科技部资助的国家级重大项目，包括国家重大科技专项、国家重大科技研究计划、国家创新人才计划、国家基础性研究重大关键技术项目、国家自然科学基金重大研究计划、国家自然科学基金杰出青年科学基金、国家973计划、国家863计划等。

（2）省部级项目　一般指省科技厅、省发展和改革委员会、财政厅、自然科学基金委员会下达的项目，以及除了国家科学技术部、国家发展和改革委员会、国家财政部以外的国家其他部委下达的部级项目。

（3）市级和省厅局级项目　指市级项目以及省厅级、局级项目。

（4）单位自行设立项目　指为推动科研工作开展，学校和各单位结合自身的发展需要和已有的研究基础，针对性开设的科研项目。

（5）其他项目　如社会投资项目，指一些国内企业及自收自支的事业单位、社会团体、民间组织等利用自有资金或通过融资方式在一定范围内进行的投资项目。

2. 横向科研项目　指由其他政府部门（含国家部委、省市部门）、企事业单位、公司、团体或个人委托科研单位或教师进行研究或协作研究的各类课题，包括国际间企业合作项目。由于横向项目不是由政府部门（或者受政府部门委托）下达的，其研究内容可能更贴近社会需要，研究经费相对更多。

三、选题的方法

（一）问题导向选题法

从社会生产和现实生活中选题，现实生活中遇到的问题面广量大，可供选题的内容非常广泛，注意观察以往没有观察到的现象，发现以往没有发现的问题，及时抓住这些偶然出现的现象和问题，提出新的课题。从现实的需求出发去选题是非常常见的手段。比如在医疗方面，各种严重危害人类健康的疾病都是现成而且比较热门的题材。治理环境污染，防风防沙等关系国计民生的需求都是从社会生产和实践中提出来的，都是可以产生深远社会影响的课题。

（二）指南选题法

从科研规划和招标课题中选题，国家、省市及各级科研管理部门定期公布的重点课题以及年度课题都是科研选题的重要来源。研究者可根据已有的工作基础、个人专长、科室与单位优势、实践经验与设备条件，申请相应的课题。如国家基金委员会与各级科研管理部门定期公布《项目指南》，在指南中不仅列出了招标范围，还指出了鼓励研究的领域。

（三）空白点选题法

学术论文首先要立足于创新，从科学前沿和研究热点中选题，要创新就要从科学研究的前沿上去选题。在大量阅读文献的基础上，还可以根据自己的特长以及相关研究方向的发展趋势，试图寻找空白点。填补国内外专业领域的空白点作为选题，这类课题具有先进性和生命力，是在前人或他人研究的基础上提出新观点、新论点和新方法。即使只能做出一点小成果，填补国内外专业领域的空白点，意义也是很重大的。研究者可根据自己的特长与已掌握专业的发展趋势，大量查阅本专业国内外文献，从中吸取精华，获得启发，寻找空白点。

（四）课题延伸选题法

从已有课题的延伸中选题，根据已完成课题的范围和层次，再次从其广度和深度中挖掘出新颖题目。实际上这种课题占的比重也比较大，因为在研究过程中，总是会不断地发现和解决新的问题。其中有一些问题具有比较强的通用性，也就成了下一个课题的内容了。

（五）学科交叉选题法

当前，科学发展的趋势是学科的交叉、渗透，从学科渗透、交叉发展中选题。不但自然科学和自然科学之间出现交叉，自然科学和人文科学也出现交叉、渗透。学科交叉、渗透的地带存在着大量新课题可供选择。当然，对科研人员而言，要想在交叉地带游刃有余，就得同时具备多个领域内的知识，对学习能力也是一个挑战。

（六）焦点聚集选题法

科学研究是一种创造性的思维，由于人们的认识能力不同，对同一观点常会发生分歧和争论，可从不同学术观点争论的焦点中选题。因此做文献调查时，留心学术之争，从中选择，提炼出有价值的科研课题也是常用的方法之一。

四、申报书的撰写

（一）项目名称

课题名称是科研设计的总纲，是整个科研设想与过程的高度概括。项目名称要能确切反映课题的研究因素、研究对象、研究内容、研究目标及相互间的联系，做到简明、具体、新颖、醒目、有吸引力和可信度。

（二）摘要

摘要是申报书的高度概括，是粗估申请者学术水平的窗口，务必精心撰写。摘要内容要有新意，条理清楚，一般在400字左右，应简单介绍研究现状、立题依据、研究目的与意义、研究方法及预期研究结果等内容。

（三）立题依据

立题依据是判断研究设计是否有科学性、创新性、可行性、实用性的基础部分。该部分必须将课题研究的目的意义、研究的理论和实践意义、处于国际和国内的水平及发展前景阐述清楚，使人们了解该科研项目的重要性和必要性。

1. 研究意义　着重说明课题的立题依据、重要性及可行性、具有的理论意义和产生的社会和经济效益。

2. 国内研究现状及发展动态　重点阐述国内外与本课题相似研究的研究现状，提炼、归纳、总结出存在的问题、热点和难点；同时对国内外研究的发展动态进行分析，找出该领域尚未解决的问题或空白点，作为课题的立题依据。

3. 课题的假设和研究思路　提出课题的理论设想或假设，介绍通过什么研究思路、采用何种方法和技术手段、重点解决哪些问题。

4. 参考文献　应精选多篇有科学价值的参考文献，注意书目出版时间、论文发表的时间及杂志的权威性。一般近 3 年的参考文献应占 2/3 左右，最好引用一定比例的当年文献，以展示申请者对最新进展和动态的把握；同时尽量引用本学科有权威的期刊杂志文献，以说明课题的科学性和重要性。

（四）研究方案

1. 研究目标、研究内容及拟解决的关键问题

（1）研究目标　指研究拟要达到的目的，是对研究对象、研究方法、研究成果和应用的高度概括，重点阐述其理论意义和直接或潜在的应用价值。研究目标一般包括总体目标和具体目标。忌研究目标与选题脱节、目标过多无的放矢、目标过大无法实现、目标笼统缺乏根据、社会效益空泛或经济效益计算不确切等。

（2）研究内容　是对研究目标的深层次诠释，应逐层展开介绍：研究步骤，研究方法，主要研究方向，预期结果以及考核和衡量指标等。该部分要求具体适当、重点突出、层次分明、研究任务明晰，忌内容繁琐或内容分散。

（3）拟解决的关键问题　指决定研究有科学新发现、实验方法学有新突破、技术有创新的关键技术问题和科学手段。而技术和设备上或课题合作时可能出现的困难等不能当作拟解决的关键问题。该部分反映申请者对课题总体目标的深刻理解和统筹解决的能力，是研究成败的决定性环节。

2. 研究方案与可行性分析

（1）研究方法　研究目的不同，研究方法也不尽相同，同一项研究也可采用多种研究方法。该部分内容主要包括研究设计的类型、生物学技术和方法、统计学分析方法、干预方法、资料收集方法等；同时应说明这些研究方法的出处，以表明研究方法的先进性和可靠性。

（2）研究对象及样本含量　由研究目的、研究内容及研究方法决定。该部分内容介绍选择研究对象的依据，研究对象的来源，纳入与排除标准、随机抽样或分组的方法、样本含量的计算依据和方法等。

（3）技术路线　是以图、文或图文混排等多种形式表示项目实施过程的流程图，是针对研究目标、研究内容、研究方法等所制订的合理可行的途径。要求清晰、简单、一目了然，重点阐明研究的基本步骤，解决关键问题的方案与技术措施等。注意技术路线不是工作计划，更不是工作方法的简单罗列。

（4）可行性分析　该部分主要考察课题组是否有能力和条件完成所申请项目，包括具备的人员、条件和设备、技术和方法等内容。同时可以针对研究设计的学术思想和立题依据的正确性、技术路线和工作步骤的合理性、效益指标与实验方案的可实施性等内容进行补充。

3. 特色与创新　创新是科学研究的灵魂，也是科研课题成功申请的重要保障。该部分应着重说明本课题与国内外同类研究比较，在内容和方法上的不同之处和特点，而这些不同和特点又新在何处，意义如何。

4. 研究进程与预期结果

（1）研究进程　根据研究目的和研究期限来制订年度研究计划以及各阶段的预期结果。一般可以分为准备阶段、实施阶段、资料分析阶段和论文撰写阶段，各阶段完成的内容，具体实施计划，以及不同阶段之间的衔接要做清楚的介绍。

（2）预期结果　指课题在理论上、方法上或技术上预计达到的水平、产生的效益及其应用前景，应包括拟发表论文、学术交流、专利和人才培养情况等内容。

（五）研究基础

1. 工作基础　指与本项目有关的研究工作积累和已取得的研究工作成绩。该部分应该包括申请者及主要成员直接开展的或间接参与本项目相关的研究工作与实验工作，尤其应说明预备实验或准备工作。

2. 工作条件　说明已具备的实验条件、尚缺少的实验条件和拟解决的途径，包括利用国家重点实验室和部门开放的计划与落实情况。

3. 研究团队介绍　研究团队学术和技术水平可以直接反映整体研究的能力，包括申请者和项目组成员的学历和研究简历，近期已发表的与本项目有关的主要论文或论著，已获得的学术奖励情况以及在本项目中承担的任务等。

（六）经费预算

科研经费是进行科研活动的基本保障。应按照有关规定，本着实事求是、精打细算的原则，编制切合实际的项目经费预算。科学合理的经费预算将有助于项目的顺利开展，科研经费分为直接费用和间接费用。

1. 直接费用　在项目研究过程中发生的与之直接相关的费用，按照设备费、业务费、劳务费三大类编制。

（1）设备费　指在项目研究过程中购置或试制专用仪器设备，对现有仪器设备进行升级改造，以及租赁外单位仪器设备而产生的费用。

（2）业务费　主要包括资料费、数据或样本采集费、材料费、测试化验加工费、燃料动力费、印刷出版费、差旅费、国际合作与交流费、国内协作费等费用。

（3）劳务费　指科研项目组成成员的劳务费用或补助，参与项目的研究生、博士后、访问学者和项目聘用的研究人员、科研辅助人员、科研（财务）助理等的劳务性费用，临时聘用人员的社会保险补助费用，以及支付给临时聘请的咨询专家费用等其他费用。劳务费应结合当地实际以及相关人员参与项目的全时工作时间等因素，合理确定。

2. 间接费用　指依托单位在组织实施项目过程中发生的无法在直接费用中列支的相关费用，主要包括依托单位为项目研究提供的现有仪器设备及房屋，水、电、气、暖消耗，有关管理费用的补助支出，以及绩效支出等。间接费用按照直接费用扣除设备购置费后的一定比例核定，由项目承担单位统筹安排使用。间接费用使用分段超额累退比例法计算并实行总额控制。

第三节　临床医学研究数据管理与分析

一、数据录入及整理

研究设计、资料搜集与资料整理分析是科学研究的三个紧密联系的阶段。在原始数据资料搜集完成后，应对数据进行系统化和条理化，数据的规范化整理是决定后期统计分析工作能否顺利进行的关键。

（一）数据核查

数据录入前，应核对原始资料数据信息是否符合设计要求，有无重复或缺项，能否弥补等进行检查；数据录入后、资料整理和分析前，必须仔细检查数据库的完整性和准确性，特别注意逻辑性核查，纠正人为造成的差错。数据核查可采用人工检查和计算机检查，还可以自行设计程序，在输入资料同时自动核对资料，如规定输入值的范围，不在范围内数值计算机立即提示并拒绝。

（二）数据录入

借助现成的数据管理软件进行数据录入，如 Excel、Access、Visual Foxpro 及 Epidata 等。建库首先应构建数据库结构，统一字段及属性。字段就是变量，包括字段名称、字段属性及字段大小。录入数据时，需制定严格的录入规范及说明、采用双人录入等，以保证数据录入的准确可靠。目前，常用的一些问卷调查软件和数据平台实现了问卷填写与数据录入同步进行，省略了问卷录入的环节，节省了时间和精力，也避免由于数据录入影响数据的可靠性，但是调查软件要求调查对象会使用手机等通讯工具，能够正确理解问卷的问题，在儿童和老年等人群中开展会有一定困难。

（三）数据库的整理

1. 变量赋值和定量化　资料整理的重要环节是赋值和定量化，而辨别清楚变量的类型是恰当赋值的关键。数值变量资料，本身就是准确的测量值，不存在赋值与定量化问题；有序或等级资料，根据实际测量的尺度等间距或非等间距赋值，如文化程度按"文盲""小学""中学""大学及以上"分类，可以编码为1、2、3、4，或者按照读书年数编码为0、6、12、16；分类变量或名义变量，一般分类变量代表名称或标签含义，没有数值意义，如职业按工、农、商、学、兵简单分类，录入数据时可分别用1、2、3、4、5表示，这些数值仅是代码，不能进行计算；但在多因素分析时，分类变量建议采用哑变量方法赋值，可以避免由于赋值大小而导致的变量间的等级差异，哑变量设置个数为分类变量个数减1，如种族（黄、黑、白三种），三种种族并没有等级之分，不能直接赋值为1、2、3，而应该设置2个哑变量，如规定黄皮肤人哑变量1赋值为1，余为0；黑色皮肤哑变量2赋值为1，余为0，则 $\{X_1, X_2\} = \{1, 0\}$ 代表黄皮肤人，$\{X_1, X_2\} = \{0, 1\}$ 代表黑皮肤人，$\{X_1, X_2\} = \{0, 0\}$ 代表白皮肤人。

2. 离群数据的处理　指与群体数据严重偏离的个别数据，称为离群数据（outlier）或极端数据（extreme value）。这些数据会直接造成结果不稳定，甚至歪曲结果，得到错误结论。尤其是小样本的临床医学研究中，离群数据的影响更为明显。发现离群数据通常使用统计描述的方法，如定量描述、统计图表等。离群数据的处理应妥当和慎重，如果确认数据有逻辑错误，且原始数据亦如此，又无法纠正，可直接删除该数据；如果无法判断数据有明显的逻辑错误，且将该数据删除前后各做一次分析，不出现相互矛盾的结果，则不能轻易剔除数据。

3. 数据缺失值的处理　指由于种种原因不能得到观察变量的具体值，而使记录不完整或有缺失，就是缺失值（missing value）。对缺失值处理的前提条件是缺失值的比例不能太大，否则会因为数据不完整、质量不可靠而失去缺失值处理的实际意义。如果数据缺失纯系偶然，且比例不大时可以剔除有缺失值的整条记录，此方法简单，但终归会丢失部分信息；此外，还可以用其他统计方法计算的结果来填补缺失值，如均数替代、最后观察值结转法、回归算法、多重填补等。

二、常用统计分析方法的选择

统计分析方法是基于数理统计与概率论，并在一定假设条件下推导建立的。只有满足相应的条件，数理推导才成立。因此，在选用统计方法之前，应先看数据是否满足检验方法所需的前提条件。如：两独立样本的 t 检验或单因素方差分析，要求资料满足独立性、正态性和方差齐性等前提条件；在建立各种多重回归方程时，常需检验变量间的多重共线性和残差分布的正态性等。选择统计方法需要考虑研究目的、设计类型、资料类型和数据分布特征、统计方法的应用条件等。

（一）根据研究目的选择统计方法

进行统计分析前，一定要明确研究的目的，并根据研究目的确定合适的指标和选择相应的统计方法。

临床医学研究的研究目的多种多样，常见研究目的及相应统计方法选择如下：分析不同干预措施间的效果有无差别，常用 t 检验、方差分析、χ^2 检验、秩和检验等；要估计总体重要参数，常用正常值的参考值范围，区间估计方法；若要探讨研究疾病与危险因素的关联，则需要计算危险度（RR、OR 等）

及其置信区间；分析不同因素间的关系时，可用相关分析（线性相关、等级相关等）衡量各因素间密切程度和方向；用回归分析（线性回归、Logistic 回归、广义线性模型等）来揭示因素间依存关系或因果关系；用主成分分析、因子分析和对应分析来探索多个变量间的内在联系或结构，寻找变量综合指标等；当变量分成若干个类别，且分类数不清楚或各类别特征不明确时，采用聚类分析；当类别清楚，希望建立判别方程，并对新进入的案例进行所属类别的预测，采用判别分析；若对以往同类研究结果进行定量综合，可采用 Meta 分析；分析影响生存时间和生存结局的因素，可采用生存分析；欲根据收集到的时间序列数据，对后期进行预测，可用时间序列模型分析等等。

（二）根据设计类型选择统计方法

常见设计类型及选用分析方法如下：完全随机设计的组间比较，可采用成组 t 检验、两独立样本秩和检验、χ^2 检验、单因素方差分析和 Kruskal – Wallis 检验等；配对设计和随机区组设计的组间比较，可用配对 t 检验、符号秩和检验、McNemar χ^2 检验、随机区组设计方差分析和 Friedman 检验等；交叉设计、析因设计和重复测量设计组间比较，则采用交叉设计方差分析、析因设计方差分析和重复测量方差分析等。

（三）根据资料类型选择统计方法

1. 定量资料　正态分布，统计描述指标常选用均数和标准差，统计推断采用 t 检验、方差分析、直线相关和直线回归等；非正态分布，统计描述指标常选用中位数和四分位间距，统计推断采用相应的非参数检验进行，例如秩和检验、秩相关和秩回归等。

2. 定性资料　率、构成比和相对比是定性资料的统计描述指标，根据变量是否有序，可选用以下相应的统计推断方法：无序分类，可采用 χ^2 检验、Fisher 确切概率法、Logistic 回归、判别分析等方法；有序分类，可采用秩和检验、Logistic 回归、判别分析等方法。

三、资料分析时常见的错误

（一）忽略统计分析方法应用条件

对常用统计方法应用条件的理解欠缺，出现不考虑各统计分析方法应用的前提条件，只要是定量资料就使用 t 检验和方差分析，定性资料就采用 χ^2 检验，直接忽略各种方法需要满足的基本条件。如多组完全随机样本比较时，如果资料服从正态分布，且各组方差齐性，则方可采用完全随机的方差分析，进一步进行两两比较的方法有 LSD 检验、Bonferroni 法、Tukey 法、Scheffe 法、SNK 法等；如果资料不服从正态分布，或各组方差不齐，则不能采用完全随机的方差分析，要采用非参数检验的 Kruskal – Wallis 法，进一步进行两两比较采用 Bonferroni 法校正 P 值，然后用成组的 Wilcoxon 检验。

（二）滥用均数和标准差

不考虑资料分布类型滥用均数和标准差。对正态分布的定量资料，描述集中趋势和离散趋势的指标分别用均数和标准差表示；偏态分布的资料用中位数和四分位间距表示。但是，人们在进行数据分析时，很少或不考虑数据的分布状态，只要是数值资料就用均数和标准差表示，使资料表达错误。

（三）混淆置信区间与参考值范围

由于置信区间和参考值范围计算公式形式上相似，没有很好理解标准差与标准误的区别，导致两概念的混淆，把总体均数置信区间估计与参考值范围估计混淆。参考值范围属于统计描述，指绝大多数观察对象某指标的波动范围，计算是需要样本均数和标准差，若是偏态数据则需要计算百分位数。置信区间属于统计推断，是按预先给定的概率确定可能包含未知总体参数的范围，用于估计未知总体参数的所在范围，计算时需要样本均数和标准误。

（四）以"比"代"率"

构成比和率均为相对数，但两者有本质区别。构成比表示事物内部各个组成部分所占的比重；率表示某现象发生的频率和强度。两者的区别在于总体和属性的本质不同，构成比不能代表发病率。如在新疆地区开展女性宫颈癌筛查，发现维族女性患者所占比例最大，从而推断出维族女性更易患宫颈癌的错误结论。

（五）相关与回归分析常见错误

脱离专业知识，盲目将研究变量之间的相关关系或依存关系解释成专业关系；不绘制散点图，就盲目拟合直线回归方程并做假设检验，用直线相关代替曲线或等级相关；误认为"无直线相关"就是"无相关"等。

目标检测

答案解析

1. 研究因素选择时，怎样选择研究因素和非研究因素？
2. 试述如何制定研究对象选择的纳入和排除标准。
3. 怎样理解以"比"代"率"的统计学分析错误？
4. 如何做好临床医学研究的选题？
5. 简述数据类型及统计方法。

（李志芳）

书网融合……

本章小结

题库

实 训

实训 1　疾病的测量指标和疾病分布

【目的】

1. **掌握**　流行病学常用疾病频率测量指标的概念、应用条件和计算方法。

2. **熟悉**　疾病在人群、地区和时间分布的形式及疾病分布的综合描述方法。

3. **了解**　影响疾病分布的因素。

【学时】3 学时。

【方法】课堂讨论与计算。

【课题 1】某社区人群（3000 人）2022 年 1 月 1 日至 2022 年 6 月 1 日某慢性病的发病和死亡情况如图实 1 – 1 所示。

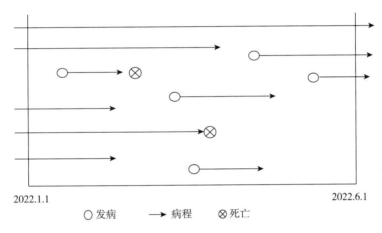

图实 1 – 1　某社区人群某慢性病的发病和死亡情况

问题：

（1）请计算 2022 年 1 月 1 日、2022 年 1 月 1 日至 2022 年 6 月 1 日该病的患病率。

（2）请计算 2022 年 1 月 1 日至 2022 年 6 月 1 日该病的发病率和死亡率。

（3）请说明患病率、发病率和死亡率各指标的应用条件及其流行病学意义。

【课题 2】2021 年某镇新诊断 50 名冠心病患者，该镇年初人口数为 9500 人，年末人口数为 10500，在年初该镇有 800 名冠心病患者，这 1 年内有 20 人死于冠心病。

问题：

（1）试计算 2021 年该镇冠心病的发病率、死亡率、病死率。

（2）试计算 2021 年该镇冠心病的期间患病率。

【课题 3】为加强对 HBV 母婴传播的研究，对某单位孕妇 HBV 感染情况进行连续 4 年的监测，结果见表实 1 – 1。

表实 1 – 1　不同年份孕妇 HBV 标志物检出情况

年份	检测人数	阳性人数	感染率（%）
2018	450	122	
2019	420	135	
2020	435	142	
2021	358	186	
合计	1663	585	

问题：

（1）计算不同年份 HBV 感染率（填入表实 1 – 1）。

（2）不同年份 HBV 感染率有何变化趋势，此趋势有无统计学意义？

【课题 4】水痘是由水痘 – 带状疱疹病毒引起的一种急性呼吸道传染病，冬春季节多发，容易在幼托机构、学校等集体单位暴发。2018 年 10 月 10 日某市疾病预防控制中心接到某小学报告的水痘暴发疫情。表实 1 – 2 为水痘暴发疫情教学楼病例分布情况。

表实 1 – 2　2018 年某市某小学 1 起水痘暴发疫情教学楼病例分布情况

楼层	人数	发病例数	罹患率（%）
1	244	10	
2	220	12	
3	308	20	
4	197	34	
合计	969	76	

数据来源：庄琳，2019，预防医学论坛。

问题：

（1）请计算该小学不同楼层的罹患率（填入表实 1 – 2）。

（2）请解释罹患率和发病率的区别。

【课题 5】白喉是由白喉棒状杆菌引起的急性传染病，是危害人群健康的疾病之一。

通过接种百白破联合疫苗（DPT）、白破二联疫苗（DT）、白喉类毒素疫苗，白喉的发病率及死亡率已明显减低。人群免疫水平监测是免疫规划工作的重要内容，监测结果可评价疫苗接种效果，也为制定免疫策略提供科学依据。2017 年某城市对部分人群进行了监测，其抗体阳性率和几何平均滴度（GMT）见表实 1 – 3。

表实 1 – 3　2017 年某城市健康人群不同年龄组白喉抗体阳性率及抗体滴度

年龄组	监测人数	抗体阳性数	抗体阳性率（%）	GMT（IU/ml）
0 ~	36	33	91.37	1.03
1 ~	36	30	83.33	0.85
5 ~	36	32	88.89	1.03
10 ~	36	28	77.78	0.72
15 ~	36	19	52.78	0.47
20 ~	36	12	33.33	0.16
25 ~	36	6	16.67	0.12
30 ~	36	13	36.11	0.32
35 ~	36	20	55.56	0.45
40 ~	36	21	58.33	0.38
合计	360	214	59.44	0.55

数据来源：王涛，2019，实用医学杂志。

问题：

（1）从表中数据可以得出该城市健康人群白喉抗体阳性率、抗体 GMT 分别是多少？不同年龄组白喉抗体阳性率及抗体 GMT 有何变化？

（2）为更好地预防白喉，我们在防制策略上应有何建议？

【课题 6】流感是由流感病毒引起的常见急性呼吸道传染病，流感病毒最外层的表面抗原血凝素（HA）和神经氨酸酶抗原容易发生变异，因此可引起季节性流行和流感大流行。某地区于 2015 年和 2019 年分别有两次流感流行，其各年龄段发病率见图实 1 - 2。

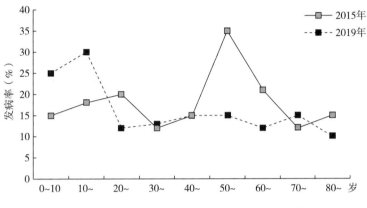

图实 1 - 2 某地区 2015 年和 2019 年流感年龄别发病率

问题：

（1）分别描述 2015 年和 2019 年各年龄段流感发病率的情况。

（2）请解释同样的地区两次流感发病率变迁的原因。

【课题 7】中国双生子登记系统（Chinese National Twin Registry，CNTR）是我国较早开展、人数最多的双生子登记系统。某研究基于 2010—2018 年在 CNTR 进行登记的数据描述了双生子人群中不同地区冠心病的患病率情况，见表实 1 - 4。

表实 1 - 4 冠心病在双生子人群中不同地区的分布特征

特征		冠心病（%）			合计	不同特征人群患病率 P 值
		同卵双生子	异卵双生子	不同卵型患病率 P 值		
地区	南方	0.45	0.37	0.753	0.42	
	北方	1.16	0.79	0.11	0.99	< 0.001
主要居住地	乡村	1.14	0.77	0.394	0.99	
	城镇	1.71	0.73	0.023	1.27	0.101

数据来源：柯骥，2022，中华流行病学杂志。

问题：

（1）南方和北方地区不同卵型双生子冠心病的患病率分别是多少？

（2）研究中双生子的冠心病患病率在不同地区、主要居住地间是否存在统计学差异？

【课题 8】某研究者采用多阶段分层随机抽样方法，从江苏省的 10 个城市、农村地区≥18 岁的常住居民中抽取 18084 人，于 2013 年 10 月至 2015 年 7 月开展心血管病患病现况调查，分析高血压患病现状，见表实 1 - 5。

表实1-5　江苏省各地区不同性别、不同年龄成年人群高血压患病率分布（%）

地区		例数	性别		年龄（岁）							合计
			男性	女性	18~	25~	35~	45~	55~	65~	≥75	
城市	滨湖	1853	31.9	24.6	3.2	6.0	14.0	30.6	44.9	64.8	62.1	28.3
	广陵	1656	49.1	33.0	6.6	12.0	21.3	38.2	60.4	71.1	80.6	40.8
	连云	1796	24.6	18.8	4.2	5.8	10.6	15.9	37.2	52.9	52.9	21.7
	栖霞	1912	39.0	26.0	8.2	8.1	17.2	37.9	56.5	66.7	67.4	32.4
	吴江	1841	45.0	35.8	7.9	14.1	23.5	42.4	68.6	72.4	87.5	40.2
	小计	9058	37.6	27.7	5.9	9.2	17.3	33.3	53.2	65.8	70.4	32.6
农村	宝应	1743	40.4	37.6	0.0	7.0	13.4	27.6	46.9	56.1	59.6	38.7
	滨海	1891	25.1	24.1	1.8	6.5	14.9	26.3	38.0	47.6	58.2	24.6
	启东	1863	27.9	26.5	0.0	2.0	12.8	38.8	45.6	61.6	65.8	27.2
	沭阳	1757	47.2	41.8	8.9	17.6	35.3	47.7	59.5	71.8	76.2	44.4
	兴化	1772	18.4	21.6	2.6	4.5	8.8	16.3	33.6	43.7	42.3	19.8
	小计	9026	30.8	30.6	2.1	7.7	17.6	31.4	45.0	56.0	60.3	30.7
合计		18084	34.3	29.2	4.1	8.6	17.5	32.3	48.8	60.6	65.3	31.6

数据来源：徐文华，2020，中国心血管病研究。

问题：

（1）本次调查了江苏省年龄≥18岁以上居民高血压患病率，不同性别、不同城乡高血压患病率分别是多少？

（2）分析不同年龄组高血压的患病率变化趋势。

（3）试对不同地区人群高血压患病情况进行比较分析，不同地区间患病率是否有统计学差异？

【课题9】Doege收集了1900—1960年美国结核病死亡率资料，发现这60年间美国结核病的死亡率由194.1/10万下降至6.1/10万，因结核病而死亡的年龄分布也在不断地变化，表实1-6为这60年间不同年份结核病年龄别死亡专率的部分横断面资料。

表实1-6　1900—1960年部分年份美国结核病的年龄别死亡专率（1/10万）

年份	年龄组（岁）							
	<1	1~	5~	15~	25~	35~	45~	55~64
1900	311.6	101.8	36.2	205.7	294.3	253.6	215.6	223.0
1910	212.9	84.6	29.7	152.0	217.6	214.9	188.1	192.9
1920	106.5	45.4	22.4	136.1	164.9	147.4	137.2	141.3
1930	51.6	25.9	11.9	77.3	102.8	92.4	93.2	97.0
1940	24.6	12.3	5.5	38.2	56.3	59.4	66.3	76.1
1950	8.5	6.3	1.8	11.3	19.1	26.1	35.9	47.7
1960	0.9	0.6	0.1	0.6	2.4	5.1	9.3	15.5

问题：

（1）从表中数据可得出什么结论？

（2）请绘制1900、1910、1920、1930、1940、1950及1960年结核病死亡率的横断面年龄别死亡率曲线；在此横断面年龄曲线图上绘出1860、1870、1880、1890、1990、1910、1920、1930、1940、1950年出生者的出生队列年龄别死亡率曲线。

（3）比较这两种曲线所表示的年龄分布类型有何区别，并说明这种差别产生的可能原因。

（张　越）

实训 2   暴发调查

【目的】

1. 掌握   暴发调查的基本方法和步骤。

2. 熟悉   暴发调查资料整理和分析方法。

3. 了解   调查报告的撰写。

【学时】2 学时。

【方法】课堂讨论与计算。

【课题 1】2019 年 9 月 18 日，某市某小学学生突然出现呕吐、恶心、腹泻、发热等疑似食物中毒症状，且短时间内学校多名学生有类似症状出现，怀疑发生暴发疫情，属地卫生院向疾病预防控制中心报告。

问题：

（1）什么是暴发调查？

（2）疾控中心接到报告后应如何开展工作？

调查人员经核实调查，初步判断可能是一起食源性急性胃肠炎暴发，在对病例进行粪便、肛拭子或呕吐物标本采样后，结合对病例以及医务人员的访谈，调查组开始制定病例定义。疑似病例：2019 年 9 月 17 日以来，该小学全体学生及教职员工中，发热≥37.5℃、恶心、呕吐≥1 次/天、腹泻≥3 次/天并伴有大便性状改变或腹痛等症状之一者；可能病例：2019 年 9 月 17 日以来，该小学全体学生及教职员工中呕吐≥1 次/天、腹泻≥3 次/天并伴有大便性状改变症状之一者；确诊病例：疑似病例或可能病例中粪便、肛拭子或呕吐物标本经实验室检测，诺如病毒核酸阳性者。

（3）病例定义基本框架包含哪几个要素？

（4）在暴发调查中，病例定义是否等同于临床确诊病例？为什么？

调查组制定好病例定义后通过查阅记录、访谈等方式进行病例搜索和个案调查，并对病例、食堂工作人员、首发病例家人进行肛拭子标本采集，同时采集各班级、楼道、卫生间等环境涂抹标本。2019 年 9 月 18 日至 2019 年 9 月 27 日，累计搜索疑似病例 265 例，罹患率为 25.7%（265/1032），涉及全部 6 个年级 18 个班级，占比 75.0%（18/24）。临床症状以呕吐为主，呕吐次数 1～18 次/天，中位数为 1 次/天。部分病例伴有发热、恶心及腹痛，少数病例（5.8%）伴有腹泻。现场采集各类样本 185 份，结果显示：所有采集标本中，学生课桌桌面样本中 5 份，首发病例家中环境样本中 7 份呈诺如病毒阳性，其余皆为阴性。

（5）综合上述信息，初步考虑致病因子是哪种？为什么？

个案调查结果显示：①搜索的 265 例病例中，男性 118 例，罹患率为 25.11%（118/470），女性 147 例，罹患率为 26.16%（147/562），男女性罹患率差异无统计学意义（$\chi^2 = 2.675$，$P = 0.102$）；②2019 年 9 月 18 日上午九点首发病例在学校发病，19 日晚至 20 日凌晨达到发病高峰；③病例波及 18 个班级，各班罹患率最小为 2.5%，最大为 57.3%。为进一步明确引起本次暴发的原因，调查人员计划开展病例对照研究。

（6）在该案例中，如何进行病例对照的选择？

调查组随后进行了病例对照研究，结果如表实 2－1。

表实 2-1　某市某小学暴发疫情可疑危险因素分析

	病例组（n=58）	对照组（n=105）	P值	OR	95%CI
近距离暴露于患者呕吐物（≤1m）					
是	48	58			
否	10	47			
18日去过卫生间					
是	44	76			
否	14	29			
饭前便后洗手					
是	54	96			
否	4	9			
18日在食堂吃午餐					
是	35	75			
否	23	30			
19日在食堂吃午餐					
是	27	52			
否	31	53			

（7）请把表实 2-1 计算结果填写完整，并对结果加以解释。

（8）本次暴发的主要原因是什么？应采取哪些防控措施？

（9）如何撰写总结报告？暴发调查过程中应注意哪些问题？

【课题 2】7月16日凌晨4时起，某地医院接诊多名出现腹泻、呕吐、腹痛、发热等症状的患者，医院初步诊断为"消化道病变"，给予护胃、解痉、抗感染等治疗，经询问，这些病例均在前一天参加同一场婚宴。属地其他医疗单位也陆续接诊到类似症状患者。7月16日12时许，疾控中心接到报告。

问题：

（1）疾控中心接到上述报告后决定派出专业人员前往现场调查处理，请简述暴发调查的步骤。

工作组到达现场后，经过初步调查，制定了病例定义：7月15日参加该场婚宴的宾客或工作人员中，出现腹泻（≥3次/天，伴有大便性状改变）、呕吐（≥1次/天）、发热（体温≥37.5℃）症状中的一项或多项者。截至7月15日，共搜索病例 78 例，均为参加婚宴的宾客。

首发病例于7月14日20时出现症状，末例病例于16日6时发病，高峰期为15日1~15时，流行曲线呈点源暴发模式，单峰分布，最短潜伏期2.7小时，最长潜伏期31小时，平均潜伏期为12小时。

78例病例主要表现为腹泻、呕吐、发热，部分病例伴腹痛、乏力、寒战等症状。腹泻次数多为8~20次/天，大便性状为黄色或黄绿色水样。发热多数为中等发热以上，病程多为3~7天。大部分患者以轻症为主，实验室检查结果显示，白细胞计数和中性粒细胞比例升高，经抗感染、补液及对症治疗后好转，无危重和死亡病例。病例全部分布在同一个就餐大厅，病例就座的座位分布无规律性。该酒店的厨房饮用水的水质检测未发现致病菌。

（2）在该起暴发中，可能的传播途径有哪些？你考虑是哪种传播途径可能性最大？为什么？

（3）欲做进一步分析，工作组可能选择何种研究方法？

调查人员选取发病高峰期的25例病例作为病例组，选取无发病的25名同餐进食者作为对照组，开展病例对照研究。对两组不同食物使用情况进行分析，结果显示：两组在食用蛋炒饭、皮蛋菜心有统计学差异（$\chi^2 = 24.18$，$P < 0.001$，$OR = 26.83$，$95\% CI$：$5.49 \sim 176.35$；$\chi^2 = 7.92$，$P < 0.001$，$OR = 3.56$，$95\% CI$：$1.31 \sim 10.67$），其他菜品均无统计学差异。

（4）根据上述结果，找出可疑食物并说明理由。

调查组共采集 87 份相关标本进行检验，实验室检验结果详见表实 2 – 2。

表实 2 – 2　某地疫情标本检测情况

标本类型	采样日期	份数	肠炎沙门氏菌分离培养阳性份数	金黄色葡萄球菌分离培养阳性份数
留样食品	7 月 16 日	16	7	4
患者大便或肛拭子	7 月 16 日	37	28	0
厨师肛拭子	7 月 16 日	6	0	2
厨房助手肛拭子	7 月 17 日	7	2	0
厨房环境样品	7 月 16 日	11	0	0
二次供水	7 月 17～18 日	9	0	0
龙虾池水	7 月 17 日	1	0	0
合计	–	87	37	6

备注：检验项目包括致病菌沙门菌、志贺菌、金黄色葡萄球菌、副溶血性弧菌、蜡样芽孢杆菌、变形杆菌、致泻大肠埃希菌、霍乱弧菌及诺如病毒。

（5）基于上述资料，你认为导致这起暴发的致病因子是什么？请说明理由。

（段培芬）

实训 3　病因分析

【目的】

1. 掌握　病因的概念及因果关联的推断标准。

2. 熟悉　病因研究中常用的流行病学研究方法及评价指标。

3. 了解　病因分类及病因研究的过程。

【学时】4 学时。

【方法】课堂讨论与计算。

【课题 1】毛勇于 2016 年使用多阶段分层整群抽样方法选取德昂族 60 岁以上老年人进行一项高血压患病情况及影响因素现况调查，结果显示：高血压组食盐量为 5.9 ± 2.8g/天，对照组食盐量为 5.3 ± 2.6g/天，差异有统计学意义（$P < 0.01$）；多因素分析显示，高盐膳食与高血压呈正相关，结果见表实 3 – 1。

表实 3 – 1　高血压影响因素分析

项目	β 值	t 值	P 值	OR 值	95％CI
高盐膳食	0.818	3.87	0.01	2.266	1.391 – 3.692

为探讨脑卒中主要影响因素，深圳市脑卒中高危人群筛查和干预项目调查组于 2012—2014 年对深圳市 40 岁以上社区居民进行筛查，共纳入研究对象 12908 例，其中男性 5876 例，女性 7032 例，平均年龄 57.11 ± 10.71 岁；高血压患病率为 39.00%，脑卒中患病率为 4.06%，进行标准化后男性为 4.79%，女性为 2.76%，差异有统计学意义（$P < 0.001$）。脑卒中影响因素分析显示，口味偏咸、高血压均与脑卒中有关，结果见表实 3 – 2。

表实 3 – 2　脑卒中影响因素分析

项 目	β 值	标准误	χ^2 值	P 值	OR 值	95% CI
口味偏咸	0.439	0.053	69.050	<0.001	2.41	1.96 ~ 2.96
高血压	0.137	0.052	6.846	0.009	1.31	1.07 ~ 1.61

问题：

（1）针对上述结果加以解释说明。

（2）按照因果关联的标准试分析因果关联的可能性。

（3）讨论现况调查的优缺点。现况调查中存在哪些偏倚？如何控制？

【课题 2】研究者在遵义地区进行了一项关于高盐饮食与脑卒中关系的病例对照研究，选取 280 例脑卒中住院患者作为病例组，选取同时期住院的非脑卒中患者 280 例作为对照组，进行饮食相关因素调查，结果见表实 3 – 3。

表实 3 – 3　高盐饮食与脑卒中关系的病例对照研究

高盐饮食	病例组	对照组	合计
是	166	83	249
否	114	197	311
合计	280	280	560

问题：

（1）根据表中数据，分析高盐饮食与脑卒中之间是否有关联？

（2）如有关联，请计算关联强度指标并对结果加以解释说明。

（3）病例对照研究有几种类型？根据上述资料，分析本次研究可能选择哪种类型？如想进一步探讨高盐饮食与脑卒中的关系，你觉得还应该开展哪些研究？

（4）病例对照研究常见的偏倚有哪些？如何控制？

【课题 3】在一项为期 5 年的心脑血管疾病影响因素的队列研究中发现血压正常组脑卒中发病率为 4.8%，血压异常组脑卒中发病率为 28.4%，随访结果见表实 3 – 4。

表实 3 – 4　某地人群血压与脑卒中的比较

血压	总例数	发病例数	累积发病率（%）
正常	19742	955	4.8
异常	3990	1133	28.4

问题：

（1）根据上述资料列出四格表，并判断两组间脑卒中发病率是否有差异？

（2）计算 RR、AR、AR%，并对结果加以解释说明。

（3）队列研究的类型有哪些？本研究属于哪种类型？有何特点？

（4）讨论队列研究的优缺点。队列研究中存在哪些偏倚？如何控制？

【课题 4】为研究替代盐对心脑血管病的影响，研究者在北方 5 省 600 个村庄进行了一项为期 5 年的整群随机对照试验，按照 1∶1 的分配比例，600 个村庄被随机分配到干预组与对照组，干预组使用替代盐（含 75% 的氯化钠和 25% 的氯化钾），对照组使用普通盐（100% 氯化钠），经过严格的纳排标准筛查后最终纳入研究对象 20995 例，均为脑卒中高危人群（脑卒中疾病史；60 岁以上伴有高血压者），其中干预组 10504 例，对照组 10491 例。结果发现，干预组脑卒中发生率为 29.14 例/1000 人年，对照组脑卒中发生率为 33.65 例/1000 人年，差异有统计学意义（RR = 0.86，95% CI：0.77 ~ 0.96，P =

0.006）。

问题：

（1）实验性研究的类型有哪些？本研究属于哪种类型？有何特点？

（2）通过上述结果，我们可以得到什么结论？是否可靠？

（3）讨论实验性研究的优缺点。实验性研究中存在哪些偏倚？如何控制？

因果关联推断的基本过程是首先通过统计学方法判断暴露因素与结局之间是否存在统计学关联以排除由抽样造成的偶然联系，然后识别和排除由偏倚导致的虚假联系，在此基础上进一步按照因果关联的推断标准来判断是否为因果关系。

问题：

结合上述课题资料，试运用疾病因果关联的推断标准分析高盐饮食、高血压与脑卒中的关系。

【课题5】原发性肝癌是一种常见的、预后较差的恶性肿瘤，居全球癌症死因第二位。我国是肝癌高发国家，其发病率居第四位，死亡率居第2位，严重威胁人民健康。慢性 HBV 感染是我国高发生率的传染病之一，最新研究表明我国一般人群乙型肝炎表面抗原（hepatitis surface antigen，HBsAg）流行率为5% ~6%，慢性 HBV 感染患者约7000万。原发性肝癌病因较复杂，有研究认为 HBV 持续感染与原发性肝癌发生有关。

问题：

（1）欲探讨 HBV 感染与原发性肝癌的因果关系，该如何入手？并进行哪些研究？

（2）运用疾病因果关联的推断标准对所提出的研究进行综合评价。

（段培芬）

实训4　临床疗效评价

【目的】

1. 掌握　临床疗效评价常用的设计方案。

2. 熟悉　临床疗效评价的设计。

3. 了解　临床疗效评价资料的分析。

【学时】3 学时。

【方法】课堂讨论与计算分析。

【课题】硝苯地平、缬沙坦、二甲双胍三种药物联合治疗2型糖尿病（Type 2 diabetes mellitus，T2DM）合并高血压患者的临床效果及安全性的随机对照试验。

（一）背景

T2DM 是由于胰岛 B 细胞分泌胰岛素不足或靶细胞对胰岛素不敏感所致。随着人们生活水平提高及生活方式的改变，T2DM 的发病率有明显增高趋势，且日趋年轻化。据有关资料显示，全球糖尿病发病率约为9.7%，其中 T2DM 占93.7%。T2DM 已然成为成年患者致死、致残的主要原因之一，对公众健康造成极大的威胁。研究显示，约有80% 的 T2DM 患者伴有心脑血管疾病，其中伴高血压是常见类型之一。T2DM 合并高血压患者更易发生心肌梗死、脑血管意外、肾功能衰竭等并发症，且严重影响患者的寿命和生活质量。目前临床对于 T2DM 和高血压并无完全根治的方案，只能通过长期服用药物来维持血糖以及血压的水平。

二甲双胍、硝苯地平对于血糖、血压的控制有良好的效果，但是对于 T2DM 合并高血压这种高危患者，硝苯地平很难将血压控制平稳，因此需要通过服用 2 种以上降压药物进行联合治疗。缬沙坦为血管紧张素Ⅱ受体阻断剂，主要是通过与血管紧张素Ⅱ受体选择性结合，从而达到有效抑制该激素的效果，同时对于血糖、血脂以及电解质无明显影响。硝苯地平、缬沙坦、二甲双胍三种药物联合应用可有效减少高血压产生的并发症，同时能够有效控制血糖以及血压的平稳。为了验证其临床价值，本研究采用随机化对照试验方法研究硝苯地平、缬沙坦、二甲双胍三种药物联合治疗 T2DM 合并高血压患者的临床效果及安全性评价，为临床应用提供参考依据。

（二）研究对象与方法

1. 研究对象 选取 2019 年 10 月至 2020 年 10 月期间住院治疗的 116 例 T2DM 合并高血压患者作为研究对象，用随机数字表法将研究对象分为观察组与对照组。

（1）纳入标准 ①年龄≥18 岁；②符合世界卫生组织（WHO）制定的 T2DM 诊断标准，即患者有糖尿病症状，空腹血糖（FPG）≥7.0mmol/L，或者任意时间血糖、口服葡萄糖耐量试验餐后 2 小时血糖（2h PG）在 11.1mmol/L 以上；③符合高血压诊断标准（中国高血压防治指南【2018 年修订版】），即在患者未服用降压药物的情况下，非同日 3 次测量上肢收缩压≥140mmHg 和（或）舒张压≥90mmHg；④患者及家属对本研究知情同意。

（2）排除标准 ①其他类型糖尿病及继发性高血压；②合并严重心脑血管并发症、糖尿病酮症酸中毒、糖尿病高渗性昏迷、急慢性肾炎、继发性肾脏病、恶性肿瘤；③妊娠期以及哺乳期女性。

2. 治疗方案

（1）观察组（硝苯地平 + 缬沙坦 + 二甲双胍三种药物联合治疗） 二甲双胍每日 2～3 次，250mg/次，每日最多不可超过 2g（注意事项：在餐中或餐后服用药物）；硝苯地平控释片，每日清晨服药 1 次，30mg/次；缬沙坦分散片，每日清晨服药 1 次，80mg/次。

（2）对照组（硝苯地平 + 二甲双胍两种药物联合治疗） 硝苯地平、二甲双胍使用方法同观察组。

3. 观察指标与疗效判定标准

（1）比较两组患者临床治疗效果 ①显效：血压恢复正常，舒张压水平明显降低，幅度超过 10mmHg，或收缩压水平明显降低，幅度超过 20mmHg；②有效：血压基本恢复正常，舒张压水平降低，但幅度未超过 10mmHg，或收缩压的降低幅度超过 30mmHg；③无效：血压水平没有改善。总有效率 =（显效 + 有效）/总例数 ×100%。

（2）比较两组患者临床治疗前后血糖指标 治疗前后分别检测 FPG、2h PG 及糖化血红蛋白（HbA1c）水平。

（3）比较两组患者临床治疗前后血压指标 治疗前后分别检测患者舒张压和收缩压，并进行观察和比较。

（4）记录并比较两组患者临床治疗期间不良反应发生情况 如头晕头疼、咳嗽、水肿、心悸、乏力等。

（三）统计学分析

所收集数据应用 SPSS 26.0 统计软件进行数据分析。计数资料以 ［n（%）］ 表示，组间比较采用 χ^2 检验；计量资料以 $(\bar{x}\pm s)$ 表示，组间比较采用独立样本 t 检验和配对 t 检验。$P < 0.05$ 表示差异有统计学意义。

（四）结果

1. 两组患者的一般临床特征比较（表实4-1）

表实4-1 两组患者的一般临床特征比较（n, $\bar{x} \pm s$）

组别	性别 （男/女）	年龄 （岁）	病程 （年）	BMI	FPG （mmol/L）	收缩压 （mmHg）	舒张压 （mmHg）
观察组（$n=58$）	30/28	58.5 ±5.7	5.9 ±1.3	24.3 ±2.2	10.5 ±2.4	165.5 ±9.5	99.8 ±4.5
对照组（$n=58$）	29/29	57.8 ±6.5	5.7 ±1.5	24.5 ±1.9	10.7 ±2.3	164.4 ±9.8	99.5 ±4.2
χ^2	0.034	0.617	0.767	0.524	0.458	0.614	0.371
P	0.853	0.540	0.446	0.602	0.649	0.542	0.302

注：空腹血糖、收缩压及舒张压均为治疗前。

2. 两组患者临床治疗总体有效率比较（表实4-2）

表实4-2 两组患者临床治疗总体有效率比较

组别	显效（%）	有效（%）	无效（%）	总体有效率（%）
观察组（$n=58$）	28（48.3）	29（50.0）	1（1.7）	57（98.3）
对照组（$n=58$）	20（34.5）	30（51.7）	8（13.8）	50（86.2）

3. 两组患者临床治疗前后血糖指标比较（表实4-3）

治疗前，两组患者的血糖指标差异均无统计学意义（$P>0.05$）；治疗后，两组患者的FPG、2h PG、HbA1c均低于治疗前，差异具有统计学意义（$P<0.05$），见表实4-3；且观察组患者的FPG、2h PG、HbA1c治疗前后差值均高于对照组治疗前后差值，差异具有统计学意义（$P<0.05$）。

表实4-3 两组患者临床治疗前后血糖指标比较（$\bar{x} \pm s$）

组别	FPG（mmol/L）		2h PG（mmol/L）		HbA1c（%）	
	治疗前	治疗后	治疗前	治疗后	治疗前	治疗后
观察组（$n=58$）	10.5 ±2.4	6.6 ±1.3 *	12.2 ±1.8	7.0 ±1.2 *	9.5 ±1.6	5.8 ±1.4 *
对照组（$n=58$）	10.7 ±2.3	8.2 ±1.5 *	12.5 ±2.0	8.9 ±1.6 *	9.4 ±1.8	7.1 ±1.6 *

与同组治疗前比较，*$P<0.05$。

4. 两组患者临床治疗前后血压指标比较（表实4-4）

治疗前，两组患者的收缩压和舒张压差异均无统计学意义（$P>0.05$）；治疗后，两组患者的收缩压和舒张压均低于治疗前，差异具有统计学意义（$P<0.05$），见表实4-4；且观察组患者的收缩压和舒张压治疗前后差值均高于对照组治疗前后差值，差异具有统计学意义（$P<0.05$）。

表实4-4 两组患者临床治疗前后血压指标比较（$\bar{x} \pm s$）

组别	收缩压（mmHg）		舒张压（mmHg）	
	治疗前	治疗后	治疗前	治疗后
观察组（$n=58$）	165.5 ±9.5	125.5 ±10.8 *	99.8 ±4.5	78.6 ±5.8 *
对照组（$n=58$）	164.4 ±9.8	142.8 ±9.6 *	99.5 ±4.2	88.7 ±6.4 *

与同组治疗前比较，*$P<0.05$。

5. 两组患者临床治疗后不良反应发生情况比较（表实4-5）

表实4-5 两组患者临床治疗后不良反应发生情况比较 [n（%）]

组别	头晕头疼	咳嗽	水肿	心悸、乏力	总发生情况
观察组（$n=58$）	2（3.4）	1（1.7）	1（1.7）	2（3.4）	6（10.3）
对照组（$n=58$）	3（5.2）	2（3.4）	2（3.4）	3（5.2）	10（17.2）

问题：

（1）临床疗效评价常用的设计方案有哪些？本研究采用的是何种类型的设计方案？

（2）本研究的研究对象是什么？其纳入标准和排除标准是否明确？其代表性如何？

（3）选择效应指标时应考虑哪些方面？本研究的效应指标是什么？其客观性和特异性如何？

（4）对照组的常见处理方法有哪些？本研究采用的是什么对照形式？

（5）两组患者一般临床特征的均衡性如何？

（6）试比较两组患者临床治疗总体有效率和不良反应发生率是否具有统计学差异。

（7）本研究设计有何不足？还需要补充哪些内容？

（常微微）

实训 5　筛检与诊断试验的评价

【目的】

1. 掌握　筛检试验目的、评价指标及意义。

2. 熟悉　筛检试验的原则、联合筛检试验的方法和意义。

3. 了解　筛检试验过程中所产生的偏倚。

【学时】3 学时。

【方法】课堂讨论与计算分析。

【课题 1】宫颈癌是威胁女性生命健康最常见的癌症之一，全球每年预估有 52.8 万新发病例和 26.6 万死亡病例。中国宫颈癌每年的新发病例数约为 9.89 万人，死亡人数约为 3.05 万人。宫颈癌在中国 15~44 岁女性各癌症发病率中居第二位，死亡率居第三位。宫颈癌是目前唯一病因明确的癌症，大多数女性一生中都会感染高危型人乳头状瘤病毒（HPV），但不是所有感染 HPV 的女性都会发展至癌前病变或宫颈癌。持续感染 HPV 2 年以上且未治疗的，可能进展为宫颈癌前病变及浸润癌，从感染 HPV 开始至发展为宫颈癌一般会历时 10~20 年。宫颈癌有明确的病因、有足够长的可识别临床前期、可识别的临床前期标志物和明确的自然史。因此只要能够预防高危型 HPV 的持续感染，早期筛查和积极治疗癌前病变就能够预防宫颈癌的发生。

目前，关于宫颈癌的治疗方案有手术治疗、放射治疗、化学治疗、靶向治疗及免疫治疗等。临床医生会根据宫颈癌的病理类型、肿瘤大小和发生扩散转移情况，并结合患者年龄及今后生育需求，选择最合适的治疗方案。宫颈癌主要的筛查方法包括宫颈细胞学及 HPV 检查、阴道镜检查、宫颈活检、影像学检查及血清肿瘤标记物检查等。

问题：

（1）什么是筛检？筛检的目的是什么？

（2）结合本课题，简述筛检实施的原则。

（3）如何评价一项筛检试验的效果？

（4）某医生采用 HPV 检查技术开展一次宫颈癌的筛检，共检查 493 人，其中宫颈癌患者 133 人，非宫颈癌患者 360 人，检查结果真阳性 125 人，真阴性 320 人。请根据本次筛检结果列出四格表并计算 HPV 筛检试验的灵敏度、特异度、阳性似然比、阴性似然比、阳性预测值和阴性预测值。

【课题2】在一项人群（2000人）2型糖尿病筛查过程中，通过"金标准"检查出T2DM患者100人，非T2DM患者1900人。以空腹血糖6mmol/L为筛检的截断值，结果真阳性95人，真阴性1700人。详见表实5-1。

表实5-1　2000名T2DM患者和非T2DM患者尿糖试验结果

血糖试验	金标准		合计
	T2DM患者	非T2DM患者	
阳性（>6mmol/L）	95	200	295
阴性（≤6mmol/L）	5	1700	1705
合计	100	1900	2000

问题：

（1）"金标准"的定义是什么？常见的"金标准"方法有哪些？

（2）请计算血糖筛检试验T2DM的灵敏度、特异度、假阳性率、假阴性率、似然比、阳性预测值和阴性预测值。

（3）如果把筛检阳性结果截断值定为≥7mmol/L，则筛检阳性总人数减少至180人，其中非T2DM患者为90人，请列出四格表并计算以上指标。

（4）请分析改变筛检试验阳性结果截断值对于灵敏度、特异度和阳性预测值的影响。

（5）确定筛检试验阳性结果截断值的原则是什么？基本方法有哪些？

【课题3】某地区现有人口数为10万人，全人群肝癌的患病率为10/10万，现通过检测血液中甲胎蛋白（Alpha-fetoprotein，AFP）的含量进行肝癌疑似病例的筛选，筛检试验的灵敏度和特异度均为90%。

问题：

（1）请列出四格表并计算该筛检试验的假阳性数和阳性预测值。能否考虑在此人群中进行肝癌的整群筛检？为什么？

（2）假设在另一地区55岁以上的人群用同样的方法进行筛检，人口数为4万，其肝癌的患病率为1000/10万，请计算在该人群的假阳性数和阳性预测值，并与前面人群的结果进行比较。

（3）两种不同人群阳性预测值存在一定的差异，说明了什么？

【课题4】某三甲医院采用粪便隐血试验（OB）和粪便隐白蛋白试验（OA）对大肠癌进行联合筛检，结果如表实5-2所示。

表实5-2　OB和OA联合试验筛检大肠癌的结果

OB试验	OA试验	大肠癌患者	非大肠癌患者
+	-	38	6
-	+	46	24
+	+	54	4
-	-	12	146
合计		150	180

问题：

（1）请分别计算OB、OA试验及两种试验并联和串联的灵敏度、特异度、阳性预测值和阴性预测值，填入表实5-3中。

（2）结合本课题请说明联合试验对灵敏度、特异度和阳性预测值的影响。

（3）如果需要在人群中检查出所有可疑大肠癌患者，选择并联试验还是串联试验？

表实 5 – 3　OB、OA 试验及联合筛检大肠癌的结果

试验方法	灵敏度（%）	特异度（%）	阳性预测值（%）	阴性预测值（%）
OB 试验				
OA 试验				
并联试验				
串联试验				

（常微微）

参考文献

［1］詹思延. 流行病学［M］. 8版. 北京：人民卫生出版社，2017.

［2］王素萍. 流行病学［M］. 3版. 北京：中国协和医科大学出版社，2017.

［3］黄悦勤. 临床流行病学［M］. 5版. 北京：人民卫生出版社，2020.

［4］谭红专. 现代流行病学［M］. 3版. 北京：人民卫生出版社，2019.

［5］黄涛，李立明. 系统流行病学［J］. 中华流行病学杂志，2018，39（5）：694－699.

［6］王金桃. 流行病学［M］. 北京：人民卫生出版社，2020.

［7］毛宗福. 管理流行病学［M］. 北京：人民卫生出版社，2014.

［8］沈洪兵，齐秀英. 流行病学［M］. 9版. 北京：人民卫生出版社，2018.

［9］陈恩富. 传染病现场流行病学调查案例解析［M］. 北京：人民卫生出版社，2021.

［10］姚应水，高晓虹. 流行病学案例版［M］. 2版. 北京：科学出版社，2017.

［11］郑建中，吕嘉春. 预防医学案例版［M］. 3版. 北京：科学出版社，2021.

［12］吴建军，孔浩. 流行病学［M］. 武汉：华中科技大学出版社，2019.

［13］王培玉. 预防医学［M］. 4版. 北京：北京大学医学出版社，2018.

［14］付强，吴安华. 医院感染防控质量管理与控制实务［M］. 北京：人民卫生出版社，2019.

［15］张斐斐，刘志东，张彩霞，等. 病例对照研究设计进展［J］. 中华流行病学杂志，2016，37（4）：578－581.

［16］李立明，吕筠. 大型前瞻性人群队列研究进展［J］. 中华流行病学杂志，2015，36（11）：1187－1189.

［17］祁子凡，温馥源，曹寒，等. 大型人群队列研究随访监测设计研究进展［J］. 中华流行病学杂志，2022，43（1）：134－138.

［18］吴涛，詹思延，李立明. 流行病学实验研究发展历史［J］. 中华流行病学杂志，2004，25（7）：633－636.

［19］施倩雯，魏永越，李清雅，等. 疾病预后研究的中介分析方法评价［J］. 中国卫生统计，2017，34（3）：390－396.

［20］Saller T，MacLullich AMJ，Schafer ST，et al. Screening for delirium after surgery_validation of the 4 A′s test (4AT) in the post－anaesthesia care unit［J］. Anaesthesia，2019，74：1260－1266.

［21］Shenkin SD，Fox C，Godfrey M，et al. Delirium detection in older acute medical inpatients：a multicentre prospective comparative diagnostic test accuracy study of the 4AT and the confusion assessment method［J］. BMC Med，2019，17（1）：138.

中英文名词对照

A

安慰剂对照　placebo control

安慰剂效应　placebo effect

B

保护率　protective rate，PR

保护因素　protective factors

报告比值比　reporting odds ratio

暴发　outbreak

暴露的终止效应　cessation effects of exposure

被动自动免疫　passive and active immunization

比例报告比值比　proportional reporting ratio

比值比　odds ratio，OR

比值失衡法　measure of disproportionality

标准对照　standard control

表观遗传学　epigenetics

病例报告表　case report form，CRF

病死率　case - fatality rate

病因　causation of disease

病因链　chain of causation

病因推断　causal inference

病因网　web of causation

病原体　pathogen

病原携带者　carrier

不合格　ineligibility

不依从　noncompliance

C

虫媒传播　vector transmission

处方事件监测制度　prescription event monitored

传播机制　mechanism of transmission

传播途径　route of transmission

传染病　infectious disease

传染病流行病学　infectious disease epidemiology

传染过程　infection process

传染期　communicable period

传染源　source of infection

垂直传播　vertical transmission

重复　replication

cDNA 微阵列　cDNA microarray

D

代谢组学　metabonomic

单盲　single blind

蛋白组学　proteomics

动物性传染病　zoonosis

多重填补　multiple imputation，MI

E

二级预防　secondary prevention

F

非随机缺失　missing not at random，MNAR

分层随机分组　stratified randomization

符合方案分析　per - protocol analysis，PP

复发率　recurrence rate

G

干预性研究　interventional study

感染谱　infection spectrum

个体匹配　individual matching

关联的强度　strength of association

关联的时序性　temporality of association

关联的特异性　specificity of association

关联的重复性　consistency of association

关联分布的一致性　coherence

过度匹配　overmatching

H

猴痘病毒　Monkeypox virus, MPXV

缓解率　remission rate

恢复期　convalescent period

恢复期病原携带者　convalescent carrier

混杂因素　confounding factor

霍桑效应　Hawthorne effect

J

机遇　chance

基因组学　genomics

疾病的自然史　natural history

疾病风险评分　Disease Risk Score, DRS

疾病预后　prognosis

剂量–反应关系　dose–response relationship

加入　drop–in

假设驱动　hypothesis–driven

假阳性率　false positive rate, FPR

假阴性率　false negative rate, FNR

间接接触传播　indirect contact transmission

间接联系　indirect association

检出症候偏倚　detection signal bias

简单随机分组　simple randomization

健康病原携带者　healthy carrier

交叉对照　crossover control

交叉感染　cross infection

交叉试验　cross–over trial

结局　outcome

截尾数据　censored data

经尘埃传播　dust transmission

经飞沫传播　droplet transmission

经飞沫核传播　droplet nucleus transmission

经接触传播　contact transmission

经空气传播　air–borne transmission

经媒介节肢动物传播　arthropod–borne transmission

经食物传播　food–borne transmission

经水传播　water–borne transmission

经土壤传播　soil–borne transmission

精神病检查 the Diagnostic and Statistical Manual of Mental Disorders fifth edition, DSM–V

精准预防　precision prevention

绝对危险度降低　absolute risk reduction, ARR

K

抗体阳转率　antibody positive conversion rate

L

类比推理法　method of analogy

类实验　quasi–experiment

历史对照试验　historical controlled trial

临床病程　clinical course

临床期　clinical stage

临床前期　subclinical stage

临床症状期　clinical stage

流行病学实验研究　epidemiological experiment

流行过程　epidemic process

伦理道德　problems of ethics

轮状模型　wheel model

M

非传染性慢性疾病　non–communicable chronic diseases

马尔科夫链蒙特卡洛方法　Markov Chain Monte Carlo, MCMC

慢性阻塞性肺疾病　chronic obstructive pulmonary disease, COPD

盲法　blinding

模式混合模型　Pattern Mixture Models, PMM

N

奈曼偏倚　prevalence–incidence bias

内源性感染　endogenous infection

P

排除　exclusions

频数匹配　frequency matching

Q

潜伏期　incubation period

潜伏期病原携带者　incubatory carrier

倾向评分　propensity scores, PS

倾向评分分层法　stratification/subclassification

倾向评分匹配法　propensity – score matching

求同法　method of agreement

求异法　method of difference

区组随机分组　block randomization

全条件定义法　fully conditional specification, FCS

全组学设计　globolomics design

群组随机数对照试验　cluster randomized controlled trial

R

染色质重塑　chromatin remodeling

人工被动免疫　artificial passive immunization

人工自动免疫　artificial active immunization

人类基因组计划　human genome project, HGP

人群易感性　herd susceptibility

入院率偏倚　admission rate bias

S

4A 测试　4 'A' s test, 4AT

三级预防　tertiary prevention

三角模型　triangle model

三盲　triple blind

散发　sporadic

杀虫　disinsection

伤残调整寿命年　disability adjusted life year

上市后监测　post – marketing surveillance

社区干预项目　community intervention program, CIP

社区试验　community trial

社区诊断　community diagnosis

生存分析　survival analysis

生存率　survival rate

生存率　survival rate

生存曲线　survival curve

生存时间　survival time

生物标志物　biomarker

生物学发病期　biologic onset

生物学合理性　biological plausibility

剩余法　method of residues

失访　loss to follow – up

失效事件　failure event

时变型混杂因素　time – varying confounder

时序检验　log – rank test

实验室信息管理系统　Laboratory Information Management System

实用临床试验　pragmatic clinical trial, PCT

寿命表　life table

受试者工作特征曲线　receiver operator characteristic curve, ROC

数据驱动　data – driven

双盲　double blind

水平传播　horizontal transmission

宿主　host

随访　follow – up

随机对照试验　randomized controlled trial、randomized clinical trial, RCT

随机化　randomization

随机缺失　missing at random, MAR

T

特异度　specificity, Sp

天花　smallpox

退出　withdrawal

脱落　drop – out

W

外源性感染　exogenous infection

完全数据　complete data

完全随机缺失　missing completely at random, MCAR

危险因素　risk factors

微生物组学　microbiomics

无向网络　undirected network

X

系统　system

系统流行病学　systems epidemiology

系统生物学　systems biology

现场试验　field trial

相对危险度降低　relative risk reduction, RRR

消毒　disinfection

效果指数　index of effectiveness, IE

信息成分　information component

虚假联系　spurious association

需治疗人数　number needed to treat, NNT

序贯试验　sequential trial

Y

严重急性呼吸综合征　severe acute respiratory syndromes, SARS

阳性似然比　positive likelihood ratio, ＋LR

药品不良反应　adverse drug reaction

药品不良事件　adverse drug events

药物流行病学　pharmacoepidemiology

一级预防　primary prevention

医药信息系统　hospital information system

医源性传播　iatrogenic transmission

医院感染　nosocomial infection

医院感染监测　nosocomial infection surveillance

医院感染聚集　acquired infection

医院获得性感染　hospital acquired infection

易感人群　susceptible population

疫源地　epidemic focus

意向治疗分析　intention－to－treat analysis, ITT

因果联系　causal association

阴性似然比　negative likelihood ratio, －LR

有向网络　directed network

预防接种　vaccination

预后因素　prognostic factors

预实验　pilot study

约登指数　Youden's index, YI

Z

真实世界研究　real－world research/study, RWR/RWS

真实验　true experiment

整群随机分组　cluster randomization

直接接触传播　direct contact transmission

治愈率　cure rate

中国医院药物警戒系统　China Hospital Pharmacovigilance System

中间变量　intermediate variable

中位生存时间　median survival time

肿瘤基因组图谱　The cancer genome atlas, TCGA

转录组学　transcriptomics

自身对照　self－control

自身感染　autogenous infection

自愿报告系统　spontaneous reporting system

组学　omics